J. Benrath

M. Hatzenbühler

M. Fresenius

M. Heck

Repetitorium Schmerztherapie

Zur Vorbereitung auf die Prüfung »Spezielle Schmerztherapie«

J. Benrath

M. Hatzenbühler

M. Fresenius

M. Heck

Repetitorium Schmerztherapie

Zur Vorbereitung auf die Prüfung »Spezielle Schmerztherapie«

3., vollständig überarbeitete Auflage

Mit 25 Abbildungen

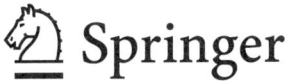 Springer

PD Dr. med. Justus Benrath
Klinik für Anästhesiologie und Operative
Intensivmedizin – Schmerzzentrum
Universitätsmedizin Mannheim
Theodor-Kutzer-Ufer 1–3
68167 Mannheim
E-Mail: justus.benrath@umm.de
www.umm.de/schmerzambulanz

Dr. med. Michael Hatzenbühler
Krankenhaus Hetzelstift
Stiftstraße 10
67434 Neustadt/Weinstraße
E-Mail: jojumihatz@aol.com

Dr. med. Michael Fresenius
Klinik für Anästhesie und Intensivmedizin
Marienhaus Klinikum Bendorf-Neuwied-
Waldbreitbach
Friedrich-Ebert-Straße 59
56564 Neuwied
E-Mail: drfresenius@hotmail.de

Dr. med. Michael Heck
Niedergelassener Anästhesist
Max-Reger-Str. 10
69121 Heidelberg
E-Mail: dr.m.heck@gmx.de
www.die-anaesthesie-praxis.de

ISBN-13   978-3-642-20023-6   3. Auflage 2012 Springer-Verlag Berlin Heidelberg New York
ISBN-13   978-3-540-33300-5   2. Auflage 2007 Springer Medizin Verlag Heidelberg

Bibliografische Information der Deutschen Nationalbibliothek
Die Deutsche Nationalbibliothek verzeichnet diese Publikation in der Deutschen Nationalbibliografie;
detaillierte bibliografische Daten sind im Internet über http://dnb.d-nb.de abrufbar.

Springer Medizin
Springer-Verlag GmbH
ein Unternehmen von Springer Science+Business Media

springer.de
© Springer-Verlag Berlin Heidelberg 2004, 2007, 2012

Planung: Dr. Anna Krätz, Heidelberg
Projektmanagement: Gisela Schmitt, Heidelberg
Copy-Editing: Frauke Bahle, Karlsruhe
Grafiken: Cgk-Grafik – Christine Goerigk, Ludwigshafen
Layout und Umschlaggestaltung: deblik Berlin
Satz: TypoStudio Tobias Schaedla, Heidelberg

SPIN: 80030403

Gedruckt auf säurefreiem Papier   22/2122 – 5 4 3 2 1 0

Curricula vitae

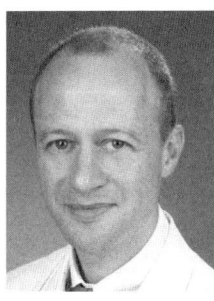

PD Dr. med. Justus Benrath

- Studium der Humanmedizin an den Universitäten Heidelberg und Glasgow
- 1997 Promotion an der Ruprecht-Karls-Universität Heidelberg
- 1997–2001 Assistenzarzt an der Klinik für Anästhesiologie, Universität Heidelberg
- 2001–2006 Assistenzarzt an der Universitätsklinik für Anästhesie und allgemeine Intensivmedizin, Medizinische Universität Wien
- 2006 Facharzt für Anästhesiologie, Habilitation 2007
- Seit 2007 Leiter der Schmerzambulanz, Klinik für Anästhesiologie und Operative Intensivmedizin, Universitätsmedizin Mannheim
- Zusatzqualifikationen: »Notfallmedizin«, »Spezielle Schmerztherapie«, »Palliativmedizin«, »Suchtmedizin«

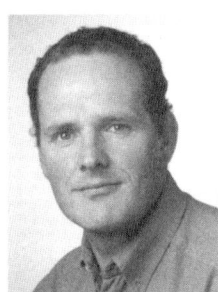

Dr. med. Michael Hatzenbühler

- Studium der Humanmedizin an der Ruprecht-Karls-Universität Heidelberg
- 1991–1994 Assistenzarzt im Krankenhaus Hetzelstift Neustadt an der Weinstraße; 1993 Promotion an der Ruprecht-Karls-Universität Heidelberg
- Seit 1994 Assistenzarzt an der Abteilung für Anästhesiologie und Intensivmedizin der Universität Heidelberg
- Seit 1998 Facharzt für Anästhesiologie
- Seit Mai 2004 Oberarzt im Krankenhaus Hetzelstift/Neustadt, Leiter der Palliativstation
- Zusatzqualifikationen: »Spezielle Schmerztherapie«, »Spezielle anästhesiologische Intensivmedizin«, »Notfallmedizin« und »Palliativmedizin«

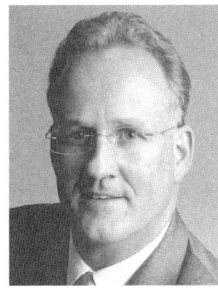

Dr. med. Michael Fresenius

- Studium der Humanmedizin an der Julius-Maximilians-Universität Würzburg
- 1991–2000 Assistenzarzt an der Ruprecht-Karls-Universität Heidelberg; 1994 Promotion an der Philipps-Universität Marburg
- Seit 1997 Facharzt für Anästhesiologie
- 2000/01 Oberarzt am Kreiskrankenhaus Sinsheim
- Seit 2001 ltd. Oberarzt am Evangelischen Krankenhaus Düsseldorf
- Seit 2009 Chefarzt der Klinik für Anästhesie und Intensivmedizin, Marienhaus Klinikum Bendorf-Neuwied-Waldbreitbach
- Zusatzqualifikationen: »Spezielle Schmerztherapie«, »Spezielle Intensivmedizin«, »Notfallmedizin«, »Palliativmedizin« und »OP-Management«

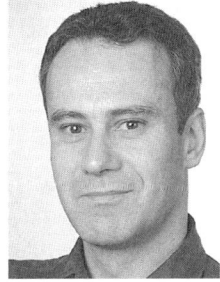

Dr. med. Michael Heck

- Studium der Humanmedizin und Promotion an der Ruprecht-Karls-Universität Heidelberg
- 1989–1999 Assistenzarzt an der Universität Heidelberg
- Seit 1994 Facharzt für Anästhesiologie
- Seit 1999 niedergelassener Anästhesist in Heidelberg
- Zusatzqualifikationen: »Spezielle anästhesiologische Intensivmedizin« und »Notfallmedizin«

Vorwort zur 3. Auflage

Auch die 3. Auflage des Repetitoriums Schmerztherapie kann und will kein Lehrbuch sein. Es dient, wie die beiden vorangegangenen Auflagen, vor allem der Vorbereitung auf die Prüfung »Spezielle Schmerztherapie«. Darüber hinaus soll es als rasches Nachschlagewerk dienen, um auch differenzierte und komplexe schmerztherapeutische Fragestellungen in Klinik und Praxis lösen zu können.

Wichtig war uns, die seit der 2. Auflage erfolgten Neuerungen aufzunehmen und darzustellen. Dazu gehören die in den letzten Jahren neu hinzugekommenen Medikamente, z. B. Palexia und Qutenza, Applikationsformen altbewährter Wirkstoffe, z. B. in der Therapie von Tumordurchbruchschmerzen, und die Aufnahme moderner schmerztherapeutischer Verfahren, z. B. der ultraschallgezielten interventionellen Schmerztherapie. Einige Präparate wurden seit dem Erscheinen der 2. Auflage wieder vom Markt genommen und sind daher nicht mehr berücksichtigt.

Insgesamt wurden alle Kapitel gründlich überarbeitet und auf den aktuellen Stand gebracht. Vor allem sind die aktuell gültigen Leitlinien, z. B. »Nationale Versorgungsleitlinie Rückenschmerz«, S3-Leitlinie »Definition, Pathophysiologie, Diagnostik und Therapie des Fibromyalgiesyndroms«, »Langzeitanwendung von Opioiden bei nicht tumorbedingten Schmerzen (LONTS)«, eingearbeitet, deren Kenntnis eine wichtige Voraussetzung zum Bestehen der Prüfung »Spezielle Schmerztherapie« darstellt und dazu helfen soll, moderne, evidenzbasierte Schmerztherapie vornehmen zu können. Neu sind auch die Aufnahme schmerzbezogener Internetadressen und die Auflistung der Leitlinien der AWMF mit Bezug zu schmerztherapeutischen Themen.

Unverändert zeichnet sich dieses Repetitorium, wie auch die weiteren Repetitorien des Verlags, durch seinen prägnanten Telegrammstil und seine komplexen tabellarischen Zusammenstellungen aus. Die dadurch nötige Einschränkung der flüssigen Lesbarkeit wird dabei bewusst in Kauf genommen. Zusätzlich erhebt das Repetitorium keinen Anspruch auf Vollständigkeit, nicht alle Details des sehr breiten Spektrums der Schmerztherapie können berücksichtigt werden. Die bewährte Gliederung in einen allgemeinen und einen speziellen Teil mit den wichtigsten schmerztherapeutischen Krankheitsbildern wurde beibehalten. Das Kapitel »Palliativmedizin« fehlt bewusst, da sich ein eigenes Repetitorium zu diesem Thema in Vorbereitung befindet und damit dem Bedarf an palliativmedizinischem Wissen und der Vorbereitung auf die mündliche Prüfung zur Erlangung der Zusatzbezeichnung »Palliativmedizin« Rechnung trägt.

Über konstruktive Kritik und Hinweise aus der Leserschaft sind wir auch zukünftig dankbar.

Mannheim, Neustadt/Wstr., Neuwied, Heidelberg im Oktober 2011
Justus Benrath, Michael Hatzenbühler, Michael Fresenius, Michael Heck

Inhaltsverzeichnis

Abkürzungsverzeichnis

ACE	»angiotensin converting enzyme«
ACR	American College of Rheumatology
ACh	Acetylcholin
AK	Antikörper
AMPA	»α-amino-3-hydroxy-5-methyl-4-isoxazolepropionic acid«
ASD	Akut Schmerzdienst
ASIC	»acid sensising ion channel«
ASS	Acetylsalicylsäure
AT	Adenotomie
BDI	Beck-Depressionsinventar
BSG	Blutsenkungsgeschwindigkeit
BtMVV	Betäubungsmittel-Verschreibungsverordnung
CGRP	»calcitonin gene-related peptide«
CMV	Zytomegalievirus
CO$_2$	Kohlendioxid
CRP	C-reaktives Protein
CRPS	»complex regional pain syndrome« (komplexes regionales Schmerzsyndrom)
CWP	»chronic widespread pain«
DBS	»double-burst stimulation« oder »deep brain stimulation«
DD	Differenzialdiagnose
DGN	Deutsche Gesellschaft für Neurologie
DIVS	Deutsche Interdisziplinäre Vereinigung für Schmerztherapie
DMKG	Deutsche Migräne- und Kopfschmerzgesellschaft
ED	Einzeldosis
EMG	Elektromyogramm
EMLA	eutektische Mixtur von Lokalanästhetika
ENG	Elektroneuropathie
FMS	Fibromyalgiesyndrom
FSME	Frühsommermeningoenzephalitis
GABA	γ-Aminobuttersäure
G-CSF	granulozytenstimulierender Faktor
GCS	Ganglion cervicale superius
GFR	glomeruläre Filtrationsrate
GI	gastrointestinal
GLOA	ganglionäre lokale Opioidanalgesie
GRIP	Göttinger Rücken-Intensiv-Programm
HADS	»hospital anxiety and depression scale«
HTM-Nozizeptoren	»high-threshold mechanoreceptive« Nozizeptoren
HWZ	Halbwertszeit
IHS	international headache society
i.m.	intramuskulär
i.v.	intravenös
IE	internationale Einheit
IVRA	intravenöse Regionalanästhesie
IVRS	intravenöse regionale Sympathikusblockade
KG	Körpergewicht
KHK	koronare Herzerkrankung
KI	Kurzinfusion, Kontraindikation
KS	Kopfschmerz
KUSS	kindlicher Unbehagen- und Schmerz-Score (zur Schmerzmessung)
LA	Lokalanästhetikum (Lokalanästhetika)
LTM-Nozizeptoren	»low-threshold mechanoreceptive« Nozizeptoren
MCS	Motorkortexstimulation
MOR	µ-Opiat-Rezeptor
MS	Magensonde, Multiple Sklerose
MTX	Methotrexat
NLG	Nervenleitgeschwindigkeit
NMDA	N-Methyl-D-Aspartat
NNT	»number needed to treat«
NRS	numerische Ratingskala (zur Schmerzmessung)
NSAR	nichtsteroidale Antirheumatika
NW	Nebenwirkung
NYHA	New York Heart Association
O$_2$	Sauerstoff
OTFC	oral-transmukosales Fentanylcitrat
p.o.	per os
PAF	plättchenaktivierender Faktor
pAVK	periphere arterielle Verschlusskrankheit
PCA	»patient-controlled analgesia« (patientenkontrollierte Analgesie)
PCEA	»patient-controlled epidural analgesia« (patientenkontrollierte Epiduralanalgesie)
PCIA	patientenkontrollierte intravenöse Analgesie
PDA	Periduralanästhesie
PDK	Periduralkatheter

PEG	perkutane endoskopische Gastrostomie
PET	Positronen-Emissions-Tomographie
pKa	Säurekonstante
PNP	Polyneuropathie
PTBS	posttraumatische Belastungsstörung
PTT	partielle Thromboplastinzeit
PZN	Postzosterneuralgie
QST	quantitativ-sensorische Testung
SAB	Subarachnoidalblutung
SCS	»spinal cord stimulation«
SEP	somatisch evoziertes Potenzial
SIP	»sympathetically independent pain« (sympathisch unabhängiger Schmerz)
SMP	»sympathically maintained pain« (sympathisch unterhaltener Schmerz)
SNRI	»serotonine noradrenaline re-uptake inhibitor« (Serotonin-Noradrenalin-Wiederaufnahmehemmer)
SSEP	somatosensorisch evoziertes Potenzial
SSRI	»selective serotonine re-uptake inhibitor« (selektiver Serotoninwiederaufnahmehemmer)
SSZ	Sulfazalazin
TE	Tonsillektomie
TENS	transkutane elektrische Nervenstimulation
TLA	therapeutische Lokalanästhetikumapplikation
TRPV1	»transient receptor potential channel« vom Vanilloidtyp
TZA	trizyklisches Antidepressivum
VAS	visuelle Analogskala (zur Schmerzmessung)
VRS	»verbal rating scale« (zur Schmerzmessung)
WM	Wirkmechanismus
WS	Wirbelsäule

A   Allgemeiner Teil

Grundlagen

1.1   Definition

Die Definition für »Schmerz« nach der International Association for the Study of Pain (IASP 1979) lautet:

Schmerz ist ein unangenehmes Sinnes- und Gefühlserlebnis, das mit aktueller oder potenzieller Gewebeschädigung verknüpft ist oder mit Begriffen einer solchen Schädigung beschrieben wird.

Akuter Schmerz hat als Warnsystem eine physiologisch sinnvolle, lebenserhaltende Funktion, da er schmerzvermeidendes bzw. heilungsförderndes Verhalten auslöst. Der akute Schmerz wurde bereits von Homer in der Ilias als »bellender Wachhund der Gesundheit« beschrieben.

Chronischer Schmerz besitzt keine physiologische Bedeutung. Er hat nicht nur seine Warnfunktion verloren, sondern schädigt den Körper im Sinne einer eigenständigen **Schmerzkrankheit** (◘ Abb. 1.1).

1.2   Schmerzbegriffe

- **Allodynie** (statisch/dynamisch): Ein gewöhnlich nicht schmerzhafter Reiz löst eine Schmerzempfindung aus, z. B. wird ein Pinselstrich bei der Postzosterneuralgie im entsprechenden Dermatom als schmerzhafte Berührung empfunden.
- **Anaesthesia dolorosa:** Schmerzen in einem anästhetischen Hautareal, dessen Nervenversorgung unterbrochen worden ist (erkrankungs-, verletzungs- oder behandlungsbedingt)
- **Analgesie:** fehlende Schmerzempfindung auf einen normalerweise schmerzhaften Reiz
- **Anästhesie:** hier: komplette Empfindungslosigkeit eines Hautareals; Steigerung der **Hypästhesie**, der Empfindungsminderung
- **»Complex regional pain syndrome« (CRPS):** Das CRPS kann kausal vom sympathischen Nervensystem unterhalten werden (»sympathetically maintained pain«, SMP) oder vom sympathischen Nervensystem unabhängig sein (»sympathetically independent pain«, SIP)
- **CRPS Typ 1** (früher: sympathische Reflexdystrophie, M. Sudek): Schmerzsyndrom ohne Nachweis einer Nervenläsion
- **CRPS Typ 2** (früher: Kausalgie): Schmerzsyndrom mit obligatem Nachweis einer Nervenläsion. Für beide Formen gilt: mit Latenz auftretende brennende Schmerzen, Allodynie, Dysästhesie, Hyperalgesie, Ödem, trophische Störungen der Haut, Störung der Vaso- und Sudomotorik. Schmerzsyndrom nach (Bagatell-)trauma der oberen oder unteren Extremität
- **Deafferenzierungsschmerz:** nach kompletter Durchtrennung eines Nerven oder einer Nervenwurzel auftretende Spontanschmerzen, meist begleitet von Hyperalgesie, Allodynie und Dysästhesie; wohl hervorgerufen durch Spontanaktivität spinaler Neurone

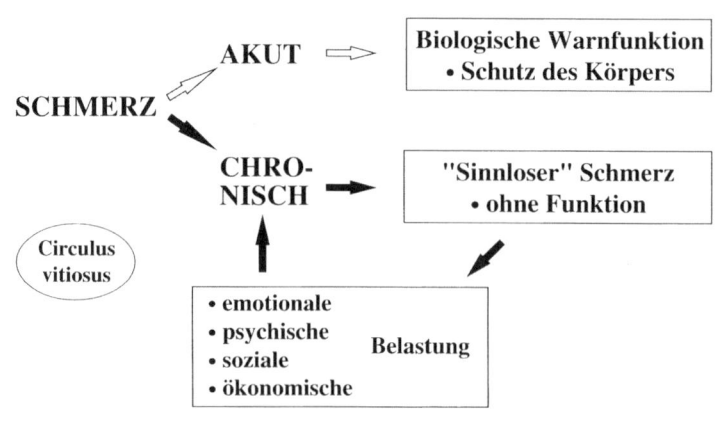

◘ **Abb. 1.1** Biologische Bedeutung des Schmerzes

- **Dysästhesie:** abnorme unangenehme Empfindung spontan oder auf einen Berührungsreiz hin; z. B. wird ein Pinselstrich als unangenehme Berührung empfunden
- **Hypalgesie:** herabgesetzte Schmerzempfindung auf einen Schmerzreiz, erhöhte Schmerzschwelle
- **Hyperalgesie:** übermäßig starke Schmerzempfindung auf einen Schmerzreiz hin, erniedrigte Schmerzschwelle
- **Neuralgie:** Schmerzen im Innervationsgebiet eines Nerven oder eines Nervenplexus, häufig mit der Qualität blitzartig einschießend (= neuralgiform oder besser lanzinierend)
- **Neuropathischer Schmerz:** Schmerz, der als Konsequenz einer Läsion oder Erkrankung des somatosensorischen Systems auf peripherer oder zentraler Ebene entsteht
- **Noxe:** Reiz, der in der Lage ist, Gewebe zu schädigen
- **Nozizeptiver Schmerz:** Schmerz, ausgelöst an Nozizeptoren durch einen noxischen Stimulus
- **Nozizeption:** Entstehung, Weiterleitung und Modulation schmerzhafter Informationen im peripheren und zentralen Nervensystem
- **Nozizeptor:** freie Nervenendigung, die normalerweise eine hohe Erregungsschwelle besitzt und daher nur durch noxische Reize erregt werden kann
- **Parästhesie:** abnorme, nicht unangenehme Empfindung spontan oder auf einen Berührungsreiz hin; z. B. wird ein Pinselstrich als »Ameisenlaufen« empfunden
- **Peripherer neuropathischer Schmerz:** Schmerz, der als Konsequenz einer Läsion oder Erkrankung des somatosensorischen Systems auf peripherer Ebene entsteht
- **Päventive Analgesie** (vorbeugende Analgesie): Erstmals 1992 klinisch vorgestelltes Konzept der Analgetikagabe vor dem Auftreten von Schmerzreizen. Grundlage sind Erkenntnisse über die periphere und zentrale Sensibilisierung, die zum akuten postoperativen Schmerz und zur Chronifizierung postoperativer Schmerzen beitragen. Voraussetzung für die präventive Analgesie ist die Analgetikagabe nicht nur prä- und intraoperativ, sondern auch postoperativ bis zum Abklingen der akuten Schmerzen meist zwischen dem 3. und 6. postoperativen Tag. So kann das Schmerzleitungssystem präventiv vor übermäßiger nozizeptiver Aktivierung geschützt werden. Daher auch als **protektive Analgesie** bezeichnet.
- **Projizierter Schmerz:** Schmerz im Versorgungsgebiet eines Nerven nach dessen mechanischer Reizung; z. B. Schmerz im kleinen Finger nach Druck auf den N. ulnaris
- **Pseudoradikulärer Schmerz:** peripher ausstrahlender, meist diffuser, dumpf ziehender Schmerz ohne segmentale Zuordnung, meist muskuloskelettalen Ursprungs, keine Hypästhesie oder Analgesie, eher Dysästhesie und Muskeltonusveränderungen; z. B. Koxarthrose mit Schmerzausstrahlung am ventralen Oberschenkel bis zum Knie
- **Radikulärer Schmerz:** durch Reizung oder Schädigung eines Nerven oder einer Nervenwurzel bedingter segmental orientierter Schmerz mit Hyp- oder Anästhesie im entsprechenden Dermatom und Paresen oder Plegien im Bereich der Kennmuskeln des Nerven; z. B. Schmerzen entlang des lateralen Ober- und Unterschenkels mit Fußsenkerschwäche bei Druck auf die Nervenwurzel S1
- **Schmerzgedächtnis:** erhöhte Empfindlichkeit des nozizeptiven Systems, die durch Schmerzreize, wie z. B. Entzündungen, Traumata oder operative Eingriffe, ausgelöst wurde und diese überdauert
- **Sensibilisierung:** Funktionsveränderung nozizeptiver Neurone, klinisch als Allodynie, Hyperalgesie und/oder Spontanschmerz auftretend; periphere Sensibilisierung durch Neurone des peripheren Nervensystems und/oder zentrale Sensibilisierung durch Neurone des zentralen Nervensystems
- **Sympathisch-afferente Kopplung:** Sensibilisierung des Axons oder des Perikaryons im Spinalganglion gegenüber Noradrenalin über α_{2A}-Rezeptoren; Stimulationsunabhängige Erregung des somatosensorischen Systems durch zirkulierende Katecholamine führt zu Spontanschmerzen
- **Übertragener Schmerz:** fehlerhafte Lokalisation eines viszeralen Schmerzes in ein bestimmtes sensorisches Dermatom aufgrund

der segmentalen Verschaltung der viszeralen und sensorischen Afferenzen im Hinterhorn auf die gleiche Neuronenpopulation; z. B. Schmerzen im linken Arm bei Herzinfarkt
- **Zentraler neuropathischerSchmerz:** Schmerz, der als Konsequenz einer Läsion oder Erkrankung des somatosensorischen Systems auf zentraler Ebene entsteht
- **Einteilung nach Reizqualität:**
  - Mechanonozizeptor: Aktivierung durch starke mechanische Reize
  - Thermonozizeptor: Aktivierung durch starke thermische Reize
  - Polymodaler Nozizeptor: Ansprechen des Nozizeptors auf mechanische, thermische und chemische Reize
- **Einteilung nach Reizschwelle:**
  - **Niederschwellige** Nozizeptoren, sog. LTM-Nozizeptoren (»low-threshold mechanoreceptive«), die durch nicht-noxische und noxische Reize aktiviert werden und über einen weiten Bereich eine zur Reizintensität lineare Entladungsfrequenz aufweisen
  - **Hochschwellige Nozizeptoren,** sog. HTM-Nozizeptoren (»high-threshold mechanoreceptive«), die durch bestimmte Noxen aktiviert werden und primär eine hohe Entladungsfrequenz aufweisen
  - **»Stumme«** oder **»schlafende« Nozizeptoren,** die erst nach vorausgegangener Sensibilisierung, z. B. im Rahmen von Entzündungen, erregt werden

1.3   Nozizeptoraktivierung

Beispiele für direkte Aktivierung von Nozizeptoren über:
- Vanilloidrezeptor (TRPV1: »transient receptor potential channel« vom Vanilloidtyp): nichtselektiver Kationenkanal, wird durch die Anlagerung von Capsaicin (roter Pfeffer) oder andere Vanilloide geöffnet
- Protonenaktivierte Kanälen (ASIC: »acid sensing ion channels«), z. B. durch Protonen
- TRPA1: spannungsabhängiger Ionenkanal, wird durch noxische Kälte aktiviert

- Spannungsabhängige Ionenkanäle, aktivierbar durch Azetylcholin, AMPA (»α-amino-3-hydroxy-5-methyl-4-isoxazolepropionic acid«) und NMDA (N-Methyl-D-Aspartat)
- Tetrodotoxin-(TTX-)resistenter Natriumkanäle: befinden sich nur auf den Axonen der Nozizeptoren, deren Anzahl unter pathologischen Bedingungen gesteigert ist

Beispiele für indirekte Sensibilisierung von Nozizeptoren durch (▶ Abschn. 1.8):
- Prostaglandin über EP_3-Rezeptor
- Bradykinin über B_2-Rezeptor
- Serotonin über $5HT_3$-Rezeptor

1.4   Schmerzleitung

Weiterleitung der Schmerzempfindung von der Peripherie ins Hinterhorn des Rückenmarks über:
- **Myelinhaltige Aδ-Fasern** (gute Schmerzlokalisation, scharfe, stechende Schmerzqualität), 10–25 m/s Leitungsgeschwindigkeit, 1–4 μm Durchmesser
- **Unmyelinisierte C-Fasern** (schlecht lokalisierbare, anhaltende, dumpfe Schmerzqualität), 0,5–2 m/s Leitungsgeschwindigkeit, <1,5 μm Durchmesser

Im Hinterhorn des Rückenmarks erfolgt die Umschaltung auf zentrale Neurone der Laminae I und II (Substantia gelatinosa). Neurotransmitter sind hier Glutamat und Substanz P. Projektionsneurone leiten die Schmerzimpulse zum Thalamus, zur Formatio reticularis, zum limbischen System und zum Mittelhirn weiter. Wichtigste aufsteigende Schmerzbahn ist der Tractus spinothalamicus (◨ Abb. 1.2).

1.5   Schmerzhemmende Mechanismen

Neben den nozizeptiven (schmerzweiterleitenden) Komponenten existieren im ZNS 2 nozifensive (schmerzhemmende) Mechanismen. Diese verhindern, dass jeder starke Schmerzreiz einen Chronifizierungsprozess auslöst.

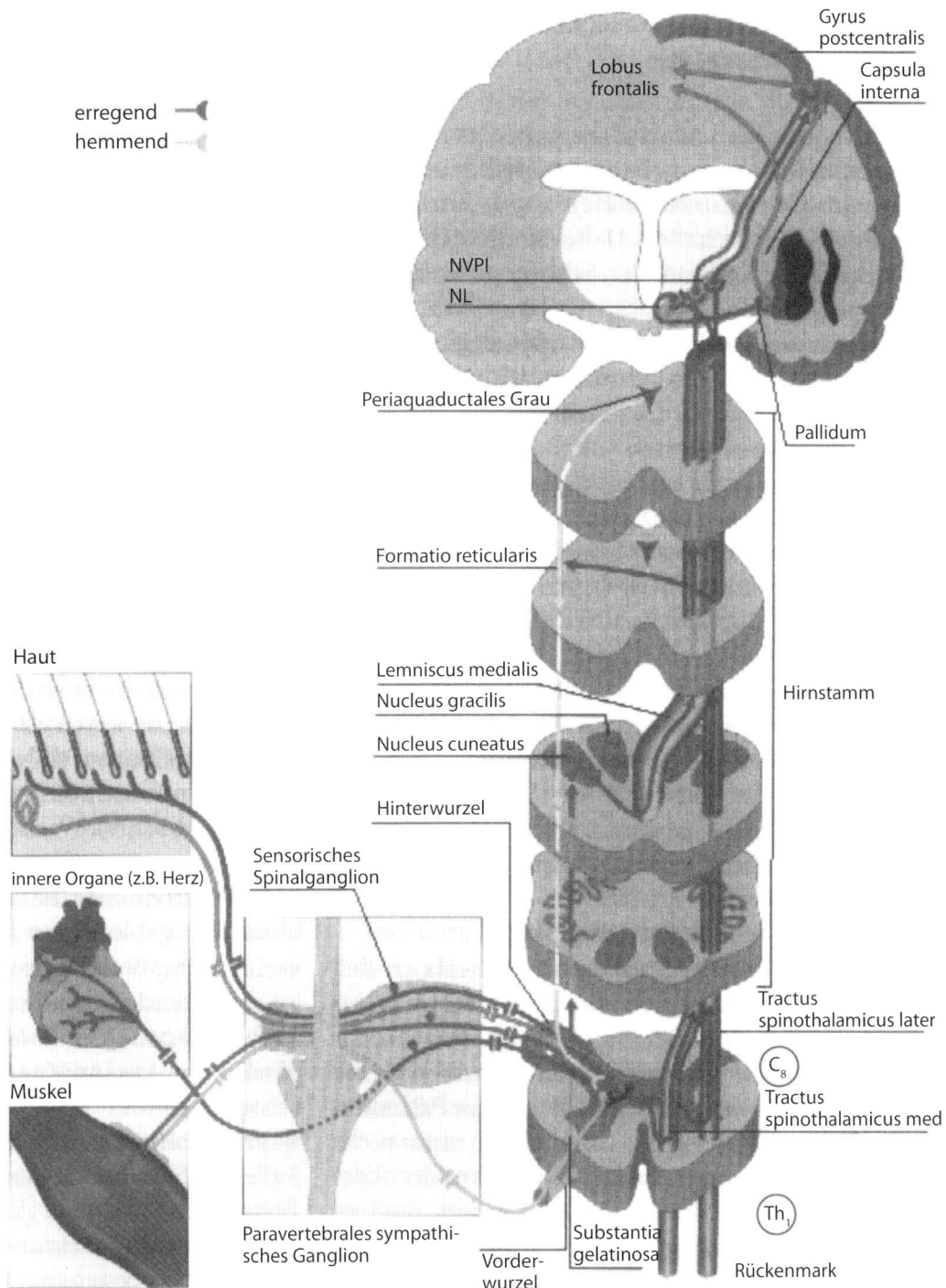

Abb. 1.2 Verlauf der schmerzleitenden und schmerzhemmenden Schmerzbahnen von der Peripherie bis zum Kortex. (Aus: Brune et al. 2001)

1.5.1 Segmentale Schmerzhemmung

Tonisch aktive hemmende Interneurone reduzieren die Übertragung nozizeptiver Impulse im Hinterhorn des Rückenmarks durch die Ausschüttung der Neurotransmitter γ-Aminobuttersäure (GABA) und Glyzin. Die Wirkung mehrerer Therapieverfahren kann über die Aktivierung der segmentalen Schmerzhemmung erklärt werden: TENS, Akupunktur, Quaddelung mit LA, Kryotherapie, Wärmeapplikation, SCS.

1.5.2 Deszendierende Schmerzhemmung

Die deszendierende Schmerzhemmung zieht vom periaquäduktalen Grau zu den Projektionsneuronen im Hinterhorn des Rückenmarks (◘ Abb. 1.2). Es kommt zur Hemmung der Übertragung nozizeptiver Impulse durch die Ausschüttung von Serotonin und Noradrenalin. Die deszendierende Hemmung wird aktiviert durch Opioide (im periaquäduktalen Grau findet sich eine hohe Dichte von μ-Opiatrezeptoren), trizyklische Antidepressiva, SCS.

1.6 Schmerzkomponenten

- **Sensorisch-diskrimative** Komponente mit dem Endpunkt am Gyrus postcentralis, wodurch eine Schmerzlokalisation aufgrund der somatotopen Gliederung (sensorischer Homunkulus) ermöglicht wird. Leitungsbahn von der Substantia gelatinosa (Laminae I und II) des Rückenmarks über den Tractus spinothalamicus nach Kreuzung auf gleicher Rückenmarkebene in der vorderen Kommissur zu den Thalamuskernen. Von den lateralen Thalamuskernen zum somatosensorischen Kortex S1 (Gyrus postcentralis; ◘ Abb. 1.2)
- **Affektive** Komponente durch Aktivierung des limbischen Systems, das zur emotionalen Bewertung des Sinneseindrucks Schmerz führt. Von den medialen Thalamuskernen wird nozizeptive Information zum Hypothalamus und zum Pallidum geleitet. Hier entsteht der Motivations- und Gefühlsaspekt des Schmerzes (◘ Abb. 1.2)
- **Vegetative** Komponente aufgrund von Verbindungen zwischen dem Tractus spinothalamicus und der Formatio reticularis sowie weiteren Verbindungen zum Hirnstamm mit der Induktion von Schlafstörungen, Schwitzen, Tachykardie etc.
- **Kognitive** Komponente mit bewusster Verarbeitung des Schmerzes und Bewertung anhand bereits erfolgter Schmerzerfahrungen
- **Motorische** Komponente mit (spinalem) Wegziehreflex bei akutem Schmerz. Sie tritt jedoch auch in Form von Muskelverspannungen auf und unterhält so den Circulus vitiosus »Schmerz – Schonhaltung – Muskelverkürzung – Muskelverspannung – Schmerz«

1.7 Sensibilisierungsvorgänge

1.7.1 Periphere Sensibilisierung

Unter peripherer Sensibilisierung versteht man Funktionsänderungen peripherer nozizeptiver Neurone. Eine Sensibilisierung kann am peripheren Nozizeptor im Rahmen einer Entzündungsreaktion erfolgen. Die Erregungsschwelle wird gesenkt durch die direkte Aktivierung von Nozizeptoren bei Zellschädigung durch K^+, ATP und H^+ im Rahmen des Zelluntergangs.

Zusätzliche Erniedrigung der Erregungsschwelle durch die Freisetzung von Entzündungsmediatoren, wie z. B.

- **Bradykinin** (B1- und B2-Rezeptoren)
- Serotonin und Histamin aus Mastzellen
- Prostaglandine E_2 und F_2
- Neuropeptide **Substanz P** und **CGRP** (»calcitonin gene-related peptide«) aus primär afferenten C-Fasern
- Plättchenaktivierender Faktor **(PAF)**
- **Sauerstoffradikale**
- **Interleukine** (IL-1, IL-6, IL-8)

Anmerkung: **Substanz P** wird zusammen mit dem **Neuropeptid CGRP** im Rahmen der sog. **neurogenen Entzündung** direkt aus den Nervenendigungen von afferenten C-Fasern freigesetzt und führt damit zu einer Verstärkung der Schmerz- und Entzündungsreaktion, z. B. bei Migräne.

Eine periphere Sensibilisierung liegt auch dann vor, wenn der periphere Nerv traumatisch oder (nutritiv-)toxisch geschädigt ist. Dann kann sich eine Spontanaktivität, eine sog. »ektope Aktivität«, entwickeln, z. B. Spontanschmerzen bei Nervendurchtrennung oder bei diabetischer Polyneuropathie.

Charakteristisch für eine periphere Sensibilisierung ist die primäre, d. h. auf das Areal des Traumas begrenzte, Hyperalgesie. Hinzu treten häufig Allodynie, Dysästhesie und Spontanschmerzen.

1.7.2 Zentrale Sensibilisierung

Die zentrale Sensibilisierung ist charakterisiert durch die Funktionsänderung von nozizeptiven Neuronen im ZNS durch:

- Steigerung der synaptischen Übertragungsstärke, sog. Langzeitpotenzierung (LTP), in Hinterhornneuronen. Als Folge eines sehr starken Schmerzreizes kommt es durch die Aktivierung von NMDA-(N-Methyl-D-Aspartat-)Rezeptoren bei nachfolgender Reizung zu einem verstärkten Einstrom von Kalziumionen in die Hinterhornneurone. Diese erhöhte intrazelluläre Kalziumionenkonzentration führt zur Aktivierung von Enzymsystemen, was in einer Phosphorylierung von NMDA-Rezeptoren und einer vermehrten Neubildung von Rezeptormolekülen resultiert
- Zugrundegehen hemmender Interneurone der segmentalen Hemmung, z. B. bei traumatischer Querschnittslähmung
- Funktionsveränderung hemmender Interneurone, die zu aktivierenden Interneuronen werden und damit schmerzverstärkend statt schmerzhemmend wirken
- Aktivitätsänderung oder Funktionsverlust der deszendierenden, schmerzhemmenden Bahnen vom periaquäduktalen Grau zu den Rückenmarksegmenten
- Veränderung des Repräsentationsareals im sensorischen Kortex

1.8 Einteilung des Schmerzes

1.8.1 Zeitlicher Aspekt

Akuter Schmerz

Kurzzeitig bestehender, meist operativ, traumatisch oder entzündlich bedingter Schmerz mit einer zeitlichen Dauer <1 Monat; bei Schmerzpersistenz >1 Monat spricht man von einem chronifizierenden Schmerz.

Medikamentöse Therapie nach WHO-Stufenschema mit NSAR und einer Kombination von retardierten und schnell wirksamen Opioiden.

Die postoperative Schmerztherapie ist die (symptomatische) Behandlung akuter Schmerzzustände, die (primär) auf das Operationstrauma zurückzuführen sind.

Chronischer Schmerz

Länger als 3–6 Monate bestehende Schmerzsymptomatik, z. B. bei Osteoporose oder Arthrose. Es liegt **keine akute Gewebeschädigung** (mehr) vor. Chronischer Schmerz ist als **eigenständige Schmerzkrankheit** zu werten und führt häufig zu physischen und psychischen Beeinträchtigungen sowie zur sozialen Isolation.

Hier hat sich das »bio-psycho-soziale Krankheitsmodell« durchgesetzt, das nicht nur in der Schmerztherapie angewendet wird. Die Schmerzerkrankung wird durch biologische, psychologische und soziale Aspekte, die sich gegenseitig bedingen und beeinflussen, unterhalten. Entsprechend kann nur eine multimodale Therapie, die diese Faktoren einbezieht, wirksam sein.

Einteilung des chronischen Schmerzes nach Gerbershagen 1996 (Mainz Pain Staging System, MPSS, abrufbar z.B. unter www.drk-schmerz-zentrum.de.drktg.de/mz/): Beurteilung in 3 Chronifizierungsstadien nach:

- Zeitlichen Aspekten des Schmerzes,
- Räumlichen Aspekten des Schmerzes (monolokulär, bilokulär, multilokulär)
- Medikamenteneinnahmeverhalten
- Patientenkarriere

Einteilung des chronischen Schmerzes nach von Korff (1992), abrufbar z.B. unter www.drk-schmerz-zentrum.de.drktg.de/mz. Beurteilung in 4 Schweregrade nach:

- Schmerzstärke
- Beeinträchtigung des täglichen Lebens durch den Schmerz

Bewertung des Schmerzes als funktionalen und dysfunktionalen chronischen Schmerz.

1.8.2 Pathophysiologischer Aspekt

Nozizeptorschmerz

Nozizeptive Schmerzen entstehen sowohl **direkt** durch **Aktivierung** der Nozizeptoren bei mechanischen, thermischen oder chemischen Noxen als auch **indirekt** durch **Sensibilisierung** der Nozizeptoren bei Entzündungsreaktionen. Nozizeptive Schmerzen sind belastungsabhängig und meist gut mit Nichtopiatanalgetika und Opiatanalgetika nach WHO-Stufenschema behandelbar.

Einteilung

- **Somatosensorischer Schmerz:** Eng umschriebener und gut lokalisierbarer Schmerz von scharfem, stechendem bis dumpf-drückendem Schmerzcharakter im Bereich der Haut, des Bindegewebes und der Muskulatur; z. B. postoperativer akuter Schmerz
- **Viszeraler Schmerz:** Schlecht lokalisierbarer dumpfer oder brennender, diffuser Schmerz, gelegentlich auch krampfartig, ausgehend vom Peritoneum, von parenchymatösen Organen und Hohlorganen; z. B. Schmerz durch Gallenkolik

Neuropathischer Schmerz

Neuropathische Schmerzen entstehen nach der aktuellen Definition (Treede et al. 2008) als Konsequenz einer Läsion oder Erkrankung des somatosensorischen Systems (◘ Tab. 1.1). Sie sind charakterisiert durch brennenden, bohrenden, elektrisierenden und einschießenden Schmerzcharakter, Allodynie, Hyperalgesie und Dysästhesie. Viele Patienten fühlen eine Abhängigkeit von der Wetterlage. Beispiele sind Phantomschmerz, Postzosterneuralgie, Trigeminusneuralgie, Polyneuropathie, CRPS Typ 2. Therapieversuche mit Nichtopioidanalgetika und Opioidanalgetika sind häufig wenig hilfreich, hier müssen auch Koanalgetika wie trizyklische Antidepressiva und Antikonvulsiva eingesetzt werden.

Sonderform: sympathisch unterhaltener Schmerz durch sympathisch-afferente Kopplung

Eine Läsion, z. B. eine traumatische Verletzung, oder Erkrankung, z. B. chemotherapieinduzierte PNP, (siehe Definition des neuropathischen Schmerzes) kann dazu führen, dass das Axon selbst oder das Perikaryon im gegenüberliegenden Spinalganglion sensibilisiert wird. Dadurch kommt es zur Kopplung zwischen efferenten postganglionären sympathischen Neuronen und afferenten nozizeptiven Neuronen. Diese Verbindung der sonst völlig getrennten Nervensysteme wird als »sympathisch-afferente Kopplung« bezeichnet (▶ Kap. 7). Nozizeptive Fasern exprimieren adrenerge α_{2A}-Rezeptoren, deren Aktivierung durch Noradrenalinfreisetzung bei der tonischen Aktivität des sympathischen Nervensystems zur Schmerzverstärkung führen. Klassisches Beispiel ist das CRPS, bei dem der Großteil des neuropathischen Schmerzes sympathisch unterhalten ist. Therapieversuche mit Nichtopioidanalgetika und Opioidanalgetika allein sind häufig wenig hilfreich, diagnostische/therapeutische Sympatikusblockaden meist erforderlich.

◘ **Tab. 1.1** Klinischer Symptome und ihre wahrscheinlich zugrunde liegender Mechanismen

Klinisches Symptom	Wahrscheinlicher Mechanismus
Sensibilitätsverlust	Schädigung des Nervs oder des Nervensystems
Spontanschmerz	Ektope Erregungsbildung, Verlust der spinalen Hemmung, Exzitation
Hyperalgesie, Allodynie	Zentrale Sensibilisierung
Stimulusunabhängiger Schmerz	Sympathisch-afferente Koppelung

1.9 Schmerzdokumentation

Erfassung des Schmerzes durch:
- **Evaluierte Fragebögen**
  - Gemeinsamer Fragebogen der Deutschen Schmerzgesellschaft (DSG) oder der Deutschen Gesellschaft zum Studium des Schmerzes (DGSS), www.dgss.org/fileadmin/pdf/DSFEndversion.pdf, mit Erfassung der sozialrechtlichen Situation sowie der gesundheitsbezogenen Lebensqualität (SF 12), der depressiven Veränderungen (HADS: »hospital anxiety and depression scale«) und der Beeinträchtigung von alltäglichen Aktivitäten (FW 7)
  - Darüber hinaus gibt es eine Vielzahl evaluierter Fragebögen, die die verschiedenen Dimensionen chronischer Schmerzen als biopsycho-soziale Erkrankung abfragen, z. B.
    - Fragebogen Schmerz (Brief Pain Inventory)
    - Center of Epidemiological Studies Depression Scale (CES-D)
    - Fear Avoidance Beliefs Questionnaire (FABQ-D)
    - Fragen zur Lebenszufriedenheit (FLZ)
    - Pain Disability Index (PDI)
    - Quality of Life in Depression Scale (QLDS)
  - Den Deutschen Schmerzfragebogen für Kinder, Jugendliche und deren Eltern (DSF-KJ) gibt es in 3 Versionen unter www.vodafone-stiftungsinstitut.de/fortbildung_bucher.php#Fragebogen
    - Für Kinder von 4–10 Jahren
    - Für Kinder ab 11 Jahre
    - Für deren Eltern
- **Erhobene Schmerzanamnese**; diese gliedert sich in:
  - Schmerzbeginn
  - Schmerzlokalisation
  - Schmerzqualität
  - Schmerzintensität
  - Schmerzverlauf (zeitliches Auftreten und Dauer des Schmerzes, Durchbruchschmerzen, bewegungsabhängige Schmerzen)
  - Schmerzverstärkende und schmerzreduzierende Faktoren
  - Subjektive Beeinträchtigung
  - Begleitbeschwerden, z. B. verminderte Leistungsfähigkeit, Schlafstörungen, Verstimmungen, Gewichtsverlust etc.
  - Vorausgegangene erfolgreiche und nicht erfolgreiche medikamentöse und nichtmedikamentöse Therapieversuche (Verträglichkeit, Nebenwirkungen)
  - Sozial- und Familienanamnese
  - Aktuelle Medikation

1.9.1 Quantifizierung von Schmerzen

Die Quantifizierung eines klinischen oder experimentellen Schmerzes ist mit subjektiven und objektiven Messinstrumenten (Algesimetrie) möglich. Für die Klinik ausreichend ist häufig die **Erfassung der Schmerzintensität** mittels
- **Analogskalen:**
  - Visuelle Analogskala (VAS): 0–10 mithilfe eines 10 cm langen Lineals
  - Numerische Ratingskala (NRS): 0–10 durch Umsetzen der Schmerzstärke in eine Zahl: »Wie stark sind die Schmerzen momentan?« 0 = kein Schmerz, 10 = maximaler Schmerz;
- **Deskripitve Skala**, »verbal rating scale« (VRS): Einteilung der Schmerzstärke durch die Patienten in keine, leichte, mäßige, starke, sehr starke, unerträgliche Schmerzen
- **Piktogramme:** Smiley-Skala für Kinder
- **Fremdbeurteilung** bei Kindern <5 Jahre (physiologische Parameter, kindliches Verhalten) oder Beurteilung anhand des kindlichen Unbehagen- und Schmerz-Scores (KUSS; ▶ Kap. 5).
- **Quantitativ sensorische Testung (QST):** Vom Dt. Forschungsverbund Neuropathischer Schmerz (DFNS) standardisierte und von zertifizierten QST-Laboren durchgeführte Testreihe:
  - Thermische Detektionsschwelle und Schmerzschwelle (mit Kontaktthermode)
  - Paradoxe Hitzeempfindung (mit Kontaktthermode)
  - Mechanische Schmerzsensitivität (mit Nadelreizen) und Testung auf Allodynie (mit Wattebausch, Pinsel, Q-Tip)

— Druckschmerzschwelle (mit Druckalgome-
    ter)
— Summationsphänomen (»wind up« mit
    Nadelreizen)
— Taktile Detektionsschwelle (mit Von-Frey-
    Haaren)
— Vibrationsschwelle (mit Stimmgabel)

Das gewonnene QST-Profil lässt sich mit gesunden
Kontrollpersonen gleichen Alters und Geschlechts
über einen sog. »Z-Wert« vergleichen. Es können
alle Submodalitäten der Somatosensorik (Tastsinn,
Propriozeption, Temperatursinn und Nozizeption)
erfasst werden. Das Muster von Funktionsverlust
oder Funktionssteigerung erlaubt dann Hinweise
auf die zugrunde liegenden Mechanismen wie Läsion dicker Afferenzen oder des Hinterstrangsys-
tems, Läsion dünner Afferenzen oder des Vorder-
seiten Strangsystems, periphere und/oder zentrale
Sensibilisierung, Defizit der endogenen Schmerzhemmung.

Pharmakotherapie

2.1   Nichtopioidanalgetika

2.1.1   Saure, antiphlogistisch-antipyretische Analgetika (nichtsteroidale Antirheumatika)

Gemeinsames Kennzeichen aller Substanzen dieser Gruppe (◘ Tab. 2.1) ist der niedrige pK_a-Wert von 3–5,5 (Gleichgewicht der Säure-Basen-Reaktion bei einem pH-Wert von 3–5,5) sowie die hohe Plasmaproteinbindung (>90 %).

Nichtsteroidale Antirheumatika (NSAR) untergliedern sich in:

- Salicylate (Acetylsalicylsäure)
- Arylessigsäuren (Diclofenac, Indometacin, Acetmetacin)
- Arylproprionsäure (Ibuprofen, Flurbiprofen, Naproxen, Ketoprofen, Dexibuprofen)
- Anthralinsäuren (Mefenaminsäure, Flufenamin)
- Heterozyklische Ketoenolsäuren (Piroxicam, Meloxicam, Lornoxicam)
- Pyrazolone (Metamizol, Phenylbutazon)

Indikationen

- Besonders entzündliche Schmerzzustände sowie Knochenschmerz, Weichteilschmerz, viszeraler Schmerz

Wirkmechanismus (◘ Tab. 2.2)

- Hemmung der peripheren Prostaglandinsynthese durch unselektive Hemmung des Enzyms *Cyclooxygenase* (Typ 1 und 2); dadurch PG E_2 und PG $_{12}$ (Prostazyklin) erniedrigt. PG E_2 senkt das Schwellenpotenzial von Nozizeptoren, Bradykinin, Histamin und Serotonin können hierdurch periphere Nozizeptoren schlechter erregen. Antiphlogistische und antipyretische Wirkung sowie Nebeneffekte (Nierendurchblutung, Thrombozytenaggregation und Magenschleimhautschutz erniedrigt)
- Hydrophile/lipophile Molekülpolarität, Säurecharakter (pK_a-Wert: 3–5,5), hohe Plasmaeiweißbindung (>90 %)
- Anreicherung in Leber, Milz, Blut und Knochenmark sowie im sauren und entzündlich veränderten Gewebe

Kontraindikationen

- Niereninsuffizienz mit Kreatininclearance < 30 ml/min
- Leberinsuffizienz (Child-Pugh-Score >7)
- Ulkusanamnese
- Bestehende Blutungsgefahr
- Kein ASS bei Kindern unter 12 Jahren wegen möglichem Reye-Syndrom!

❗ Cave
- Keine Kombination von NSAR mit
- ACE-Hemmern und Ciclosporin (erhöhte Nephrotoxizität)
- Oralen Antikoagulanzien, Phenytoin, Lithium oder Methotrexat (erhöhte Medikamentenspiegel)
- Besonders hohes Komplikationsrisiko unter NSAR (▶ Übersicht). Das ulzerogene Risiko ist unter NSAR 4- bis 5-fach, in Kombination mit Kortikoiden sogar 15-fach erhöht.

Komplikationsrisiko unter NSAR

- Kardiovaskuläre Komplikationen:
  - Thromboembolische Ereignisse
  - Arterieller Hypertonus
  - Herzinsuffizienz
- Gastrointestinale Komplikationen:
  - >65/70 Jahre
  - Ulkus in der Anamnese
  - Entzündliche Darmerkrankung in der Anamnese
  - Kortikosteroidtherapie
- Störungen der Nierenfunktion:
  - >65/70 Jahre (GFR nimmt ab dem 40. Lj. um 1 % pro Lj. ab!)
  - Vorbestehende Nierenerkrankung
  - Komedikation mit Diuretika oder ACE-Hemmern
  - Flüssigkeitsdefizit

❗ Cave
Zur Ulkusprophylaxe während der Verordnung von NSAR sollten Protonenblocker wie Omeprazol (Antra 20 mg/Tag), Lansoprazol (Lanzor oder Agopton 15–30 mg/Tag) oder Misoprostol (Cytotec 4-mal 200 μg/Tag; maximal 800 μg/Tag) verordnet werden.

Die Verordnung von H$_2$-Blockern und anderer Antazida wie Sucralfat ist ineffektiv und daher obsolet.

2.1.2 Nicht saure antipyretische Analgetika

Diese untergliedern sich in (�‣ Tab. 2.1):
— P-Aminophenole bzw. Aniline (Paracetamol)
— Pyrazolone (Metamizol, Phenazon, Propyphenazon)

Indikationen
— Leichte Schmerzzustände bzw. kolikartige Schmerzen, Fieber

Wirkmechanismus (◣ Tab. 2.2)
— Hemmung der zentralen Prostaglandinsynthese im Rückenmark und im Hypothalamus, in hohen Dosen Hemmung der Prostaglandinfreisetzung
— Für die Pyrazolone wird auch die Aktivierung der körpereigenen Schmerzhemmung diskutiert
— Vorwiegend fiebersenkend, nicht (kaum) antiphlogistisch
— Metamizol wirkt auch spasmolytisch

2.1.3 Selektive Cyclooxygenase-2-Hemmer (Coxibe)

Die Nebenwirkungen der NSAR führten zur Entwicklung der selektiven Cyclooxygenase-2-Hemmer, da hierdurch die magenschleimhautschützende Prostaglandin-E-Synthese (über Cyclooxygenase-I) nicht gehemmt wird (◣ Tab. 2.3).

Indikationen
— Vor allem bei anamnestisch erhöhtem Komplikationsrisiko, wie z. B. Ulkusanamnese (Reduktion der gastrointestinalen Komplikationsrate bei Langzeiteinnahme um 50 % im Vergleich zu NSAR)
— Reaktive Arthrose, rheumatoide Arthritis (nur Celebrex)

Wirkmechanismus
— Selektive (d. h. >100-fach stärkere Hemmung der COX 2 als der COX 1), zeitabhängige Hemmung der Cyclooxygenase 2
— Cyclooxygenase 2 wird unter physiologischen Bedingungen (konstitutiv) in Monozyten/Makrophagen, Endothelzellen, Osteoblasten, Chondrozyten exprimiert und kann in Gehirn, Nieren, Rückenmark und Sexualorganen nachgewiesen werden. Die COX 2 wird durch Glukokortikoide und antiinflammatorische Zytokine (Il-4, IL-10, IL-13) gehemmt und durch TNF-α, IL-1, Mitogene und Wachstumsfaktoren induziert.
— Vorteil: keine Hemmung der Thrombozytenaggregation (rückenmarknahe Anästhesieverfahren sind unter Therapie mit COX-2-Hemmern durchführbar)

Kontraindikationen
Kontraindikationen und Anwendungsbeschränkungen der Coxibe gemäß der Europäischen Arzneimittelagentur (European Medicines Agency) und den Herstellerinformationen (EMEA)
— Klinisch gesicherte koronare Herzkrankheit
— Klinisch gesicherte zerebrovaskuläre Erkrankung
— Herzinsuffizienz (NYHA-Stadium II–IV)
— Postoperative Schmerztherapie nach koronarer Bypassoperation (Parecoxib)
— Unkontrollierter arterieller Hypertonus
— Erhebliche kardiovaskuläre Risikofaktoren (z. B. Hypertonus, Hyperlipidämie, Diabetes mellitus, Rauchen)
— Periphere arterielle Verschlusskrankheit
— Alter <18 Jahre
— Aktive gastrointestinale Blutung
— Aktive peptische Ulzera (da die Ulkusabheilung reduziert wird)
— Leberfunktionsstörung (Child-Pugh-Score >10)
— Entzündliche Darmerkrankung

Präparate
Zurzeit sind folgende Präparate auf dem deutschen Markt:
— **Celecoxib** (Celebrex):
    — Hemmt die COX 2 ca. 375-mal stärker als die COX 1

- Relativ langsame orale Resorption (maximale Spiegel erst nach 2 h erreicht)
- Metabolisierung über das hepatische Cytochrom P_{450} 2C9
- HWZ: 11 h
- **Parecoxib** (Dynastat):
  - Einziges i.v.-Präparat, das, als Prodrug verabreicht, durch eine schnelle hepatische

Hydrolyse zum wirksamen **Valdecoxib** metabolisiert wird
- Wirkdauer: 6–12 h
- **Etoricoxib** (Arcoxia)

> ❗ **Cave**
> **Nur Parecoxib (Dynastat) ist zur postoperativen Schmerztherapie zugelassen.**

❏ **Tab. 2.1** Übersicht über die Nichtopioidanalgetika

Generischer Name	Handelsname (Beispiele)	Analgesie Einzeldosis [mg/70 kgKG]	Analgesie Einzeldosis [mg/kgKG]	Wirkdauer [h]	Tageshöchstdosis [mg]
Salicylate					
Acetylsalicylsäure	Aspisol, Aspirin	500–1000 i.v. oder p.o.	–	4–6	4000–6000
Wirkmechanismus ASS steigert den Sauerstoffverbrauch der Zelle, dadurch CO_2 erhöht, führt zur Stimulation des Atemzentrums					
Nebenwirkungen Nicht reversible Thrombozytenaggregationshemmung, gastrointestinale Nebenwirkungen, Übelkeit, Erbrechen, Bronchospasmus (10–15 % der Asthmatiker), allergische Reaktion; bei Kindern <12 Jahre Gefahr des Reye-Syndroms					
Anmerkungen Halbwertszeit: dosisabhängig 10 min bis 2 h Orale Bioverfügbarkeit: ca. 50 % (dosisabhängig) Wegen Nebenwirkungen möglichst keine Dauertherapie					
Arylessigsäuren					
Diclofenac	Voltaren dispers, Voltaren resinat, Voltaren supp.	50–100 p.o.	0,5–1 (–2 Supp.)	8–12	150–200 (3 mg/kgKG/Tag)
Wirkmechanismus COX 2 präferenzielle Substanz (COX-2-Hemmung > COX-1-Hemmung) Halbwertszeit: 2 h					
Nebenwirkungen Reversibler Transaminasenanstieg (in bis zu 4 % der Fälle), Blutung, Allergie, in Kombination mit nephrotoxischen Substanzen erhöhte Gefahr der Nierenschädigung, hoher First-pass-Effekt (20–40 %), daher 40–80 % Bioverfügbarkeit bei oraler Einnahme					
Anmerkungen Ab dem 1. Lebensjahr zugelassen Orale Bioverfügbarkeit 50 %, alle anderen NSAR 90–100 % Voltaren K Migräne 50 mg als Gelkapsel mit schnellerem Wirkbeginn					
Aceclofenac	Beofenac	100		12	200
Indometacin	Indometacin	50–100	1–3	4–10	150–200 (3,5 mg/kgKG/Tag)
Anmerkungen Mittel der Wahl bei akutem Gichtanfall, auch gute schleimhautabschwellende Wirkung Halbwertszeit: 4–10 h Orale Bioverfügbarkeit: 100 %					

▼

◙ Tab. 2.1 *Fortsetzung*

Generischer Name	Handelsname (Beispiele)	Analgesie Einzeldosis [mg/70 kgKG]	Analgesie Einzeldosis [mg/kgKG]	Wirk-dauer [h]	Tageshöchstdosis [mg]
Acemetacin	Rantudil, Azeat, Acemetacin Heumann etc.	1- bis 3-mal 30–60	–	6–12	180

Wirkmechanismus
Prodrug von Indometacin
Halbwertszeit: ca. 4 h

Anmerkungen
Bei Gichtanfall 1-mal 180 mg

Anilinderivate (p-Aminophenole)

Paracetamol	Ben-u-ron supp., p.o.	500–1000	Initial 25–35 rektal bzw. 20 p.o., Wiederholungsdosis 20 rektal bzw. 15 p.o. alle 6–8 h	6–8	4000 Kinder: max. 90 mg/kgKG/Tag Neugeborene: 60 mg für max. 3 Tage

Indikationen
Medikament der 1. Wahl bei Kindern, schon ab dem Neugeborenenalter; während Schwangerschaft zugelassen (Neugeborene besitzen noch keine mischfunktionellen Oxidasen und können daher den toxischen Metaboliten N-Acetyl-p-benzochinonimin nicht abbauen)

Wirkmechanismus
Bioverfügbarkeit: 70–100 %, dosisabhängig

Nebenwirkungen
Lebernekrose bei Überdosierung (ab 7 g/Tag bei Erwachsenen), Harnwegstumoren bei chronischer Anwendung

Kontraindikationen
Glukose-6-Phosphat-Dehydrogenase-Mangel, ausgeprägte Leberinsuffizienz

Anmerkungen
Cave: Komedikation mit Enzyminduktoren (z. B. Rifampicin, Phenobarbital, Phenytoin, Carbamazepin) führt zu höheren, evtl. toxischen Medikamentenspiegeln!
Maximale Wirkung des Suppositoriums erst nach 2–3 h, oral bereits nach 30 min
Bei Alkoholmissbrauch erhöhte Gefahr der Leberschädigung

Paracetamol i.v.	Perfalgan	1000	Kinder >10 kgKG und Erwachsene:15 mg/kgKG Reife Neugeborene, Säuglinge, Kinder <10 kgKG: 7,5 mg/kgKG	4–6	Kinder >10 kgKG und Erwachsene:60 mg/kgKG Reife Neugeborene, Säuglinge, Kinder <10 kgKG: 30 mg/kgKG

Pyrazolone

Metamizol	Novalgin, Analgin	1000–2000 als Kurzinfusion i.v. oder 20–40 Trpf. p.o.	10–15 (–30) als Kurzinfusion i.v. über 15 min oder 0,5 Trpf./kgKG p.o. (500 mg/ml)	4 (–6)	4000–6000

Indikation
Viszeraler (kolikartiger) Nozizeptorschmerz

▼

◘ Tab. 2.1 *Fortsetzung*

Generischer Name	Handelsname (Beispiele)	Analgesie Einzeldosis [mg/70 kgKG]	Analgesie Einzeldosis [mg/kgKG]	Wirk-dauer [h]	Tageshöchstdosis [mg]

Wirkmechanismus
Wird nach Applikation erst zu den aktiven Metaboliten 4-Methylaminophenazon und Aminophenazon metabolisiert
Vorwiegend renale Elimination, Rotfärbung des Urins durch den Metaboliten Rubazonsäure möglich
Halbwertszeit: 6–7 h

Nebenwirkungen
Kreislaufkollaps (Schocksymptomatik) bei zu schneller Injektion (<15 min), Allergie, selten Agranulozytose (1:1 Mio.) mit höherem Risiko bei längerer Einnahme (bis 20-fach erhöht): sofortige Gabe von G-CSF (Neupogen) 5 µg/kgKG s.c.

Kontraindikationen
Akute hepatische Porphyrie, Glukose-6-Phosphat-Dehydrogenase-Mangel, bekannte Pyrazolallergie, Blutbildstörungen und Nierenfunktionsstörungen (relative Kontraindikation)

Anmerkungen
Ab dem 3. Lebensmonat zugelassen, allerdings nur i.m. (!), ab 9 kgKG auch i.v.
Höhere analgetische Potenz als Paracetamol, gut spasmolytisch und antipyretisch, kein Wirkungsverlust bei Daueranwendung
In der Tropfenform und als Brausetablette auch bei Dysphagie einsetzbar

Heterozyklische Ketoenolsäuren (= Oxicame)

Piroxicam	Brexidol	10–20	–	24	40

Wirkmechanismus
Orale Bioverfügbarkeit: 100 %

Nebenwirkungen
Gerinnungsstörungen, gastrointestinale Nebenwirkungen inkl. peptische Ulzera

Anmerkungen
Halbwertszeit: ca. (14–) 40 (–160) h durch enterohepatischen Kreislauf

Meloxicam	Mobec	7,5–15	–	24	–

Wirkmechanismus
Erster präferenzieller COX-2-Hemmer
Orale Bioverfügbarkeit: ca. 90 %
Halbwertszeit: ca. 20 h

Nebenwirkungen
Wie NSAR

2-Arylpropionsäuren (= Profene)

Ketoprofen	Alrheumun	50 p.o.	–	6	150–200
	Gabrilen ret.	200	–	24	–

Wirkmechanismus
Orale Bioverfügbarkeit: ca. 90 %

Nebenwirkungen
Glottisödem, Asthma, gastrointestinale Nebenwirkungen

Anmerkungen
Cave: Zur intravenösen Gabe in Deutschland nicht zugelassen!
Halbwertszeit: 2–4 h

Ibuprofen ▼	Aktren, IbuTAD, Ibuprof	200/400/600/800	15–20 s.c. (1-mal/Tag) 6–8–12 (ret.)		2400 (maximal 40 mg/kgKG/Tag bei Kindern)

☐ **Tab. 2.1** *Fortsetzung*

Generischer Name	Handelsname (Beispiele)	Analgesie Einzeldosis [mg/70 kgKG]	Analgesie Einzeldosis [mg/kgKG]	Wirk-dauer [h]	Tageshöchstdosis [mg]

Wirkmechanismus
Orale Bioverfügbarkeit: 100 %

Nebenwirkungen
Hautreaktion, Blutbildung, Pseudotumor cerebri, Kopfschmerz, Sehstörungen sowie Meningitis

Anmerkungen
Ab dem 6. Lebensjahr zugelassen (Applikation in 3–4 Einzeldosen)
In den unterschiedlichsten Applikationsformen erhältlich, z. B. als Granulat, Retardkapsel, Saft, Suppositorium

| **Dexibuprofen** | Deltaran 200/300/400 | 200–400– 600–900 mg (verteilt auf 1–3 ED) | – | 8 | 1200 (maximale ED: 400 mg) |

Anmerkung
Das aktive S(+)-Enantiomer besitzt weniger Nebenwirkungen als das Razemat

| **Dexketopro-fen** | Sympal 25 | 3-mal 25 oder 4- bis 6-mal 12,5 p.o. | – | 6–8 | 75 (bei Nieren- oder Leberinsuffizienz 50) |
| **Naproxen** | Proxen | 250–500 | – | (8–) 12 | 1000 |

Wirkmechanismus
Einziges reines S-Enantiomer in der Gruppe der Arylpropionsäuren, sonst wird das R-Enantiomer partiell in das wirksamere S-Enantiomer umgewandelt (Inversion bei Ibuprofen ca. 50–80 %, Ketoprofen 10 % und Flurbiprofen <5 %)

Anmerkungen
Die lange Halbwertszeit (12–15 h) beruht wahrscheinlich auf einer enterohepatischen Zirkulation

Nichtopioidanalgetika ohne antipyretische und antiphlogistische Wirkung

| **Flupirtin** | Katadolon | 100–200 p.o., 150 rektal | – | (6–) 8 p.o. | 600 p.o.; 900 rektal |

Indikationen
Muskuloskelettaler Schmerz und/oder neuropathischer Schmerz mit erwünschter Muskelrelaxierung

Wirkmechanismus
Orale Bioverfügbarkeit: 90 %; Halbwertszeit: 6–8 h
Aktivierung von spannungsabhängigen neuronalen K^+-Kanälen (SNEPCO-Prinzip = »so called neuronal potassium channel opener«) Membranhyperpolarisation infolge Kaliumausstrom, welche zur Hemmung des NMDA-induzierten Kalziumeinstroms führt (früher als »NMDA-Antagonist« bezeichnet); soll die Schmerzchronifizierung im Rückenmark hemmen, Stimulation noradrenerger deszendierender antinozizeptiver Bahnen im Rückenmark

Nebenwirkungen
Gastrointestinale Nebenwirkungen (Obstipation), Müdigkeit, Schwindel, Schwitzen, Hautreaktionen, grüner Urin, Mundtrockenheit, zentrale muskelrelaxierende Wirkung (meist erwünscht bei muskuloskelettalen Spannungszuständen, Wirkmechanismus über Hemmung polysynaptischer Reflexe im Rückenmark), Anstieg der Leberenzyme

Anmerkungen
Gehört als Triaminopyridin zur Gruppe der Pyrazolonderivate (Cave bei bekannter Allergie gegen Metamizol)
Dosisreduktion bei Niereninsuffizienz
Gegenwärtig nur für die Behandlungsdauer von 4 Wochen zugelassen
Neuerdings auch als Injektionslösung erhältlich

◘ Tab. 2.2 Übersicht über die Wirkprofile der Nichtopioidanalgetika

	Analgetisch	Antiphlogistisch	Antipyretisch	Spasmolytisch	GI-Blutungsrisiko
Indometacin	+++	+++	++	0	+++
Ibuprofen	+++	+	+	++ (Uterus-muskulatur)	++
Diclofenac	++	++	+	0	+
Metamizol	+++	0	+++	+++	0
COX-2-Hemmer	++	++	0	0	0
Paracetamol	++	0	+++	0	0
Flurbiprofen	++	+++	+	0	+
Flupirtin	++	0	++	++	0

◘ Tab. 2.3 Übersicht über die COX-2-Hemmer

Generischer Name	Handelsname	Dosis [mg]	Wirk-dauer [h]	Proteinbin-dung [%]	Bioverfügbar-keit [%]	Tageshöchst-dosis [mg]
Coxibe						
Celecoxib	Celebrex	100–200 p.o.	12	97	70	400
Etoricoxib	Arcoxia	60, 90, 120 mg	24	–	–	120
Cave: Dosisreduktion bei Leber- und Niereninsuffizienz						
Parecoxib	Dynastat	Initial 40; Wieder-holungsdosis 20	6–12	–	–	80

Indikationen
Zur kurzfristigen postoperativen Schmerztherapie (<3 Tage), zugelassen ab 18 Jahre
Dosisreduktion bei älteren Patienten >65 Jahre, Komedikation mit Fluconazol, eingeschränkter Leberfunktion (Child-Pugh-Score >7–9), Gewicht <50 kgKG

Wirkmechanismus
Metabolisierung: über das Cytochrom-P450-System (hauptsächlich CYP 2D6, aber auch 3A4, 2C9)
Halbwertszeit: ca. 8 h (Umwandlung von Parecoxib in Valdecoxib mit Halbwertszeit von 22 min)

Kontraindikationen
Floride Ulzera, entzündliche Darmerkrankungen, Herzinsuffizienz, allergische Reaktion auf NSAR oder andere Coxibe, Stillzeit und letztes Trimenon der Schwangerschaft

❶ **Cave**
Ab einer bestimmten Dosis ist bei den meisten Analgetika keine Steigerung der Schmerzreduktion mehr zu erzielen, wohl aber der Nebenwirkungen.

Analgetische Mischpräparate, z. B. mit Koffein, sind heutzutage in der Therapie chronischer Schmerzen oder Kopfschmerzen obsolet! Sie fördern die Medikamentabhängigkeit.

2.2 Opioidanalgetika

2.2.1 Definition Opiate – Opioide

Opiate sind analgetisch wirksame Substanzen, die aus dem Extrakt des Schlafmohns (Opiumsud aus Papaver somniferum) gewonnen werden; zu diesem zählen Morphin, Heroin, Codein, Hydromorphon und Thebain (Vorstufe bei der Buprenorphingewinnung, wegen konvulsiver Potenz kein klinischer Einsatz).

Opioide sind synthetisch oder halbsynthetisch hergestellte opiatähnliche Stoffe, z.B. Fentanyl, Sufentanil, Remifentanil

2.2.2 Eigenschaften

Körpereigene bzw. endogene Opioide sind die β-Endorphine (aus der Hypophyse) sowie die Met- und Leukenkephaline und die Dynorphine (aus den neuronalen Endigungen).

Endogene und exogene Opioide bewirken nach Anlagerung an ihren präsynaptischen Rezeptor, ein G-Protein-gekoppelter Peptidrezeptor mit 7 transmembransösen Schleifen, einen verminderten Ca^{2+}-Einstrom und verhindern so die Freisetzung von exzitatorischen Transmittern, z. B. Glutamat. Postsynaptisch kommt es über einen erhöhten K^+-Ausstrom und minderten Ca^{2+}-Einstrom zur Hyperpolarisation.

Daneben führt die Opioidrezeptorstimulation zu einer Aktivierung der Phospolipase A2 mit gesteigerter Bildung von Metaboliten des 12-Lipooxygenase-Weges, wodurch es über Aktivierung von spannungsabhängigen Kaliumkanälen zu einer verminderten Transmitterfreisetzung kommt. Dieser Effekt wird durch Nichtopioidanalgetika infolge Cyclooxygenasehemmung noch weiter verstärkt.

In der Schmerztherapie sollte der Schmerz mit Opioiden bis zu einem akzeptablen Schmerzniveau titriert werden (intravenös oder als schnell wirksame Tropfen- oder Tablettenform). Nachdem dadurch ein opioidsensibler Schmerz nachgewiesen wurde und die individuelle Dosis bestimmt ist, erfolgt anschließend bevorzugt eine Therapie mit *retardierter* oraler Darreichungsform, welche unter Berücksichtigung der Wirkdauer gemäß dem Prinzip der **Antizipation** über den Tag verteilt eingenommen wird.

Ist das Dosierungsintervall fälschlicherweise zu lang bzw. die Einzeldosis des Opioids zu niedrig gewählt, entsteht das Phänomen der **Pseudoaddiktion,** d. h. der Patient entwickelt aufgrund der unzureichenden Schmerzmedikamentengabe ein Verlangen nach der nächsten Dosis ohne Kontrollverlust bezüglich der Opiateinnahme.

2.2.3 Schwach wirksame Opioide

Es handelt sich um Opioide mit einer im Vergleich zu Morphin geringeren Wirksamkeit. Die Verschreibung von schwachwirksamen Opioiden unterliegt *nicht* der Betäubungsmittelverordnung! Die Verordnung erfolgt auf einem »normalen« Rezept. Die Dosierung der schwach wirksamen Opioiden ist in ◘ Tab. 2.4 dargestellt.

2.2.4 Stark wirksame Opioide

– Opioide mit einer gleich hohen oder höheren analgetischen Potenz als Morphin
– Klassifikation nach Rezeptoraffinität (Agonist/Antagonist)
– Unterschiedliche intrinsische Aktivität, d. h. Wirkstärke
– Dosierung von oral einzunehmenden stark wirksamen Opioiden ◘ Tab. 2.5

Transdermale therapeutische Systeme (TTS)

Der Wirkstoff ist direkt in der Polymermatrix der Klebeschicht eingebettet, die eine kontinuierliche Abgabe sicherstellt. Das Pflaster kann theoretisch geteilt werden (z. B. bei Kindern), ohne Gefahr des Medikamentenaustritts. Die Silikonklebeschicht bewirkt bei hoher Klebewirkung eine gute Hautverträglichkeit. Die Dosierung ist in ◘ Tab. 2.6 dargestellt. Aktuell wird bei der Umstellung von Morphin sowohl für Fentanyl als auch für Buprenorphin ein Umrechnungsfaktor von 70–100 : 1 angegeben.

❏ **Tab. 2.4** Dosierung von schwach wirksamen Opioiden

Generischer Name	Handelsname	Dosis [mg]	Wirkdauer [h]	Potenz (Morphin = 1)	Tageshöchstdosis [mg]
Codeinphosphat	Codi OPT Codeinum, Codipront, Codyl	3- bis 4-mal 30–60 (1 Tbl. = 60 mg Codein)	4–5	0,08–0,1 (120 mg Codein = 10 mg Morphin)	270–300 (max. 5 Tbl.)

Indikationen
Gute antitussive Wirkung, klinisch fast nur noch als Antitussivum bei trockenem Reizhusten eingesetzt

Wirkmechanismus
Codein wird zu ca. 10 % durch o-Demethylierung zu Morphin metabolisiert. Etwa 10 % der Bevölkerung können wegen eines Enzymmangels (CYP450 2D6) Codein nicht zu Morphin metabolisieren, d. h. diese Patienten bekommen Nebenwirkungen ohne Wirkung. Aus diesem Grund hat Codein eher historische Bedeutung in der Schmerztherapie.
Als Substitutionstherapeutikum bei Drogensüchtigen unterliegt Codein der BtMVV
Halbwertszeit: 2–4 h; Bioverfügbarkeit 70 %

Anmerkungen
Kinder <14 Jahre: 3-mal 15 mg/Tag; Kinder >14 Jahre: 3-mal 30 mg/Tag

| Dihydrocodein | DHC 30/60/90 (teilbare Tablette) | 2- (bis 3-)mal 60–120 | 8–10 (–12) | 0,2 (100 mg DHC = 20 mg Morphin) | 400–500 |

Indikationen
Gute antitussive Wirkung, klinisch fast nur noch als Antitussivum bei trockenem Reizhusten eingesetzt

Wirkmechanismus
Dihydrocodein wird in Morphin umgewandelt

| Pethidin | Dolantin | 25–50–100 | 2–3 | 0,1–0,2 | 500 |

Anmerkungen
Ältestes vollsynthetisches Opioid (1939). Pethidin wird ausschließlich in der postoperativen Schmerztherapie wegen seiner guten Wirkung bei postoperativem Muskelzittern, »shivering«, eingesetzt. Auch für Kinder zugelassen.
Nachteil: Abbau zum analgetisch potenten Norpethidin, das Krampfanfälle auslösen kann

| Tilidin/Naloxon seit 1978 in Tropfen- und seit 1997 in Retardform | Valoron N, Tiligetic, Findol, Tilidin plus Tropfen | 50–100 (= 20–40 Trpf.) | 2–4 | 0,2 | 600 |
| | Valoron N Retard-Tbl. | 2- bis 3-mal 50–150 (–200) | 8–10 | – | – |

Wirkmechanismus
Hohe Bioverfügbarkeit: 90 %; Halbwertszeit von Nortilidin: 3–5 h

Relative Kontraindikation
Leberinsuffizienz

Anmerkungen
Hepatische Umwandlung des Tilidins (Prodrug) in die eigentliche Wirkform Nortilidin; wegen Naloxonzusatz nicht mit anderen Opioiden kombinieren! Nortilidin wird nicht renal ausgeschieden, deshalb bei Patienten mit Niereninsuffizienz den anderen Präparaten der WHO-Stufe II vorzuziehen. Durch Kombination mit dem Opioidantagonisten Naloxon soll die Darmparalyse und die missbräuchliche Verwendung der Tropfen zur intravenösen Applikation reduziert werden. Oral zugeführtes Naloxon verbleibt z. T. im Darm (lokale Wirkung auf glatte Muskulatur), enteral resorbiertes Naloxon unterliegt einem hohen First-pass-Effekt in der Leber, sodass erst nach hohen Dosen ein systemischer antagonistischer Effekt zu erwarten ist (Schutz vor Überdosierung, Missbrauch).

▼

❏ **Tab. 2.4** *Fortsetzung*

Generischer Name	Handelsname	Dosis [mg]		Wirkdauer [h]	Potenz (Morphin = 1)	Tageshöchst- dosis [mg]
Oral zugeführtes Naloxon kann eine opiatbedingte Darmparalyse durch seinen lokalen, nicht systemischen Effekt auf die Darmmukosa antagonisieren (gleiches Prinzip wie bei Targin-Oxycodon/Naloxon).						

Oral zugeführtes Naloxon kann eine opiatbedingte Darmparalyse durch seinen lokalen, nicht systemischen Effekt auf die Darmmukosa antagonisieren (gleiches Prinzip wie bei Targin-Oxycodon/Naloxon).
Bei ausgeprägter Leberinsuffizienz kann die Wirkung von Tilidin abgeschwächt sein.
Bei sehr hoher Dosierung (10-bis 20-Faches der Normaldosis) kommt es bei Opioidabhängigen aufgrund der fehlenden Naloxonelimination (Naloxon-3-Glukuronid) bei der ersten Leberpassage zum Auftreten einer akuten Entzugssymptomatik.
Keine spasmogene Wirkung
Keine parenterale Applikation möglich, wurde jedoch vor Naloxonzusatz missbräuchlich betrieben
1 Trpf. = 2,5 mg Tilidin und 0,2 mg Naloxon

Generischer Name	Handelsname	Dosis [mg]	Wirkdauer [h]	Potenz (Morphin = 1)	Tageshöchst- dosis [mg]
Tramadol	Tramal, Tramado- lor, Tramagetic etc.	50–100	2–4	0,1	400 (nicht dialy- sierbar!)
	Tramundin SL	100 mg, wovon 25 mg schnell (S) und 75 mg langsam (L) wie eine Retardtablette freigesetzt werden			–
	Tramal long, Tra- mundin retard	2- bis 3-mal 100–200	8–12	0,1	400 (–600)

Indikationen
Mittelstarke Schmerzen

Wirkmechanismus
Stimulation von μ-Opioidrezeptoren sowie Interaktion mit dem Serotonin-Noradrenalin-System der Schmerzverarbeitung
Bioverfügbarkeit: ca. 70 %; Halbwertszeit: 6 h

Nebenwirkungen
Sehr häufig (> 10 %): Übelkeit, Schwindel; häufig: Erbrechen, Schwitzen, Erschöpfung, Kopfschmerzen; selten: Obstipation und Miktionsstörungen

Anmerkungen
Geringe spasmogene Wirkung (verwendbar bei Pankreatitis)
Verminderung der analgetischen Wirkung bei simultaner Verabreichung vom Carbamazepin

Generischer Name	Handelsname	Dosis [mg]	Wirkdauer [h]	Potenz (Morphin = 1)	Tageshöchst- dosis [mg]
Kombination aus Paracetamol und Tramadol	Zaldiar	4-mal 2 Tbl.; 1 Tbl. = 325 mg Paraceta- mol/37,5 mg Tramadol	–	–	–

Beispiele für Matrixpflaster

- **Transtec PRO**
  - Buprenorphin wird zu 90 % über die Leber ausgeschieden, daher keine Dosisreduktion bei Niereninsuffizienz nötig
  - Wirkdauer: 96 h, d. h. Pflasterwechsel 2-mal pro Woche an festen Tagen
  - Vorteile in der Patientensicherheit und Anwendungsfreundlichkeit

▼

- **Durogesic SMAT**
  - Wirkdauer: 72 h (Durogesic TTS: 48–72 h), d. h. Wechsel alle 72 h
  - Ab 12,5 μg/h (Durogesic SMAT 12) be- reits für Kinder ab dem 2. Lebensjahr zugelassen
  - **Cave:** Metabolisierung von Fentanyl über Cytochrom P450 3A4. Interaktion mit Erythromycin, Itraconazol, Ketocona- zol, Diltiazem, Cimetidin und Ritonavir (Proteaseinhibitor bei HIV-Therapie)

☐ **Tab. 2.5** Dosierung von stark wirksamen Opioiden

Generischer Name	Handelsname	Dosis [mg]	Wirk-dauer [h]	Potenz (Morphin = 1)	Tageshöchstdosis [mg]
Nicht retardiertes Morphinsulfat bzw. Morphinhydrochlorid	Sevredol	10/20	4	1	Max. alle 4 h bzw. 6-mal pro Tag
	Morphin Merck Trpf.	0,5/2,0 %			
	MSR Supp.	10/20/30			
	Oramorph Trpf.	10 mg/5 ml 30 mg/5 ml 100 mg/5 ml			
	Painbreak Brausetabl.	20			
Retardiertes Morphinsulfat	MST Mundipharma, M-Long, M-Dolor	10/20/30/60/90	8–12	1	Limitiert durch Nebenwirkungen
	MST Retard-Granulat	20/30/60/100/200	12	1	
Buprenorphin	Temgesic 0,2 mg, Temgesic forte 0,4 mg	0,2–1,2	6–8	30–40	4–5 wg. Ceilingeffekt

Anmerkungen
Buprenorphin ist ein Partialagonist: μ-Opioidrezeptor-Agonist, κ-Opioidrezeptor-Antagonist.

Generischer Name	Handelsname	Dosis [mg]	Wirk-dauer [h]	Potenz (Morphin = 1)	Tageshöchstdosis [mg]
L-Methadon	L-Polamidon	2,5–5 (20 Trpf. = 1 ml = 5 mg), 10 mg p.o. = 5 mg i.v.	4–24 h (HWZ 8–75 h)	4 (bei Morphindosis bis 100 mg/Tag) 6 (bei Morphindosis 100–300 mg/Tag) 8 (bei Morphindosis ab 300 mg/Tag)	Limitiert durch Nebenwirkungen, Cave bei Niereninsuffizienz. Kumulationsgefahr durch extrem individuelle HWZ, orale Bioverfügbarkeit ca. 80 % (40-100 %)
Oxycodon, nicht retardiert	Oxygesic akut	10/20	4	1,5–2	Limitiert durch Nebenwirkungen
	Oxygesic Dispersa (Schmelztbl.)	5/10/20			
	Oxygesic inject	10/20			
Oxycodon, retardiert	Oxygesic	10/20/40/80	8–12		
Kombination: Oxycodon und Naloxon	Targin	5/2,5 10/5 20/10 40/20	8–12		Limitiert durch Naloxon bei Leberinsuffizienz
Tapentadol	Palexia retard	50/100/150/200/250	12	0,4	500 (bisher keine Erfahrung bei höherer Dosierung)
Hydromorphon, nicht retardiert	Palladon Kps.	1,3/2,6	4	5–10	Orale Bioverfügbarkeit ca. 50 %, limitiert durch Nebenwirkungen
	Dilaudid (i.v., s.c.)	1 ml = 2 mg			
	Palladon inject	10 ml = 100 mg			
Hydromorphon, retardiert	Palladon ret.	4, 8, 16, 24	8–12		
	Jurnista	4, 8, 16, 32, 64	24		

Generischer Name	Handelsname	Pflastergrößen [µg/h]	Wirkdauer [h]	Potenz (Morphin = 1)	Tageshöchstdosis [mg]
Fentanyl transdermal	Durogesic SMAT	12/25/50/75/100	72	70–100	Limitiert durch Opioidnebenwirkungen
Buprenorphin	Transtec PRO	35/52,5/70	96	70	4 (Ceilingeffekt)
	Norspan	5/10/20	148 (7 Tage)	70	4 (Ceilingeffekt)

◘ Tab. 2.6 Dosierung von transdermal applizierbaren Opioiden

Unerwünschte Wirkungen der Opioide

- **Passager**: Übelkeit, Erbrechen, Atemdepression, Sedierung, Schwindel, Verwirrtheit
- **Persistierend**: Obstipation, Juckreiz durch Histamliberation, Verzögerung der Magen-Darm-Passage, physische und psychische Abhängigkeit, Immunsuppression
- **Selten**: Schwitzen, Muskelzucken, Muskelrigidität, Mundtrockenheit, sekundäre Amenorrhö, Impotenz, Schlafstörungen, Persönlichkeitsveränderungen, Stimmungsschwankungen (Euphorie, aber auch Dysphorie, auch Depression möglich)
- **Häufig**: Obstipation, Miktionsstörungen, Miosis

Die **Therapie der Opioidnebenwirkungen** wird in ► Kap. 8 im Rahmen der Tumorschmerztherapie besprochen.

Abhängigkeitspotenzial der Opioide

Unter **Toleranzentwicklung**, Tachyphylasie, versteht man die zellulären Veränderungen durch die Gabe eines Medikaments, hier eines Analgetikums, die zu dessen verminderter Wirkung führen. Beispiele sind die Desensibilisierung oder die Internalisierung von Opiatrezeptoren. Toleranz ist ein häufiges Phänomen der Gabe hochdosierter Opioide und hat nichts mit Abhängigkeit zu tun.

Alle Opioide bewirken bei längerer Anwendung in höherer Dosierung eine **physische Abhängigkeit**, d. h. bei abruptem Absetzen treten Entzugssymptome wie Schwitzen, Tachykardie, Gähnen und psychomotorische Unruhe auf. Dies ist eine erwartbare Nebenwirkung einer Opioidtherapie und muss mit den Patienten besprochen werden, sie lässt sich jedoch durch langsames Ausschleichen bei Therapieende verhindern.

Von **psychischer Abhängigkeit** oder **Sucht** spricht man u. a., wenn eine Substanz mit Dosissteigerung gegen besseres Wissen und trotz schädlicher Folgen körperlicher und sozialer Art eingenommen wird, ein starkes Verlangen nach der Substanz entsteht (»craving«) mit Schwierigkeiten, die Einnahme zu kontrollieren.

Bei der Verschreibung von Opioiden muss auf das Auftreten der beschriebenen Phänomene genauestens geachtet werden. Ärzte, die Opioide verschreiben, müssen diese voneinander unterscheiden und die Patienten vor iatrogen induzierter Sucht bewahren können.

Langzeitanwendung von Opioiden

Die Gabe von Opioiden bei Tumorschmerzen ist, unter Berücksichtigung der o. g. Phänomene, unstrittig. Im Gegensatz dazu hat die gemeinsam von der Deutschen Gesellschaft zum Studium des Schmerzes (DGSS) und 14 weiteren Fachgesellschaften im Juni 2009 herausgegebene S3-Leitlinie LONTS (Langzeitanwendung von Opioiden bei nichttumorbedingten Schmerzen) eine höchst emotionale Debatte ausgelöst, die auch vor persönlichen Beleidigungen nicht zurückschreckt. Die meisten der verfügbaren Studien zur Opioidwirkung gehen über einen Beobachtungszeitraum von 3 Monaten nicht hinaus, weswegen eine Gabe von Opioiden bei nicht tumorbedingen Schmerzen über einen 3-monatigen Zeitraum hinaus als »Daueranwendung« nicht zu empfehlen sei:

»Erst nach einer erfolgreichen Langzeitanwendung (Erreichen individueller Therapieziele wie vorab festgelegte Schmerzlinderung und/oder Verbesserung der Funktionsfähigkeit im Alltag) sollte in besonders geprüften Einzelfällen eine Daueranwendung von Opioiden erwogen werden.

Vorher sollten Veränderungen im Wirkungsprofil aller eingesetzten Maßnahmen und Anzeichen einer Abhängigkeitserkrankung geprüft werden. Die Nachteile von Dosissteigerungen und weiterer unerwünschter Arzneimittelwirkungen sollten gegenüber der Wirksamkeit von Opioiden und alternativer Behandlungsverfahren abgewogen werden.«

Entsprechend wurde eine Patienteninformation formuliert: www.awmf.org/uploads/tx_szleitlinien/041-003p_S3_LONTS_Patenteninformation.pdf

2.2.5 Einzelpräparate

Morphin

- **Sevredol, MST Mundipharma, Morphin Merck**
- Basis- und Referenzopioid, natürliches Alkaloid des Opiums
- Starker Agonismus an μ-OR, schwacher am κ-OR, sehr schwach am δ-OR
- 30-Tage-Höchstmenge nach BtMVV: 20 g
- **Pharmakologie:** Metabolisierung in der Leber zu 2 Hauptmetaboliten: M-3-Glukuronid (analgetisch unwirksam), M-6-Glukuronid (eigentlicher aktiver Wirkstoff, Verhältnis von Morphin zu M-6-G im Serum ca. 1:10) sowie zu einem geringen Anteil zu Codein und Normorphin
- Plasmaproteinbindung: 30 %
- Orale Bioverfügbarkeit: ca. 20–30 %
- Wirkungseintritt je nach Galenik:
  - Parenteral: nach 2–3 min
  - Oral, nicht retardiert: nach 15–20 min
  - Oral, retardiert: nach 40–60 min
  - Wirkdauer: 3–5 h bei i.v.-Gabe, 8–12 h als orales Retardpräparat (MST Continus und Capros bis 24 h Wirksamkeit)
- Halbwertszeit: 2–3 h für Morphin und ca. 2 h für Morphin-6-Glukuronid (M-6-G)
- **Indikationen:** starke akute und chronische Schmerzen
- **Nebenwirkungen:** ◼ Tab. 2.7, zusätzlich Konvulsionen, psychomimetische Reaktionen, Schweißausbrüche und Halluzinationen
- **Kontraindikationen:** in Schwangerschaft und Stillzeit nur bei strenger Indikationsstellung
- Relative Kontraindikationen bei Niereninsuffizienz (Akkumulation von Morphin-6-Glukuronid)

Oxycodon

- reiner μ-Agonist, seit 1998 in Deutschland für die *orale* Schmerztherapie auf dem Markt, seit 2006 auch zur i.v.-Applikation. Auch als kurz wirksame Form (Oxygesic akut und Oxygesic Dispersa)
- **Verfügbarkeit:**
  - 1 Retardtbl. = 5/10/20/40/80 mg Oxycodon
  - Potenz im Vergleich zu Morphin ca. 2 : 1
  - 30-Tage-Höchstmenge nach BtMVV: 15 g
- **Pharmakologie:**
  - Hohe Bioverfügbarkeit (ca. 60–85 %)
  - Orale Äquivalenz zu Morphin 1 : 2, d. h. 30 mg Oxycodon entsprechen 60 mg Morphin
  - Im Gegensatz zu Morphin keine klinisch relevanten aktiven Metabolite (Noroxycodon, Oxymorphon)
  - Abbau über CYP450 2D6
  - Plasmaproteinbindung: 38 %
  - Kein Ceilingeffekt
  - Wirkbeginn nach ca. 60 min, Wirkdauer: ca. 12 h (»duales Wirkprinzip«: schnellere Anflutung als sonstige Retardpräparate, lange Wirkung)

◼ Tab. 2.7 Nebenwirkungen von Opioiden

Sehr häufig (>10 %)	Häufig (1–10 %)
Obstipation bis zu 100 % (keine Toleranz)	Schwitzen
Übelkeit und Erbrechen (ca. 20 %)	Harnverhalt
Sedierung (initial bis zu 20 %)	
Verwirrtheit (ca. 2 %) und Halluzinationen (bis zu 1 %)	

- Ein Großteil der Patienten benötigt allerdings nach Meinung der Autoren eine 8-stündliche perorale Einnahme
- Konstante Plasmaspiegel nach 24–26 h
- **Indikation:** starke und stärkste Schmerzen; hat einen nachgewiesen besseren analgetischen Effekt bei neuropathischen Schmerzen als die anderen Opioide.
- **Dosierung:** oral: initial 2-mal 10 mg/Tag
- **Nebenwirkungen:** ◘ Tab. 2.7, jedoch geringe Inzidenz an Übelkeit und Erbrechen sowie Verwirrtheitszuständen im Vergleich zu Morphin
- **Kontraindikationen:**
  - Akute hepatische Porphyrie
  - Kinder <12 Jahre
  - Asthma bronchiale
  - Gallenkolik
  - Schwangerschaft und Stillzeit nur bei strenger Indikationsstellung

Targin

- Tabletten à 5/2,5 mg; 10/5 mg; 20/10 mg, 40/20 mg

Medikamentenkombination des reinen μ-Agonisten Oxycodon mit dem Opiatantagonisten Naloxon zur Verhinderung der opiatbedingten Obstipation. Das Naloxon hat eine höhere Rezeptoraffinität an den peripheren Opioidrezeptoren im Darm als das Oxycodon. Daher blockiert Naloxon die obstipierende Wirkung des Oxycodons in den Plexus myentericus und submucosus. Die resorbierte Naloxonmenge wird durch den hohen »First-pass-Effekt« in der Leber fast vollständig abgebaut, sodass bei suffizienter Leberfunktion keine systemische Naloxonwirkung auftritt. Oxycodon hat einen First-pass-Effekt von 20–30 %.

⊘ Cave

Bei Leberinsuffizienz und zu hoher Naloxondosis (>30 mg) mit systemischem Naloxoneffekt und massiver Schmerzverstärkung rechnen.

Buprenorphin

- **Temgesic:**
- Partialagonist (am μ-Rezeptor) und Antagonist (am κ-Rezeptor). Partialagonisten wirken nach alleiniger Gabe agonistisch, bei Zufuhr

nach vorheriger Gabe reiner Agonisten heben sie deren Wirkung teilweise oder vollständig auf, Problem bei Opiatrotation
- Einziges Opioid mit nachgewiesener Effektivität im Rahmen der GLOA
- **Verfügbarkeit:**
  - 1 Amp. à 1 ml = 0,3 mg
  - 1 Tbl. = 0,2 mg; Temgesic forte-Tbl. = 0,4 mg (*sublinguale* Gabe, besonders bei Schluckstörungen einsetzbar)
  - 30-Tage-Höchstmenge nach BtMVV: 800 mg
  - Rund 100-fach stärker wirksam als Morphin
- **Pharmakologie:**
  - Metabolisierung in der Leber und Ausscheidung als einziges Opioid überwiegend mit der *Galle* (ca. 70 %) mit *enterohepatischem Kreislauf,* 10 % werden unverändert renal ausgeschieden
  - 95–98 % Eiweißbindung
  - Orale Bioverfügbarkeit: ca. 50–55 %
  - Wirkungseintritt nach s.l.-Gabe: nach 5–15 min
  - Maximale Wirkung: nach ca. 60 min
  - Wirkdauer: 6–8 h
  - Halbwertszeit: 2–5 h
- **Indikationen:** starke akute und chronische Schmerzen
- **Dosierung:**
  - Sublingual: 2–6 μg/kgKG (0,2–0,4 mg), ggf. Wiederholung alle 6–8 h
  - i.m., i.v.: 2–4 μg/kgKG (0,15–0,3 mg), ggf. Wiederholung alle 6–8 h
  - Maximale Tagesdosis: 1,2 mg
- **Nebenwirkungen:**
  - ◘ Tab. 2.7, zusätzlich Konvulsionen, psychomimetische Reaktionen, Schweißausbrüche und Halluzinationen
  - Mögliche Minderung der Wirkung reiner Opioidagonisten durch Verdrängung aufgrund höherer Rezeptoraffinität
  - Wegen hoher Rezeptoraffinität ist eine *Antagonisierung* bei Nebenwirkungen wie Atemdepression *mit extremen Dosen* von Naloxon möglich
  - Bei Atemdepression evtl. Atemstimulans
- **Transdermale Applikation von Buprenorphin** seit September 2001 als TTS (Transtec-Pflaster) bei Patienten >18 Jahren möglich

- Buprenorphinpflaster gibt es von mehreren Anbietern in den Pflastergrößen:
  - 25 cm^2 = 20 mg Buprenorphin = 35 µg/h
  - 37,5 cm^2 = 30 mg Buprenorphin = 52,5 µg/h
  - 50 cm^2 = 40 mg Buprenorphin = 70 µg/h
  - *Cave:* nur das Buprenorphin TTS Transtec PRO wirkt 96 h, d. h. 3,5 Tage, somit gibt es 2 feste Wechselzeiten pro Woche (z. B. Montagmorgen und Donnerstagabend)
  - Buprenorphinpflaster von AWD und Hexal wirken 72 h, d. h. sie müssen alle 3 Tage gewechselt werden
- Für den Niedrigdosisbereich: TTS Norspan von Grünenthal:
  - 6,25 cm^2 = 5 mg Buprenorphin = 5 µg/h
  - 12,5 cm^2 = 10 mg Buprenorphin = 10 µg/h
  - 25 cm^2 = 20 mg Buprenorphin = 20 µg/h
  - Ein weiterer Unterschied zu den großen Buprenorphinpflastern ist, dass es nur einmal pro Woche gewechselt werden muss.

Vorteile von Buprenorphin

- Geringere Obstipationsrate im Vergleich zur oralen Morphineinnahme
- Keine Kumulation bei Niereninsuffizienz
- Geringe spasmogene Wirkung
- Geringes Abhängigkeitspotenzial und geringe Toleranzentwicklung durch langsame Dissoziation vom Opiatrezeptor
- Keine nachgewiesene immunsuppressive Wirkung
- Ceilingeffekt bei der atemdepressiven Wirkung

Nachteile von Buprenorphin

- Ceilingeffekt bei der analgetischen Wirkung
- Durch langsame Dissoziation vom Opiatrezeptor Probleme bei der Opiatrotation möglich
- Kombinierbarkeit mit anderen Opioiden wird diskutiert

Hydromorphon

- **Palladon**
- Reiner µ-OR-Agonist

- In Deutschland seit 1999 als Retardkapsel und seit 2004 als kurz wirksame Hartkapsel verfügbar
- Geeignet für die *orale* Schmerztherapie besonders bei Patienten mit Niereninsuffizienz, multimorbiden Patienten und Patienten mit Polypharmakotherapie
- **Verfügbarkeit:**
  - Retardkapsel (Palladon) à 4, 8, 16, 24 mg Hydromorphon
  - Hartkapsel à 1,3 oder 2,6 mg Hydromorphon zur stündlichen Einnahme, als Bedarfsdosis bei retardierter Einstellung mit 2-mal 4 mg bzw. 2-mal 8 mg p.o.
  - *Anmerkung:* 1,3 mg Hydromorphon = 10 mg Morphin
  - Potenz im Vergleich zu Morphin: ca. 6- bis 7,5-fach enteral, ca. 5-fach parenteral
  - 30-Tage-Höchstmenge nach BtMVV: 5000 mg
- **Pharmakologie:**
  - Stabile orale Bioverfügbarkeit: ca. 40–50 %
  - *Sehr* niedrige Plasmaproteinbindung: ca. 8 %; keine Pharmakoninteraktionen aufgrund von Verdrängung anderer Medikamente aus der Proteinbindung zu erwarten
  - Keine Beeinflussung des Enzyms Cytochrom P450, da Abbau über Glukuronidierung
  - Keine aktiven Metaboliten, deshalb auch bei Patienten mit Niereninsuffizienz geeignet
  - Kein Ceilingeffekt, d. h. keine klinisch relevante Wirkbegrenzung nach oben
  - Wirkbeginn nach ca. 1–2 h (Retardkapsel) bzw. innerhalb 30 min bei Hartkapsel
  - Wirkdauer für Retardform: ca. 12 h (2-malige Applikation erforderlich), für Hartkapsel: ca. 4 h
  - Kurze Halbwertszeit: 2,6 h
- **Dosierung:**
  - Oral: 2-mal 4 mg, ggf. um je 4 mg (= 30 mg Morphin) steigern
  - Kinder: 0,08 mg/kgKG alle 12 h
  - Parenteral: Erwachsene und Kinder >12 Jahre: 1–2 mg i.m./s.c. oder 1–1,5 mg i.v.

- *Anmerkung*: Umrechnung von oralem Morphin auf orales Hydromorphon: Hydromorphonmenge = Morphinmenge dividiert durch 7,5; z. B. 90 mg Morphin p.o. entsprechen ca. 12 mg Palladon p.o.
- **Nebenwirkungen:** ◘ Tab. 2.7
  - *Anmerkung*: soll im Vergleich zu Morphin geringere obstipierende Wirkung besitzen.
- **Wechselwirkungen:** unter Cimetidingabe höhere Plasmakonzentrationen von Hydromorphon
- **Jurnista** = Hydromorphon mit 24-h-Wirksamkeit durch OROS-Technologie (orales osmotisches System): Tabletten à 8 mg, 16 mg, 32 mg und 64 mg

❶ **Cave.**
Bei einigen Patienten (ca. 10 %) wird ein gleichmäßiger Plasmaspiegel nicht über 24 h aufrecht erhalten. Diese Patienten bekommen 1–3 h vor der Einnahme der nächsten Retardtablette Schmerzen (»end of dose pain«).

Tapentadol

- **Palexia retard**
- Tapentadol ist eine Weiterentwicklung des Tramadols und besitzt 2 Effekte: μ-OR-Agonist und Noradrenalinwiederaufnahmehemmung. Dadurch bewirkt Tapentadol nicht nur eine Analgesie, sondern aktiviert auch die körpereigene Schmerzhemmung
- Wirkstärke im Vergleich zu Morphin 0,4, d. h. 100 mg Tapentadol = 40 mg Morphin
- 30-Tage-Höchstmenge nach BtMVV: 1500 mg
- Filmtablette in den Dosierungen 50/100/150/200/250 mg
- **Pharmakologie:**
  - Orale Bioverfügbarkeit 30 %
  - Plasmaproteinbindung 20 %
  - Glukuronidierung in der Leber (70 %), ein geringer Anteil wird über CYP450 2C9 und 2C19 abgebaut
  - Keine analgetisch aktiven Metabolite
  - Ausscheidung zu 99 % renal
  - Halbwertszeit 4 h
- **Indikationen:** starke chronische Schmerzen, bislang keine Studie zu Tumorschmerzen

- **Dosierung**: 1 Retardtabl. alle 12 h, Beginn mit 2-mal 50 mg, Steigerung nach Bedarf
- **Nebenwirkungen:** lt. Fachinformation sehr häufig (>10 %) Obstipation, Übelkeit, Schwindel, Somnolenz, Kopfschmerzen

L-Methadon

- **L-Polamidon**
- Soll durch zusätzlichen NMDA-Agonismus bei neuropathischen Schmerzen im Vergleich zu den anderen Opioiden besonders effektiv sein
- Linksdrehendes Enantiomer von Methadon (*Cave*: Methadon ist nur halb so wirksam wie L-Polamidon, da es das D-Enantiomer noch enthält!)
- **Verfügbarkeit:**
  - 1 Amp. à 1 ml = 2,5 mg zur i.m.- und i.v.-Applikation
  - 20 Trpf.= 1 ml = 5 mg ; 1 Trpf. = 0,25 mg
  - Bioverfügbarkeit bei oraler Einnahme: 90 %
  - 30-Tage-Höchstmenge nach BtMVV: 1500 mg
- **Pharmakologie:**
  - Halbwertszeit: 18–24(–60) h (variiert extrem stark)
  - Metabolisierung hauptsächlich über die Leber (> 50 %) durch CYP450 3A4 in 2 inaktive Hauptmetabolite, jedoch auch zu 50 % unverändert über die Niere
  - Plasmaproteinbindung ca. 80 % (40–100 %)
  - Wirkeintritt: nach ca. 20 min parenteral, nach 60 min oral
  - Maximale Wirkung nach ca. 40 min
  - Wirkdauer: 4–24 h
  - Potenz im Vergleich zu Morphin ist wegen der Kumulation abhängig vom Dosisbereich:
    - **30–90 mg/Tag Morphin:** Potenz L-Polamidon zu Morphin = 8 : 1 (z. B. 80 mg/Tag Morphin = 10 mg/Tag L-Polamidon = 2 ml/Tag = 40 Trpf./Tag = 5 Trpf. alle 4–6 h)
    - **90–300 mg/Tag Morphin:** L-Polamidon zu Morphin = 12 : 1
    - **Ab 300 mg/Tag Morphin:** L-Polamidon zu Morphin − 16 : 1
- **Indikationen:**
  - Starke (neuropathische) Schmerzen

- (Perioperative) Substitution bei Drogenab-
  hängigen
- **Dosierung:**
  - Anfangsdosierung:
  - 3-mal 10 Trpf. pro Tag (= 3-mal 2,5 mg =
    7,5 mg/Tag = 60 mg Morphin/Tag)
  - Erhaltungsdosis: 0,5–0,8 mg/kgKG (maxi-
    mal 1,0 mg/kgKG, da Kumulationseffekte
    auftreten, insbesondere bei Leberinsuffizi-
    enz)
  - Prämedikation Opiatabhängiger: 5–10 mg
    i.m. bzw. 10–20 mg p.o. (Wirkbeginn nach
    30–60 min)

Fentanyl

- Nur noch Matrixpflaster auf dem Markt (Fentanyl ist in die Klebeschicht des Pflasters ein-
  gedampft)
- Ab dem 2. Lebensjahr zugelassen
- Pflaster mehrerer Hersteller verfügbar in
  5 verschiedene Größen (12, 25, 50, 75 und
  100 µg/h)

Vorteile der Matrixpflaster

- Bessere Hautverträglichkeit bzw. geringere
  allergische Spätreaktionen
- Bessere dermale Haftung (vorteilhaft für
  Sportler oder stark schwitzende Patienten)
- Theoretisch teilbar durch Zerschneiden
  (*Cave*: dann meist Off-label-Gebrauch
  aufgrund der Veränderung eines Medika-
  ments)
- Wirksamkeit für 72 h, allerdings benötigen
  10–15 % der Patienten einen Wechsel des
  Pflasters bereits nach 48 h

- Fentanyl ist stark lipophil, deshalb transdermale Applikation möglich
- Seit Oktober 1995 in Deutschland zugelassen
- Seit Anfang 1998 ist auch die ambulante Einstellung des Patienten auf transdermales Fentanyl erlaubt
- Seit Juni 1999 ist Fentanyl auch zur Therapie starker und sehr starker nicht neo-
  plastisch bedingter *chronischer Schmerzen*
  zugelassen.

Vorteile von Fentanyl

- Von der gastrointestinalen Motilität unab-
  hängige, kontinuierliche Abgabe
- Geringere Obstipations- und Emesisneigung
- Verbesserte Vigilanz bei meist gleichzeitig
  verbesserter Analgesiewirkung nach der
  Umstellung (gilt besonders für die Umstellung von WHO-Stufe-II-Analgetika)
- 30-Tages-Höchstmenge beträgt nach BtMVV
  500 mg

Nachteile von Fentanyl

- Kann bei Umstellung von Morphin *Dysphorie* hervorrufen
- Entgegen den Herstellerangaben kann es zu
  sehr unterschiedlichen Fentanylspiegeln bei
  einzelnen Patienten kommen (hohe intra-
  und interindividuelle pharmakokinetische
  Unterschiede)

Neueinstellung auf Fentanyl transdermal

- Kleinste Durogesic-Pflastergröße (maximale
  Wirkung nach 12–24 h, stabiler Plasmaspiegel
  nach frühestens 36 h)
- Nichtopioide weiter geben
- Bei Bedarf zusätzlich schnell wirksames Morphin p.o. (z. B. 5 mg Oramorph) oder s.c.
- Nach 3 Tagen Neuberechnung der Pflastergröße anhand des zusätzlichen Morphinbe-
  darfs (❍ Tab. 2.8)

Umstellung von Morphin auf Fentanyl transdermal

- Eine Pflastergröße kleiner wählen, als es der
  Umrechnung entspricht (❍ Tab. 2.8)
- Letzte *Retardmorphingabe* bei Pflasterappli-
  kation
- Bei Bedarf zusätzlich schnell wirksames orales
  Morphinsulfat:
  - Morphin Merck Trpf. 2 % (16 Trpf.=20 mg)
    oder
  - Sevredol-Tbl. 10/20 mg
- Nach 3 Tagen Neuberechnung der Pflaster-
  größe anhand des zusätzlichen Morphinbe-
  darfs (z. B. 60 mg p.o. Mehrbedarf = 25 µg/h
  Fentanyl)

◘ Tab. 2.8 Äquipotenz von Fentanyl, Morphin und Fentanyl transdermal (Durogesic)

Oxycodon oral [mg/Tag]	Morphin i.v. [mg/Tag]	Morphin p.o. [mg/Tag]	Durogesic [µg/h]	Pflastergröße [cm²]
Bis 45	10–22	90	25	10
46–75	23–37	–150	50	20
76–105	38–57	–210	75	30
106–135	53–67	–270	100	40

2.2.6 Opioidrotation

Treten unter der Anwendung von hochpotenten Opioiden schlecht therapierbare Nebenwirkungen auf, z. B. starke Übelkeit, Schwitzen, Obstipation etc., so sollte ein Opioidwechsel erfolgen. Allgemein unterliegen die Äquivalenzdosen sehr großen individuellen Schwankungen, sodass diese nur als *grobe Orientierung* dienen. Die Umstellung auf ein anderes Opioid (Opioidrotation) bleibt dem erfahrenen Anwender von Opioiden vorbehalten. Bei jeder Opioidumstellung entsteht die nicht sicher auszuschließende Gefahr der Überdosierung bis hin zur Ateminsuffizienz bzw. der Unterdosierung mit deutlicher Schmerzzunahme.

Prinzipiell sollten ca. 50 % der errechneten Äquivalenzmenge am ersten Tag der Umstellung verordnet werden (◘ Tab. 2.9). Die zweiten 50 % sollten als Bedarfsmedikation eingenommen werden. Am zweiten Tag erfolgt die Therapiekontrolle der Rotation mit evtl. durchzuführender Dosierungsanpassung.

◘ Tab. 2.9 Empfohlene Umrechnungsfaktoren bei Wechsel von Morphin p.o. auf ein anderes Opioid

Faktor	Nachfolgendes Opioid
0,5	Oxycodon p.o.
0,13	Hydromorphon p.o.
0,01	Fentanyl transdermal
0,13	L-Polamidon p.o.[a]

[a] Beginn mit 10 % der oralen Morphintagesdosis als Einzeldosis, jedoch nicht mehr als 6 mg, alle 3 h wiederholbar

> **Cave**
> Die Morphinäquivalenzdosis (◘ Tab. 2.10) ist definitonsgemäß die Dosis eines Opioids in Milligramm, die intramuskulär verabreicht der Wirkstärke von 1 mg Morphin intramuskulär entspricht. Oral verabreicht variieren die Äquivalenzdosen entsprechend der oralen Bioverfügbarkeit der jeweiligen Opioide.

2.2.7 Schnell wirksames Fentanyl bei Durchbruchschmerzen

Zu Durchbruchschmerzen vgl. auch ► Kap. 8.

Unterscheidung der Opiate nach Wirkungseintritt:
- Schnell wirksam (ROO = »rapid onset opioids«, ◘ Tab. 2.11), Wirkeintritt nach 5–10 min
  - Actiq (OTFC = orales transmukosales Fentanylcitrat)
  - Fentanyl sublingual (Abstral)
  - Fentanyl Bukkaltabletten (Effentora)
  - Fentanyl nasal (Instanyl, PecFent)
  - Morphin i.v.

Beispiel: Umstellung Morphin p.o. auf Durogesic
- 120 mg Morphin p.o/Tag entsprechen rechnerisch 50 µg/h Durogesic SMAT
- 1. Tag:
  - 50 % der errechneten Menge Durogesic SMAT = 25 µg/h
  - Bei Schmerzen zusätzlich 10 mg Morphin oral, z. B. Sevredol (maximal alle 4 h)
- 2. Tag: Wenn >30 mg Sevredol/Tag notwendig, Dosisanpassung auf Durogesic SMAT 50 µg/h

◘ Tab. 2.10 Umrechnungstabelle der Dosisäquivalenzen bei Opioidwechsel

Substanz	Dosisäquivalenz im Vergleich zu Morphin	10 mg Morphin i.m. entsprechen	Orale Bioverfügbarkeit [%]	Verhältnis oral zu parenteral
Morphinsulfat (Sevredol)		30 mg p.o.	30	1 : 3
Morphin ret. (MST, MST Continus)		30 mg p.o.	30	1 : 3
Buprenorphin (Temgesic)	100-fach	0,2 mg s.l.; 0,15 mg i.m.	50	1 : 0,5
Tapentadol (Palexxia)	0,4- fach	25 mg p.o.	80	–
Piritramid (Dipidolor)	0,75-fach	7,5 i.v.	–	–
Levomethadon (L-Polamidon)	3- bis 4-fach	10 mg p.o.	80	1 : 0,8
Hydromorphon (Palladon)	7- bis 8-fach	2-4 mg p.o.	50	1 : 0,5
Hydromorphon (Dilaudid)	7- bis 8-fach	1-2 mg p.o.	–	–
Oxycodon (Oxygesic)	1,5- bis 2-fach	15 mg p.o.	80	1 : 0,8

- Kurz wirksam (SAO = »short acting opioids«), Wirkeintritt ab 15 min
  - Morphin s.c., Morphin p.o. (Painbreak, Oramorph, Sevredol)
  - Hydromorphon p.o. (Palladon 1,3/2,6 mg)
  - Buprenorphin sublingual (Temgesic)
  - Oxycodon (Oxygesic akut, Oxygesic Dispersa)
- Lang wirksam (LAO = »long acting opioids«), Wirkeintritt nach 45–60 min
  - Morphin retard p.o.
  - Hydromorphon p.o. (Palladon retard, Jurnista)
  - Oxycodon p.o. (Oxygesic, Targin)
- Anforderungsprofil an ein ideales Medikament zur Therapie des Durchbruchschmerzes:
  - Schneller Wirkungseintritt
  - Starke Wirkung
  - Einfache Anwendung
  - Individuelle Dosierbarkeit
  - Gute Verträglichkeit
  - Geringer Preis
- Anmerkungen zu den Durchbruchschmerzmedikamenten:
  - ROO nur für Tumorschmerzpatienten, die mit mindestens 60 mg Morphinäquivalent stabil eingestellt sind

- Durch schnelles Anfluten des maximalen Wirkstoffspiegels ist die Missbrauchsgefahr hoch, daher enge Patientenführung
- Sorgfältige Anamnese, ob Tumordurchbruchschmerzen überhaupt vorliegen (► Kap. 8)

Actiq (Fentanyl-Lutschtablette)

- OTFC = oral-transmukosales Fentanylcitrat
  - Erstes Fentanyl zur Therapie von Tumordurchbruchschmerzen, seit 2002 auf dem dt. Markt, noch immer Marktführer bezüglich der Verschreibungshäufigkeit
- **Pharmakokinetik:**
  - 25 % werden schnell transmukös resorbiert
  - 75 % werden enteral aufgenommen, wobei 50 % durch die Leberpassage (First-pass-Effekt) abgebaut werden, so sind insgesamt nur 50 % der angebotenen Fentanylmenge verfügbar
- **Wirkmechanismus:**
  - Schneller Wirkungseintritt nach 5 min durch transmukös aufgenommenes Fentanyl (mit 5–10 mg Morphin i.v. vergleichbar)
  - Lang anhaltender Effekt (ca. 2–3 h) durch enteral resorbiertes Fentanyl

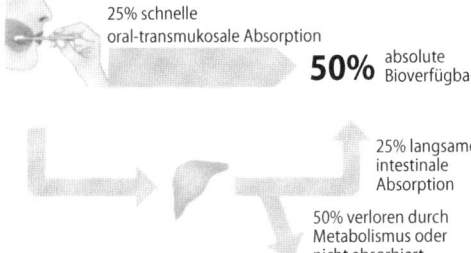

25% schnelle
oral-transmukosale Absorption

50% absolute
Bioverfügbarkeit

25% langsame
intestinale
Absorption

50% verloren durch
Metabolismus oder
nicht absorbiert

◻ Abb. 2.1 Anwendung der Fentanyl-Lutschtabletten mit
Applikator

- **Anwendung:**
  - Fentanylstick nicht lutschen oder kauen,
    sondern 15 min an der Wangenschleimhaut
    reiben, was die transmukosal aufgenom-
    mene Menge an Fentanyl erhöhen soll.
    Praktikabilität dadurch deutlich einge-
    schränkt, v. a. bei Mundtrockenheit, Muko-
    sitis, Soor (◻ Abb. 2.1)
  - 6 verschiedene Wirkstärken, Angabe auf
    der Lutschtablette: 200, 400, 600, 800, 1200
    und 1600 μg

Abstral (Fentanyl-Sublingualtablette)

- Seit 2009 verfügbar, erste Fentanyl-Sublingual-
  tablette
- **Pharmakokinetik:**
  - F.A.S.T.-Technologie (»fast acting sublin-
    gual therapy«) soll den Anteil des über die
    Mundschleimhaut aufgenommenen Fenta-
    nyls erhöhen. Dazu ist Fentanyl an muko-
    adhäsive Trägerpartikel gebunden
  - Durch schnelle sublinguale Resorption ge-
    ringerer Anteil des geschluckten Fentanyls
    und damit der intestinalen Aufnahme, die
    geschätzte Bioverfügbarkeit liegt bei ca. 65 %
- **Wirkmechanismus:**
  - Schneller Wirkungseintritt durch transmu-
    kös aufgenommenes Fentanyl nach 10 min
  - Mittellang anhaltender Effekt (ca. 1–2 h)
    durch enteral resorbiertes Fentanyl
- **Anwendung:**
  - Tablette unter die Zunge legen, Tablette löst
    sich innerhalb von 10–15 s auf
  - Kindersichere Blisterpackung, die schwierig
    zu öffnen ist

- 5 verschiedene Wirkstärken, Tabletten sind
  unterschiedlich geformt: 100, 200, 300, 400,
  600 und 800 μg

Effentora (Fentanyl-Bukkaltablette)

- Seit 2009 verfügbar, erste Fentanyl-Bukkal-
  tablette
- **Pharmakokinetik:**
  - Fentanyltablette, die mithilfe einer OraVe-
    scent-Technologie eine schnelle und effizi-
    ente Fentanylaufnahme ermöglicht. Dazu
    wird der pH-Wert lokal durch Kohlensäure
    erst abgesenkt, sodass die Löslichkeit
    zunimmt, dann durch das entweichende
    Kohlendioxid wieder angehoben, was die
    mukosale Aufnahme erleichtert
  - Bioverfügbarkeit 65 %
- **Wirkmechanismus:**
  - Schneller Wirkungseintritt durch transmu-
    kös aufgenommenes Fentanyl nach 10 min
  - Mittellang anhaltender Effekt (ca. 1–2 h)
    durch enteral resorbiertes Fentanyl
- **Anwendung:**
  - Tablette in die Wangentasche stecken oder
    unter die Zunge legen, nicht vollständi-
    ges Auflösen der Tablette innerhalb von
    15–25 min, was zu einem deutlichen Bi-
    zzeln führt (»Brausetablette«). Tablettenrest
    kann/muss geschluckt werden
  - Kindersichere Blisterpackung, die schwierig
    zu öffnen ist
  - 5 verschiedene Wirkstärken, Packungen farb-
    lich markiert, Tabletten durch Aufschrift un-
    terscheidbar: 100, 200, 400, 600 und 800 μg

Instanyl (Fentanyl nasal in wässriger Lösung)

- Seit 09/2009 verfügbar, erstes Fentanyl-Nasen-
  spray
- **Pharmakokinetik:** Instanyl ist ein nasal verab-
  reichtes Fentanyl, das fast ausschließlich (ca.
  90 %) nasal resorbiert wird. Ein Sprühstoß
  appliziert 100 μl
- **Wirkmechanismus:**
  - Sehr schneller Wirkungseintritt durch
    transmukös aufgenommenes Fentanyl nach
    10 min im Vergleich zu Placebo
  - Kurz anhaltender Effekt (ca. 1 h)

- **Anwendung:**
  - Patient muss zur Applikation aufrecht sein. Kindersichere Verpackung, die sehr schwierig zu öffnen ist
  - 3 verschiedene, farblich markierte Wirkstärken: 50, 100 und 200 µg in Flaschen zu je 10, 20 und 40 Sprühstößen

PecFent (Fentanyl nasal in pektinbasierter Lösung)

- Seit 10/2010 verfügbar
- **Pharmakokinetik:** Mit Pektin versetzte Fentanyllösung, durch Kontakt mit der Nasenmukosa entsteht eine dreidimensionale Gelmatrix, die eine schnelle (5–10 min) und gleichmäßige Fentanylfreisetzung ermöglicht. Ein Sprühstoß appliziert 100 µl, Herauslaufen und Verschlucken durch Gelmatrix verringert
- **Wirkmechanismus:**
  - Sehr schneller Wirkungseintritt durch transmukös aufgenommenes Fentanyl nach 5 min im Vergleich zu Placebo.
  - Kurz anhaltender Effekt (ca. 1 h)
- **Anwendung:**
  - Flasche muss zur Applikation aufrecht gehalten werden. Kindersichere Verpackung
  - 2 verschiedene, farblich markierte Wirkstärken: 100 µg, 200 µg, Flaschen à 8 Sprühstöße mit Zählwerk, Packungen mit 1 Flasche, 4 und 12 Flaschen.

2.2.8 Verordnung von Betäubungsmitteln (BtM)

Das **Betäubungsmittelgesetz** (BtMG), ehemals **Opiumgesetz**, ist ein deutsches Bundesgesetz, das den generellen Umgang mit Betäubungsmitteln regelt. In Anlage III regelt die BtM-Verschreibungsverordnung (BtMVV) das Verschreiben, die Abgabe und den Nachweis des Verbleibs von BtM.

- Jeder Arzt/Tierarzt/Zahnarzt kann durch Nachweis der Approbation bei der Bundesopiumstelle dreiteilige BtM-Rezepte anfordern
- Teil 1 und Teil 2 sind für die Apotheke bestimmt, Teil 3 muss 3 Jahre lang vom Verschreibenden aufbewahrt werden
- Über jeden Zugang, Abgang und Bestand auf Station oder in der Praxis ist ein BtM-Buch zu führen, das 3 Jahre lang aufbewahrt werden muss
- Für einen Patienten dürfen innerhalb von 30 Taben bis zu 2 BtM unter Einhaltung der jeweiligen Höchstmengen verschrieben werden
- Keine Verschreibung von Nichtopioiden auf einem BtM-Rezept möglich, Ausnahme Kotherapeutika (Laxans, Antiemetikum)
- »BtM-ABC«:
  - Die Höchstmengen (❏ Tab. 2.12) können mit dem Zusatz »**A**« überschritten werden
  - In Notfällen ist die Verschreibung eines BtM auf einem normalen Rezept mit dem Zusatz »Notfallverschreibung« möglich, ein

❏ Tab. 2.11 Übersicht über die ROO (»rapid onset opioids«)

	Actiq	Abstral	Effentora	Instanyl	PecFent
Wirkbeginn[a] [min]	15	10	10	5–10	5–10
Wirkdauer [h]	2–3	1–2	1–2	1	45–60 min
Bioverfügbarkeit	52 %, davon 25 % direkt bukkal	Keine Angaben, geschätzt 70 %	65 %, davon 48 % direkt bukkal	89 %	Keine Angaben, geschätzt 80 %
Kosten[b] [€]	11,40	9,25	10,26	10,04	7,25

[a] Lt. Zulassungsstudien
[b] Kosten pro Applikation (niedrigste Dosierung, größte Packung), öffentlicher Apothekenverkaufspreis Stand Mai 2011

BtM-Rezept mit dem Zusatz »N« ist nach-
zureichen
– Die Verschreibung eines BtM zur Substitu-
tion ist mit dem Zusatz »S« möglich
– Zum Nachreichen eines BtM-Rezepts zur
Ausrüstung eines »Kauffahrteischiffs« ist
der Zusatz »K« nötig
– **Notwendige Angaben auf einem BtM-
Rezept:**
– Name, Vorname, Adresse des Patienten
– Ausstellungsdatum
– Arzneimittelbezeichnung, Menge in
Gramm oder Milliliter und deren Stückzahl
– Anwendung des Arzneimittels, z. B. »2-mal
täglich«, oder Zusatz »gemäß schriftlicher
Anweisung«
– Name des Verschreibenden, Berufsbezeich-
nung, Anschrift mit Telefonnummer
– Eigenhändige Unterschrift, im Vertretungs-
fall mit dem Zusatz i. V.

– **Aktualisierung der BtMVV im Mai 2011:**
– Einführung von § 5c, der das »Verschreiben für den Notfallbedarf in Hospizen und
in der spezialisierten ambulanten Palliativ-
versorgung« (SAPV) regelt und nun einen
»Notfallvorrat« von BtM »für den unvor-
hersehbaren, dringenden und kurzfristigen
Bedarf ihrer Patienten« zulässt
– Änderung von § 5b, der die Wiederverwen-
dung nicht mehr benötigter BtM in Alten-
und Pflegeheimen, Hospizen oder einer
SAPV ermöglicht

2.3 Koanalgetika

Koanalgetika sind Medikamente, die nicht ur-
sprünglich als Analgetika entwickelt wurden, im
Rahmen einer medikamentösen Schmerztherapie
jedoch analgetisch wirken. Häufig besitzen sie
keine Indikation für die Schmerztherapie, werden
also in diesem Rahmen streng genommen oft »off
label« eingesetzt.

2.3.1 Bisphosphonate

Derzeit sind 8 verschiedene Substanzen auf dem
deutschen Markt.
– **Wirkmechanismus:**
– Hemmung der Osteoklastenaktivität
– Hemmung der Knochenresorption sowie
Reduktion der Osteoklastenanzahl
– **Indikationen:**
– Bewegungsabhängige Schmerzen bei Os-
teoporose
– Osteolytische Knochenmetastasen
– Tumorbedingte Hyperkalzämie
– M. Paget
– Plasmozytom
– **Nebenwirkungen:** Gefahr des Nierenversa-
gens bei zu schneller i.v.-Gabe (langsame Infu-
sion: >2 h)
– **Kontraindikationen:**
– Kinder
– Ausgeprägte Niereninsuffizienz!
– Akute Entzündungen des Gastrointestinal-
trakts

◻ **Tab. 2.12** Übersicht über die Betäubungsmittel-
höchstmengen (Auszug)

Medikament	Höchstmenge [mg]
Buprenorphin	800
Dronabinol	500
Fentanyl	340
Hydromorphon	5.000
Levomethadon	1.500
Methadon	3.000
Methylphenidat	2.000
Morphin	20.000
Opiumtinktur	40.000
Oxycodon	15.000
Piritramid	6.000
Tapentadol	18.000
Tilidin	18.000

Anmerkung: Modafinil (Vigil) ist nicht (mehr) BtmVV-
pflichtig

Etidronsäure

- Diphos, Etidronat
- Älteste Substanz
- Dosierung:
    - 400 mg/Tag für 14 Tage; dann 10 Wochen Pause und nur 1000 mg Kalziumsubstitution/Tag
    - 1 Filmtbl. = 200/400 mg
- Zulassung zur Osteoporosetherapie

Clodronsäure

- Bonefos, Ostac
- Dosierung: Beginn mit 2400 mg, dann 2 Filmtbl. (= 1600 mg) oder 4 Kaps. (= 1600 mg) p.o./Tag für 10 Tage
- Nebenwirkungen: Diarrhö
- Anmerkung: tendenziell weniger skelettale Komplikationen bei metastasierendem Mammakarzinom
- Zulassung bei Knochenmetastasen

Pamidronsäure

- Aredia, Pamifos
- Indikationen: Knochenmetastasen, tumorinduzierte Hyperkalzämie, Plasmozytom
- Dosierung: 90 mg in NaCl 0,9 % über 4–6 h alle 4 Wochen
- Nebenwirkungen: Temperaturerhöhung um 1–2°C
- Zulassung bei Knochenmetastasen

Ibandronsäure

- Bondronat, Bonviva
- Dosierung: 1-mal 50 mg/Tag, 6 mg in 500 ml NaCl 0,9 % oder Glukose 5 % i.v. über 2 h alle 3–4 Wochen
- Zulassung zur Osteoporosetherapie und bei Knochenmetastasen

Alendronsäure

- Fosamax
- Dosierung: 10 mg (= 1 Tbl./Tag) oder 1-mal 70 mg/Woche
- Zulassung zur Osteoporosetherapie

Zoledronsäure

- Zometa: 4 mg in 100 ml NaCl 0,9 % über 15 min i.v. alle 3–4 Wochen
- Aclasta: 5 mg in 100 ml NaCl 0,9 % über 15 min i.v. einmal jährlich
- Zulassung zur Osteoporosetherapie und bei Knochenmetastasen

Risedronsäure

- Actonel
- Dosierung: 1-mal 5 mg/Tag oder 1-mal 35 mg/Woche; mindestens 30 min vor der erstmaligen Aufnahme von Nahrung
- Zulassung zur Osteoporosetherapie

2.3.2   Kortikosteroide

- Substanzen:
    - Dexamethason (Fortecortin): Mittel der Wahl wegen fehlender mineralokortikoider Wirkung
    - Prednisolon (Decortin H)
- Wirkung:
    - Antiphlogistisch
    - Antiödematös
    - Appetitanregend (in niedriger Dosierung)
    - Stimmungsaufhellend
- Wirkmechanismus: Glukokortikoide führen neben einer Prostaglandinsynthesehemmung via Lipokortin zu einer Synthesehemmung proinflammatorischer, die COX 2 induzierender Zytokine sowie zu einer Unterdrückung der COX-2-Bildung im Entzündungsgewebe
- Indikationen:
    - Leberkapselschmerzen, z. B. bei Metastasen
    - Erhöhter intrakranieller Druck bzw. Kopfschmerzen bei Hirnmetastasen
    - Lymphödem oder generelle Entzündungsreaktionen
    - Knochen- und Gelenkschmerzen
    - Neuropathische Schmerzen bei tumorbedingter Nerven- und Rückenmarkkompression
    - Lateraler Bandscheibenprolaps mit neuropathischem Schmerz
- Dosierung:
    - Initial Stoßtherapie für 5–7 Tage
    - Prednisolon (Decortin H):
        - 40–80 mg/Tag

– Anschließend Reduktion unter die Cushing-Schwelle von 7,5–10 mg/Tag
- Dexamethason (Fortecortin):
    – Initiale Einzeldosis von 8–24 mg/Tag, dann z. B. 8–2–0 mg/Tag
    – Danach Reduktion unter die Cushing-Schwelle von 1–2 mg/Tag innerhalb einer Woche
- **Nebenwirkungen:**
    - Gastrointestinale Nebenwirkungen bei gleichzeitiger Einnahme von NSAR extrem erhöht!
    - Blutzucker- und Blutdruckanstieg
    - Erhöhtes Thromboserisiko
- **Anmerkung:** Möglichst unter der Cushing-Schwelle dosieren oder auf 10 Tage beschränken

2.3.3 Spasmolytika

- Butylscopolamin (Buscopan)
- Butylscopolamin + Paracetamol (Buscopan plus)
- **Wirkmechanismus:** Parasympatholytikum mit spasmolytischer Komponente sowie Sekretproduktionshemmung und Eindickung
- **Indikation:**
    - Schmerzen von Hohlorganen
    - Magen-Darm-Spasmen
    - Gesteigerte Sekretproduktion
    - In der Palliativmedizin bei »Todesrasseln«
- **Dosierung:**
    - 10 mg i.v., i.m., s.c., rektal, p.o.
    - 20–40 mg alle 4–6 h (maximal 100 mg/Tag) bei Todesrasseln
- **Kontraindikationen:**
    - Tachyarrhythmie
    - Engwinkelglaukom
    - Blasenentleerungsstörungen
- **Nebenwirkungen:** Abnahme der Schweißsekretion (Wärmestau), Hautrötung, zentralnervöse Störungen (z. B. Unruhe, Halluzinationen) (vorwiegend bei Überdosierung), Akkommodationsstörungen, Glaukomauslösung (Engwinkelglaukom), Mundtrockenheit, Tachykardie, Miktionsbeschwerden

2.3.4 Calcitonin

- **Karil: Lachscalcitonin**
- **Wirkmechanismus:**
    - Steigerung des ossären Kalzium- und Phosphateinbaus in den Knochen, Steigerung der renalen Kalzium- und Phosphatausscheidung
    - Zusätzlich wird diskutiert: direkte zentrale analgetische Wirkung durch Anhebung der Schmerzschwelle, wahrscheinlich durch Aktivierung der serotoninergen absteigenden Schmerzhemmsysteme
- **Indikationen:**
    - Phantomschmerz
    - CRPS
    - Schmerzhafte Querschnittsläsionen
    - Osteoporose
    - Knochenschmerzen infolge osteolytischer Knochenmetastasen
    - Hyperkalziämie
    - M. Paget
- **Dosierung:**
    - 100–200 IE/Tag in 500 ml NaCl 0,9 % über >2 h für 3–5 Tage
    - Gegebenenfalls mit Antiemetikum kombiniert, evtl. Karil-Nasenspray 1 Hub/Tag (= 200 IE)
- **Nebenwirkungen:** Übelkeit, Erbrechen (ggf. Ondansetron vor der Gabe), Flush mit Hautrötung, Hitzewallungen, Durchfall, Kopfschmerzen, orthostatische Dysregulation
- **Anmerkung:** Lachscalcitonin scheint effektiver zu sein als humanes Calcitonin (Cibacalcin) und besitzt außerdem eine längere Halbwertszeit. Die subkutane oder nasale Applikation hat eine geringere Effektivität als die intravenöse Gabe.

2.3.5 α_2-Agonisten

Clonidin
- **Catapresan**
- **Indikationen:**
    - Adjuvanter Einsatz bei regionaler (rückenmarknaher) Analgesie

- Als Monotherapeutikum bei neuropathischem und sympathisch vermitteltem Schmerz (SMP)
- In Kombination mit Opioidanalgetikum
- **Dosierung:**
  - 1- bis 2-mal 0,15 mg i.v. oder p.o.
  - Epidural (nur bei Normovolämie erlaubt): Bolusinjektion >5 µg/kgKG plus ggf. kontinuierlich 20–40 µg/h; Bolusinjektion in Kombination mit Opioid <5µg/kgKG
  - Intrathekal: 1–2,5 µg/kgKG als Bolus, ggf. kontinuierlich 10–20 µg/h
- **Wirkmechanismus:**
  - Zentrale α_2-Rezeptorstimulation
  - Zentrale Sympathikolyse: Analgesie, Sedierung, Anxiolyse, Blutdruck- und Herzfrequenzabfall durch α_2-Stimulation des Nucleus tractus solitarii
  - Additiver Synergismus zu Opioiden und Lokalanästhetika
  - Bei epiduraler Anwendung Hemmung der Schmerzverarbeitung (Nachahmung des Neurotransmitters Noradrenalin)
- **Kontraindikationen:** Hypovolämie, Bradykardie. *Cave:* Patienten, die auf einen erhöhten Sympathikotonus angewiesen sind
- **Nebenwirkungen:**
  - Blutdruck initial erhöht, dann erniedrigt
  - Bei Hypertonikern ausgeprägte Bradykardie
  - Sedierung
  - Mundtrockenheit
  - Rebound-Hypertension
  - Tachyphylaxie

2.3.6 Lithiumcarbonat

- **Quilonum, Hypnorex**
- **Indikationen:** neben Verapamil Mittel der 1. Wahl bei *Clusterkopfschmerz* und endogener Depression
- **Dosierung:** initial 1-mal 400–450 mg, ab dem 4. Tag 2-mal 400–450 mg (= 2-mal 10,8–12,2 mmol) retardiertes Lithium (Hynorex retard oder Quilonum retard nach Nüchternserumspiegel 0,6–0,8 mmol/l)
- **Wirkmechanismus:** nicht geklärt
- **Nebenwirkungen:** Hypothyreose, Tremor

2.3.7 Botulinumtoxin A

- Botox = 100 IE (in der Injektionsflasche), Dysport = 500 IE (in der Injektionsflasche), NeuroBloc = bis 10.000 IE/2 ml
- **Indikationen:**
  - Myofasziales Schmerzsyndrom mit Triggerpunkten
  - Spastische Bewegungsstörungen
  - Zervikale Dystonie
  - Kindliche Zerebralparese
- **Wirkmechanismus:**
  - Nach spezifischer Aufnahme in die cholinergen terminalen Nervenendigungen Hemmung der ACh-Freisetzung durch Interaktion mit vesikalen Freisetzungsmechanismen
  - Wahrscheinlich Reduktion der Freisetzung von algogenen Substanzen (z. B. Substanz P)
- **Nebenwirkungen:**
  - Bildung von AK mit zunehmendem Wirkverlust
  - Allergische Reaktion
  - Paresen der benachbarten Muskulatur durch systemische Ausbreitung oder retrograden Transport in periphere Nerven

2.3.8 Δ9-Tetrahydrocannabinol (THC)

Cannabis ist ein Substanzengemisch, das als Kraut (= Marihuana; Triebspitzen und Blüten der weiblichen Pflanze) oder als Harz der Hanfpflanze (= Haschisch) bekannt ist. Das wichtigste der Cannabinoide für die Schmerztherapie ist das teilsynthetisch produzierte Δ9-Tetrahydrocannabinol (THC)

Dronabinol

Dronabinol ist ein Cannabinoid und natürlicher Bestandteil der Pflanze Cannabis sativa (Hanf, Marihuana). Dronabinol ist seit 1985 in den USA unter dem Handelsnamen Marinol als Fertigarzneimittel für die Behandlung chemotherapiebedingter Übelkeit und – ebenfalls in den USA – seit 1992 zur Therapie der Kachexie und der Anorexie bei AIDS-Patienten zugelassen.

- **Verschreibungsmöglichkeit:** In Deutschland steht Dronabinol in Anlage III des Betäubungsmittel-Gesetzes (BtMG) und kann ohne Indikationseinschränkungen auf Betäubungsmittelrezept (ähnlich wie z. B. Morphin) verschrieben werden. *Aber:* Die Krankenkassen erstatten nur bei den 3 oben genannten Indikationen die Kosten bis 1000 Euro/Monat regelhaft, bei anderen (nachweisbar guten) Indikationen drohen Regressforderungen.
- Tetrahydrocannabinol (THC) ist die wirksame isolierte Reinsubstanz, verfügbar in Tablettenform als Dronabinol (Marinol), als Tropfen (in öliger Emulsion 2,5 %) oder Kapseln (= 5 mg)
- **Effekte:** analgetisch, spasmolytisch, stimmungsaufhellend und appetitanregend
- **Indikationen:**
  - (Tumor-)Kachexie aufgrund von Inappetenz
  - Therapieresistente Übelkeit und Erbrechen im Rahmen der Chemotherapie
  - Muskuläre Krämpfe und Spastik, z. B. bei Encephalitis disseminata
- **Dosierung:** initiale Dosierung: 2-mal 3 Trpf. (3 Trpf. (= 0,1 ml) einer 2,5%igen Lösung = 2,5 mg), dann Titration
- **Pharmakologie:**
  - Wirkbeginn: nach oraler Applikation innerhalb von 30 min
  - Wirkungsmaximum: nach 2–4 h
  - Wirkdauer: bezüglich der psychotropen Effekte 8–12 h, bezüglich der appetitstimulierenden Effekte bis zu 24 h und länger
  - Plasmaproteinbindung: ca. 97 %
  - Orale Bioverfügbarkeit nur 10–20 % aufgrund eines sehr hohen First-pass-Effekts
  - Halbwertszeit: primär 4 h (Umverteilung), terminale Halbwertszeit von 25–36 h
  - Einnahme der **Tropfen** auf einem Stück Zucker oder Brot. Die Einnahme der öligen Lösung in Tee oder Wasser wird *nicht* empfohlen. Tropfendosierungen beziehen sich immer auf Raumtemperatur, Dronabinol-Lösung sollte daher *nicht* gekühlt aufbewahrt werden!

- **Elimination:** Dronabinol und seine Metaboliten werden über Fäzes und Urin ausgeschieden. Die biliäre Exkretion ist der Hauptausscheidungsweg, ca. 50 % von radioaktiv markiertem, oral verabreichtem Dronabinol werden innerhalb von 72 h in der Fäzes wiedergefunden, 10–15 % sind im Urin nachweisbar, davon weniger als 5 % unverändert. Nach einer einzigen oralen Dosis von Dronabinol können seine Metaboliten über 5 Wochen in Urin und Fäzes nachgewiesen werden.
- **Wirkmechanismus:** antidopaminerge Wirkung
- **Nebenwirkungen:** Tachykardie, Hypertonie, trockener Mund, gerötete Augen, Verwirrtheitszustände, veränderte Sinneswahrnehmung, Halluzinationen, Angstzustände

> ❗ **Cave**
> Bislang keine Zulassung in Deutschland. Nur Off-label-Gebrauch möglich.

2.3.9 Lidocain-Pflaster (5 %)

Lidocain, früher auch parenteral ohne nennenswerten Effekt verabreicht, hat seinen festen Platz in der Therapie der **Postzosterneuralgie** (PZN) als Lidocain-Pflaster, Lidoderm oder Versatis. Es wird für 12 h aufgeklebt auf das betroffene Hautareal und bewirkt:
- Lokalanästhesie durch Natriumkanalblockade
- Schutz der Haut bei Allodynie und Hyperalgesie
- Kühlung der Haut

Zusätzlich ist der Placeboeffekt des Pflasters nicht zu vernachlässigen, weswegen in placebokontrollierten Studien der analgetische Effekt umstritten bleibt. Applikation für 12 h, dann 12 h Pause. Es können bis zu 3 Pflaster geklebt werden. Die Pflaster lassen sich auch teilen. Lässt man das Pflaster länger als 12 h kleben, so sind auch bei paralleler Verwendung von 3 Pflastern keine toxischen Wirkspiegel zu befürchten. Die Haut soll unverletzt, also auch nicht frisch rasiert oder entzündet, sein. Sie muss trocken und nicht vorbehandelt (z. B. eingecremt) sein.

2.3.10 Capsaicin

Capsaicin wird schon sehr lange bei neuropathischen Schmerzen verwendet. Es führt an spezifischen Vanilloidrezeptoren (TRPV1) auf nicht myelinisierten nozizeptiven C-Fasern zur kompletten Entspeicherung der Neuropeptide Substanz P und CGRP, wodurch initial eine Schmerzverstärkung und sekundär eine nachgewiesene Schmerzreduktion eintritt. Schmerzlinderung hält 12 Wochen an, dann ist eine erneute Applikation möglich.

Erhältlich ist mittlerweile ein 8%iges Capsaicinpflaster (Qutenza) mit Zulassung bei nicht diabetischer schmerzhafter Polyneuropathie und HIV-induzierter Neuropathie in Europa und Antrag auf Zulassung in den USA für Postzosterneuralgie. Auftragen ist *extrem schmerzhaft*, (zum Vergleich: bereits 0,05%ige Capsaicincreme bewirkt ein schmerzhaftes Brennen auf der Haut; Qutenza ist 160-fach so konzentriert!), daher einstündige Vorbehandlung der Haut mit EMLA (eutektische Mixtur von Lokalanästhetika) oder Lidoderm, besser noch: Regionalanästhesie durch Nervenblockade. Dann Aufkleben des Pflasters unter Mund- und Augenschutz des Patienten und des Behandlers bei belüftetem Raum. Nach Applikation über 60 min bzw. 30 min am Fuß Abnahme des Pflasters unter Schutzkleidung. Waschen des Hautareals mit Lotion und Wasser.

2.3.11 Zentral wirksame Muskelrelaxanzien (Myotonolytika)

Baclofen
- ▬ Lioresal
- ▬ Wirkmechanismus:
  - ▬ Als Derivat der γ-Aminobuttersäure (GABA) Wirkung über $GABA_B$-Rezeptoren mit Hemmung der Freisetzung erregender Neurotransmitter wie Glutamat und Aspartat
  - ▬ Halbwertszeit: 2–6 h
- ▬ Indikationen:
  - ▬ Spastik bei Enzephalitis disseminata oder Querschnittslähmung
  - ▬ Spannungskopfschmerz
  - ▬ Trigeminusneuralgie

- ▬ Muskuläre Krämpfe bei (zentralen) neuropathischen Schmerzen
- ▬ **Dosierung:**
  - ▬ 3-mal 5–10–20 mg initial
  - ▬ Steigerung alle 3 Tage um 5–10 mg auf ca. 60 mg/Tag, maximal 120 mg/Tag
  - ▬ Ausschleichen zu Therapieende
  - ▬ Bei Niereninsuffizienz Dosisreduktion
- ▬ **Nebenwirkungen:** Müdigkeit, Schwindel, Übelkeit, Ataxie

Tetrazepam
- ▬ Musaril
- ▬ **Wirkmechanismus:**
  - ▬ Benzodiazepinderivat mit Wirkung über $GABA_A$-Rezeptoren
  - ▬ Halbwertszeit: 12 h
- ▬ **Indikationen:** spastische Syndrome, schmerzhafte Muskelverspannungen
- ▬ **Dosierung:**
  - ▬ Initial 50 mg/Tag, tgl. um 25 mg steigern
  - ▬ Mittlere Tagesdosis: 50–200 mg
  - ▬ Bei Spastik bis zu 400 mg/Tag
- ▬ **Nebenwirkungen:** Müdigkeit, Hypersalivation, Polydipsie, Miktionsstörungen, Halluzinationen, in Einzelfällen schwere Hautreaktionen

> ❗ **Cave**
> Abhängigkeitspotenzial.

Weitere Myotonolytika ▫ Tab. 2.13

2.3.12 Antidepressiva

Trizyklische Antidepressiva

Trizyklische Antidepressiva oder nichtselektive Monoaminwiederaufnahmehemmer hemmen die Aufnahme von Serotonin, Noradrenalin und Dopamin und bewirken dadurch eine Stimmungsaufhellung und Antriebsteigerung. Durch fehlende Selektivität allerdings viele und z. T. erhebliche Nebenwirkungen (Müdigkeit, Gewichtszunahme, Schwindel, orthostatische Dysregulation, Mundtrockenheit, Harnverhalt). Analgetischer Effekt durch Aktivierung der körpereigenen Schmerzhemmung (▶ Kap. 1).

◻ Tab. 2.13 Übersicht über Myotonolytika

Generischer Name	Handelsname	Dosis [mg]	Wirkdauer [h]	Tageshöchstdosis [mg]
Tolperison	Mydocalm	50–100	6–8	450

Wirkmechanismus
Membranstabilisierender Natriumkanalblocker und Unterdrückung von mono- und polysynaptischen Reflexen im Rückenmark

Kontraindikationen
Myasthenia gravis, Kinder unter 3 Monaten

Anmerkungen
Sehr geringe Sedierung

Flupirtin	Katadolon	100	8	600

Anmerkungen
Flupirtin besitzt eine direkt analgetische und eine muskelrelaxierende Wirkung. Flupirtin greift als zentral wirksames Analgetikum an der postsynaptischen Membran an. Es öffnet selektiv einwärtsgerichtete Kaliumkanäle (GIRK = »G-Protein regulated inwardly rectifying K^+ channels«) an der postsynaptischen Membran und führt dadurch zu einer Absenkung des Ruhemembranpotenzials, daher auch SNEPCO (»selective neuronal potassium channel opener«) genannt. Es mehren sich Berichte über ein mögliches Abhängigkeitspotenzial bei der Langzeiteinnahme von Flupirtin.

Tizanidin	Sirdalud 2/4/6 mg	3-mal 2–4 mg, optimale Dosis 12–24 mg/Tag		36

Wirkmechanismus
α2-Adrenorezeptoragonist, der polysynaptische Reflexe über eine Verhinderung der Glutamat- und Aspartatfreisetzung im Rückenmark hemmt

Nebenwirkungen
Müdigkeit, Übelkeit, Erbrechen, Kopfschmerzen, Schwindel, Schlafstörungen, Blutdruckabfall, allergische Hautreaktionen, Ataxie, Angstzustände, Anstieg der Leberenzyme

Baclofen	Lioresal	3-mal 5–20 mg		80

Amitriptylin

- **Saroten, Amineurin u. a.**
- Wirkt sedierend, später ggf. leicht antriebssteigernd
- **Dosierung:**
  - Initial 5-10–25 mg p.o. zur Nacht
  - 2. Woche 25–50 mg/Tag p.o. zur Nacht
  - 3. Woche: 75 mg/Tag. zur Nacht
  - Weitere Steigerung auf 25–0–75 mg möglich, maximal 150 mg
  - Halbe orale Dosis kann ggf. auch i.v. appliziert werden!
- **Anmerkung:** Bei morgendlichem »hang-over« Gabe bereits um 20 Uhr mit Wirkbeginn um ca. 22 Uhr
- **Kontraindikationen:** Glaukom, Prostatahypertrophie, hohergradige AV-Blockierungen, akutes Delir, akute Intoxikation, erhöhte Krampfbereitschaft

- Bei Erfolglosigkeit (frühestens nach 6 Wochen) Präparatewechsel, z. B. Doxepin

Imipramin

- **Tofranil u. a.**
- **Dosierung:** 3-mal 10–50 mg
- **Wirkmechanismus:** Hemmung der Noradrenalin- *und* Serotoninwiederaufnahme

Clomipramin

- **Anafranil u. a.**
- **Dosierung:**
  - Initial 10–10–0 bis 25–25–0 mg
  - Später 75 mg Retardtbl. *morgens*
- Antriebssteigernd

Trimipramin

- **Stangyl u. a.**
- **Dosierung:**

— Initial 25–50 mg/Tag

— Langsam auf mittlere Tagesdosis von 75–150 mg erhöhen

— 1 Tropfen = 1 mg

 Cave

Die kombinierte Einnahme von Carbamazepin und Antidepressiva führt aufgrund einer Enzyminduktion durch die Antiepileptika zu niedrigeren Serumspiegel der Antidepressiva, deshalb ist evtl. eine höhere Dosierung notwendig.

Trizyklische Antidepressiva werden, trotz der Nebenwirkungen, seit Jahrzehnten erfolgreich als Koanalgetika bei neuropathischem Schmerz eingesetzt. Eine Weiterentwicklung stellen die selektiven Wiederaufnahmehemmer dar (s. unten).

Selektive Serotoninwiederaufnahmehemmer

SSRI (»selective serotonine re-uptake inhibiotors«) bewirken Aktivierung, Stimmungsaufhellung und Angstlösung durch Selektivität; die Nebenwirkungen sind entsprechend geringer. Kaum Müdigkeit und Gewichtszunahme, v. a. keine anticholinergen Nebenwirkungen. *Cave:* keine Zulassung zur Schmerztherapie.

— **Citalopram**, z. B. Cipramil: 10–40 mg/Tag

— **Escitalopram**, z. B. Cipralex: 10–20 mg/Tag

— **Paroxetin**, z. B. Paroxat, Seroxat, Tagonis: 50–100 mg/Tag

Paroxetin und Citalopram (40 mg abends) haben eine mit den trizyklischen Antidepressiva vergleichbare Wirkung. Sonst gibt es allerdings kaum Studien zur Wirkung der SSRI beim neuropathischen Schmerz.

Serotonin-Noradrenalin-Wiederaufnahmehemmer

SNRI (»serotonine noradrenaline re-uptake inhibitors«) hemmen sowohl die Wiederaufnahme von Serotonin als auch von Noradrenalin und wirken dadurch gleichzeitig stimmungsaufhellend und antriebssteigernd. Die Wiederaufnahmehemmung von Noradrenalin setzt allerdings erst mit höherer Dosierung ein. SNRI gelten als nebenwirkungsärmer im Vergleich zu den trizyklischen Antide-

pressiva, in 15–20 % der Studien führen jedoch Übelkeit, Müdigkeit, Mundtrockenheit, Schwitzen und Obstipation zum Abbruch.

— **Venlafaxin**, z. B. Trevilor: 2-mal 37,5–75 mg/Tag, höhere Dosierung (2-mal 75 mg/Tag) effektiver

— **Duloxetin**, Cymbalta: Beginn mit 30 mg/Tag, Steigerung nach einer Woche auf 2-mal 30 mg/Tag; keine deutlich verstärkte Wirkung bei 2-mal 60 mg/Tag

— **Mirtazapin**, z. B. Remergil, Remeron: Beginn mit 15 mg abends, Steigerung bis auf 45 mg/Tag abends

— **Pharmakologie:**

— Hohe Plasmaeiweißbindung: ca. 85 %

— Bioverfügbarkeit: 50 %

— Halbwertszeit: 20–40 h

— Metabolisierung über das Cytochrom P450 zum aktiven Metaboliten Demethyl-Mirtazapin

Venlafaxin und Duloxetin haben bei der diabetischen Polyneuropathie den stärksten Effekt.

2.3.13 Antikonvulsiva

— **Indikationen:**

— *Neuropathischer* Schmerz (attackenförmig, *einschießender* Schmerzcharakter, z. B. bei Nerveninfiltration und -kompression, Deafferenzierungsschmerz)

— Trigeminusneuralgie

— Postherpetische Neuralgie

— Schmerzhafte Polyneuropathien (diabetisch)

— **Wirkmechanismus:** Erhöhung der Depolarisationsschwelle

 Cave

Zugelassen zur Behandlung neuropathischer Schmerzen sind nur Carbamazepin, Pregabalin und Gabapentin. Für die anderen Präparate besteht somit besondere Aufklärungspflicht.

— **Carbamazepin:**

— Beginn mit 100 mg abends, langsame Steigerung um 100 mg jeden zweiten Tag bis maximal 1200 mg/Tag *und/oder*

◻ Tab. 2.14 Dosierung von Gabapentin bei Niereninsuffizienz

Kreatinin-Clearance [ml/min]	Anfangsdosis [mg/Tag]	Höchstdosis [mg/Tag]	Dosisaufteilung
≥80	300	900–2400	2- oder 3-mal tgl.
≥50 bis <80	200	600–1800	2- oder 3-mal tgl.
≥30 bis <50	100	300–900	2- oder 3-mal tgl.
<30	100	300 alle 2 Tage	Als Einzeldosis
Zusatzdosis nach Hämodialyse [mg]	–	200–300	Als Einzeldosis[a]

[a] Die Zusatzdosis ist eine einzelne, ergänzende Dosis zur Basisdosierung.

- **Gabapentin:**
  - Wirkmechanismus: GABA-Analogon, bewirkt u. a. Reduktion der Monoamin-Neurotransmitter über Hemmung spannungsabhängiger Kalziumkanäle an der $\alpha2\delta$-Untereinheit
  - Beginn mit 300 mg abends, tägliche Steigerung um 300 mg bis mindestens 900 mg/Tag; Steigerung auf 1800 mg/Tag sinnvoll, in Einzelfällen bis 3600 mg/Tag *oder*
- **Pregabalin:**
  - Wirkmechanismus: Hemmung spannungsabhängiger Kalziumkanäle an der $\alpha2\delta$-Untereinheit; verdrängt dort Gabapentin)
  - Beginn mit 25 mg abends, tägliche Steigerung um 25 mg bis 150mg/Tag bis maximal 600 mg/Tag, Dosissteigerung rascher möglich als bei Carbamazepin und Gabapentin

Carbamazepin

- **Timonil, Sirtal, Tegretal**
- **Dosierung:**
  - 2-mal (100–)200–1200 mg/Tag in 3–4 Einzeldosen, initial 100–200 mg abends
  - Dosierung nach Klinik und weniger nach Serumspiegel
- **Nebenwirkungen:** Müdigkeit, Schwindel, Ataxie, Übelkeit, Sehstörungen (Doppelbilder), Leukopenie, Leberfunktionsstörungen, Exanthem, Kopfschmerzen

Gabapentin

- **Neurontin**
- **Dosierung:**

  - 1. Tag; 3-mal 100 mg, ggf. 300 mg als Einzeldosis zur Nacht
  - 2. Tag: 3-mal 200 mg, bei älteren Patienten (viel) langsameres Aufdosieren
  - Gegebenenfalls muss bei primär positivem Effekt die Dosis auf 1200–1800 mg/Tag gesteigert werden
  - Maximal empfohlene Dosis für ambulante Patienten 2400 mg
  - Nach Langzeitanwendung ausschleichen
  - Dosierung von Gabapentin bei Niereninsuffizienz ◻ Tab. 2.14
- **Pharmakologie:**
  - Bioverfügbarkeit: dosisabhängig ca. 60 % bei 300 mg und 35 % bei 1600 mg
  - Maximale Plasmaspiegel nach 2–3 h
  - Plasmaproteinbindung: <3 %
  - Wird zu 100 % unverändert über die Niere ausgeschieden
  - Eliminationshalbwertszeit: 6–8 h
- **Wirkmechanismus:**
  - Im Hinterhorn des Rückenmarks: Hemmung der exzitatorischen glutaminergen Transmission über Hemmung spannungsabhängiger Kalziumkanäle an der $\alpha2\delta$-Untereinheit (verminderte NMDA-Rezeptoraktivierung)
  - Verstärkung der inhibitorischen GABAergen Transmission (gesteigerte GABA-Synthese und Freisetzung)
- **Nebenwirkungen:** Beeinflussung des Blutzuckerspiegels (Kontrolle beim Diabetiker)
- **Kontraindikationen:** Pankreatitis, Kinder <12 Jahre, Schwangerschaft, Stillzeit

Pregabalin

- Lyrica
- GABA-Analogon, seit 2004 in Europa zugelassen
- **Indikationen:** neuropathischer Schmerz, insbesondere PZN und diabetische Polyneuropathie, sowie Epilepsie
- **Dosierung:**
    - Initial 2-mal 25 mg/Tag, Steigerung um 25 mg täglich. Die Dosierungsempfehlung nach Fachinformation (2-mal 75 mg) ist viel zu hoch
    - Maximal 600 mg/Tag in 2–3 Einzeldosen (die Dosierung im Einzelnen zeigt ◘ Tab. 2.15)
- **Pharmakologie:**
    - Orale Bioverfügbarkeit >90 %
    - Keine Bindung an Plasmaproteine
    - Metabolisierung: zu 98 % unveränderte renale Ausscheidung
    - Halbwertszeit: 6,3 h
    - »Steady state« nach 24–48 h
    - Cytochromunabhängige, fast vollständige renale Elimination (Zusatzdosis nach Hämodialyse, ◘ Tab. 2.15)
- **Wirkmechanismus:**
    - Hemmung spannungsabhängiger Kalziumkanäle an der $\alpha 2\delta$-Untereinheit an den Endigungen der primären afferenten Nozizeptoren im Rückenmark; verdrängt dort daher Gabapentin (s. oben)
    - Modulation des Kalziumeinstroms und damit der Neurotransmitterfreisetzung
    - Keine Bindung an $GABA_A$- oder $GABA_B$-Rezeptoren
    - Wirkt anxiolytisch, antiallodynisch, antihyperalgetisch, den Nachtschlaf verbessernd

- **Nebenwirkungen:** Benommenheit, Somnolenz, Schwindel, Gewichtszunahme und vereinzelt periphere Ödeme
- **Kontraindikationen:** Schwangerschaft, Stillzeit, Kinder und Jugendliche <18 Jahre, hereditäre Galaktoseintoleranz, Lapp-Laktasemangel oder Glukose-Galaktose-Malabsorption (Maag u. Baron 2005)

Clonazepam

- Rivotril
- Wirkung über Benzodiazepinrezeptor mit konsekutiver Steigerung der hemmenden Wirkung der GABA
- **Dosierung:**
    - Initial 1,5 mg/Tag p.o. in 3 Einzeldosen (= 3-mal 5 Trpf./Tag)
    - Dann langsam um 0,5–1 mg steigern bis zu einer Erhaltungsdosis von 4–6 mg/Tag in 2–3 Einzeldosen
    - Die Tropfenform gewährleistet in der Aufsättigungsphase eine gute Dosierbarkeit (1 ml = 2,5 mg = 25 Trpf., d. h. 1 Trpf. = 0,1 mg)
- **Nebenwirkungen:** Müdigkeit (initial), Schwindel, Muskelrelaxation

❶ **Cave**
Abhängigkeitspotenzial.

2.4   Phytotherapeutika

In der Schmerztherapie kommen auch die in ◘ Tab. 2.17 dargestellten pflanzlichen Präparate zur Anwendung.

◘ **Tab. 2.15** Dosierung von Pregabalin bei Niereninsuffizienz

Kreatinin-Clearance [ml/min]	Tagesdosis [mg]	Höchstdosis [mg/Tag]	Dosisaufteilung
≥60	150	600	2- oder 3-mal tgl.
≥30 bis < 60	75	300	2- oder 3-mal tgl.
≥15 bis < 30	25–50	150	Als Einzeldosis oder 2-mal tgl.
<15	25	75	Als Einzeldosis
Zusatzdosis nach Hämodialyse [mg]		100	Als Einzeldosis[a]

[a] Die Zusatzdosis ist eine einzelne, ergänzende Dosis zur Basisdosierung.

◨ **Tab. 2.16** Therapieempfehlungen bei diabetischer Neuropathie, Postzosterneuralgie (PZN) und zentralem Schmerz. (Mod. nach IASP PAIN 2010)

Krankheitsbild	Höchste Effektivität	Primäre Therapieempfehlungen	Sekundäre Therapieempfehlungen
Diabetische Neuropathie	Duloxetin Gabapentin/Morphin Gabapentin Oxycodon Pregabalin TZA	Duloxetin Gabapentin Pregabalin TZA Venlaflaxin	Hochpotente Opioide Tramadol
PZN	Capsaicin-Pflaster Gabapentin Lidocain-Pflaster Hochpotente Opioide Pregabalin TZA	Gabapentin Pregabalin TZA Lidocain-Pflaster	Capsaicin Opioide
Zentraler Schmerz	Cannabinoide (bei multipler Sklerose) Pregabalin (bei Rückenmarktrauma)	Gabapentin Pregabalin TZA	Cannabinode (bei multipler Sklerose) Lamotrigin Opioide Tramadol (bei Rückenmarktrauma)

◨ **Tab. 2.17** Phytotherapeutika in der Schmerztherapie

Wirkstoff	Handelsname	Dosierung	Bemerkung
Weidenrindentrocken-extrakt	Rheumakaps	1- bis 2-mal 1 Kaps./Tag mit reichlich Flüssigkeit einnehmen	480 mg mit 12,5 % Salicin (= 60 mg Salicin)

Indikationen
Fieberhafte Erkrankungen, rheumatische Beschwerden, Kopfschmerzen

Nebenwirkungen
Selten Magen- und Darmbeschwerden sowie Überempfindlichkeitsreaktionen

Kontraindikationen
Überempfindlichkeit gegen Salicylate, Wirkstoff ist Salicin

Pestwurzextrakt	Petadolex	1- bis 3-mal 1–3 Kaps./Tag mit Flüssigkeit einnehmen; bei Migräne: 2-mal 2 Kaps./Tag	25 mg Wurzelextrakt

Indikationen
Vasomotorischer Spannungskopfschmerz, Migräne, Nacken- und Rückenschmerzen beim Zervikalsyndrom und bei Bandscheibenschäden, Koronarspasmen, pektanginöse Beschwerden, Altersherz, Bronchialasthma, Lungenemphysem

Zitterpappelrinde und -blätter, echtes Goldrutenkraut, Eschenrinde	Phytodolor-Tinktur	3- bis 4-mal 20–30–40 Trpf./Tag mit Flüssigkeit einnehmen	46 Vol.- % Ethanol

Indikationen
Akute und subakute rheumatische Erkrankungen (z. B. Lumbago, Ischialgien), Neuralgien

Nebenwirkungen
Selten Magen- und Darmbeschwerden sowie Überempfindlichkeitsreaktionen

▼

▣ Tab. 2.17 Phytotherapeutika in der Schmerztherapie

Wirkstoff	Handelsname	Dosierung	Bemerkung
Teufelskrallenwurzel	Rivoltan	2-mal 1 Filmtbl./Tag unzerkaut zu den Mahlzeiten	480 mg Trockenextrakt

Indikationen
Unterstützende Therapie bei Verschleißerscheinungen des Bewegungsapparates

Kontraindikationen
Magen- und Zwölffingerdarmgeschwüre, Kinder <12 Jahre

Brennesselblätter-trockenextrakt	Rheuma-Hek	2-mal 1–2 Kaps./Tag	268 mg Trockenextrakt

Indikationen
Unterstützende Behandlung rheumatischer Beschwerden und LWS-/BWS-Beschwerden

Kava-Kava-Wurzelstock-extrakt	Antares 120	2-mal 1 Filmtbl./Tag	

Indikationen
Nervöse Angst-, Spannungs- und Unruhezustände (wirkt auch auf die quergestreifte Muskulatur)

Nebenwirkungen
Gelbliche Haut

Wechselwirkungen
Eventuell Wirkungsverstärkung zentral wirkender Substanzen wie Barbiturate, Alkohol, Muskelrelaxanzien und Psychopharmaka

Kontraindikationen
Endogene Depression, Kinder <12 Jahre

Pfefferminzöl	Euminz	Mehrmals tgl. auf Stirn und Schläfen auftragen	Eventuell Wiederholung im Abstand von 15 min; wenn nach 2 h keine Besserung eintritt, die Behandlung abbrechen

Indikationen
Leichte und mittelschwere Kopfschmerzen vom Spannungstyp (keine Wirkung bei Migränekopfschmerz)

Nebenwirkungen
Bei empfindlichen Personen evtl. Brennen und Rötungen der Haut, die nach gründlichem Abspülen mit Wasser abklingen. Selten allergische Hautreaktionen

Bromelain, Trypsin und Rutosid	Phlogenzym	3-mal 2 Tbl./Tag	90 mg Bromelain, 48 mg Trypsin, 100 mg Rutosid

Indikationen
Ödeme, Entzündungen oder Schmerzen aufgrund von Trauma, Thrombophlebitis, rheumatische Erkrankungen, aktive Osteoarthrosen, extraartikuläre rheumatische Erkrankungen, Entzündungen im Bereich des Urogenitaltrakts

Opioidtherapie bei Nieren- und Leberinsuffizienz

3.1   Leberinsuffizienz

Die Schmerztherapie bei Leberinsuffizienz zeigt ◘ Tab. 3.1.

◘ **Tab. 3.1** Schmerztherapie bei Leberinsuffizienz

Substanz	Bemerkung	Fazit
Morphin	Glukuronidierungskapazität der Leber reduziert, dadurch orale Bioverfügbarkeit erhöht, Clearance und Halbwertszeit verlängert	Dosis reduzieren, besonders bei oraler Applikation (reduzierter First-pass-Metabolismus)
Pethidin	Metabolisierung von Pethidin zu Norpethidin reduziert, dadurch Bioverfügbarkeit und Halbwertszeit von Pethidin verlängert. Norpethidinelimination reduziert, Krampfanfälle möglich	Dosis reduzieren; wiederholte Applikationen vermeiden
Codein	Codein ist ein Prodrug für Morphin. Metabolisierung zu analgetisch wirksamem Morphin reduziert (Codein selbst nicht analgetisch wirksam)	Anderes Analgetikum verwenden
Dihydrocodein	Keine Daten	
Oxycodon	Clearance reduziert; Halbwertszeit verlängert (4-fach)	Dosis reduzieren
Tramadol	Halbwertszeit von Tramadol und Hauptmetaboliten (O-Desmethyl-Tramadol) etwa verdoppelt	Dosis reduzieren, kontraindiziert bei schwerer Leberinsuffizienz
Tilidin/Naloxon	Mangelnde Metabolisierung zu Nortilidin (Tilidin = Prodrug) plus reduzierter First-pass-Effekt von Naloxon; reduzierte Wirksamkeit	Anderes Analgetikum verwenden
Buprenorphin	Effekte vermutlich abhängig von P450-Aktivität; First-pass-Effekt stark reduziert	Dosis reduzieren
Fentanyl	Abbau über CYP450 3A4. Kinetik unverändert, bei reduzierter Elimination	Dosis reduzieren
Levomethadon	Verlängerung der Elimination, da über CYP 450 3A4 abgebaut; Verlängerung der Wirkung	Dosis reduzieren
Hydromorphon	Clearance reduziert; Bioverfügbarkeit erhöht	Dosis reduzieren
Tapentadol	Glukuronidierung in der Leber (70 %), ein geringer Anteil wird über CYP450 2C9 und 2C19 abgebaut	Child-Plugh A: keine Dosisanpassung nötig Child-Plugh B: Dosis reduzieren Child-Plugh C: nicht empfohlen

3.2 Niereninsuffizienz

Die Schmerztherapie bei Niereninsuffizienz zeigt ❏ Tab. 3.2.

❏ **Tab. 3.2** Schmerztherapie bei Niereninsuffizienz

Substanz	Bemerkung	Fazit
Morphin	Kumulation der renal zu eliminierenden Metaboliten Morphin-6-Glukuronid (hohe analgetische Potenz mit erheblich längerer (nicht voraussehbarer) Halbwertszeit als Morphin; verursacht lang anhaltende Atemdepression, Übelkeit, Sedierung etc.) und Morphin-3-Glukuronid (keine analgetische Potenz)	Dosis reduzieren bei Niereninsuffizienz
Pethidin	Kumulation des aktiven Metaboliten Norpethidin (geringe Affinität zu Opioidrezeptoren, kann aber zu zentralnervösen exzitatorischen Phänomenen führen: Tremor, Unruhe, zerebrale Krampfanfälle)	Bei terminaler Niereninsuffizienz vermeiden; keine Behandlung chronischer Schmerzen, da neurotoxischer Metabolit: Norpethidin
Codein	Atemdepression und narkotische Wirkung bei Patienten mit terminaler Niereninsuffizienz beobachtet. Effekt nicht erklärlich, da <10 % unverändert über Nieren eliminiert werden	Dosis reduzieren oder Analgetikum wechseln
Dihydrocodein (= retardiertes Codein)	Atemdepression und narkotische Wirkung bei Patienten mit terminaler Niereninsuffizienz. Analgetisch wirksam ist Dihydromorphin	Dosis reduzieren oder anderes Analgetikum verwenden
Tramadol	Atemdepression und narkotische Wirkung bei Patienten mit terminaler Niereninsuffizienz; Halbwertszeit evtl. verlängert	Dosis reduzieren
Levomethadon	Mögliche Kumulation von L-Methadon und inaktiven Hauptmetaboliten; kompensatorisch gesteigerte biliäre Elimination fraglich	Dosis bis zu 50 % reduzieren
Buprenorphin	Kumulation des schwach potenten aktiven Metaboliten Norbuprenorphin: vermutlich ohne klinische Bedeutung; Ausscheidung hauptsächlich über Faezes	Normale Dosis. Opioid der Wahl bei (terminaler) Niereninsuffizienz
Fentanyl	Clearance bei Urämie reduziert, nach kontinuierlicher Applikation kann Sedierung noch lange anhalten. 10 % unverändert, 75 % in Form von Metaboliten renal ausgeschieden; 10 % in Form von Metaboliten mit Faezes	Bei Langzeitgabe Dosis reduzieren, evtl. Analgetikum wechseln
Hydromorphon	Hauptmetabolit Hydromorphon-3-Glukuronid (kaum analgetisch aktiv) wird renal eliminiert	Normale Dosis
Tilidin/Naloxon	Elimination unverändert	Normale Dosis
Oxycodon	Elimination von Oxycodon und seinen Metaboliten (Oxymorphon und Noroxymorphon: beide inaktiv) reduziert	Dosis reduzieren; im Tagesdosisbereich von 80–120 mg normale Dosis
Tapentadol	Glukuronidiertes Tapentadol wird zu 90 % renal ausgeschieden	Bis Kreatininclearance <50 ml/min keine Dosisanpassung nötig Bei Kreatininclearance <30 ml/min keine Daten

Invasive Schmerztherapie

**Überblick über die invasiven Therapie-
verfahren**

- Invasive Medikamentenapplikation
- Lokalanästhesie
- Regionalanästhesie
- Sympathikusblockade
- Neurodestruierende Verfahren
- Stimulationsverfahren

4.1 Invasive Medikamenten-
applikation

4.1.1 Subkutane oder intravenöse
Medikamentenapplikation

- **Indikationen:**
  - Dosisfindung bei hohem Dosisbedarf,
    Titration
  - Unmöglichkeit der enteralen Medikamen-
    tenzufuhr:
    - Bei Übelkeit und Erbrechen, z. B. im
      Rahmen von Chemotherapie oder Sub-
      ileus
    - Bei Unmöglichkeit der oralen Appli-
      kation durch Schluckschwierigkeiten,
      z. B. bei einem Tumor im Oropharynx
      oder bei Strahlentherapie im Halsbe-
      reich
  - Bei langfristig hohem Dosisbedarf,
    z. B. in der Tumorschmerztherapie,
    auch mit PCA-(»patient-controlled
    analgesia«-)Pumpe über implantierten
    Port-a-cath

Vorteile

- Sichere und zuverlässige Applikation
- Keine Resorptionsverzögerung
- Bei intravenöser Applikation: schnelle
  Anschlagzeit, dadurch gute Steuerbar-
  keit

Nachteile

- Personell und apparativ aufwändig

4.1.2 Epidurale Medikamenten-
applikation

Die epidurale Medikamentenapplikation eignet
sich für die vorübergehende Therapie, da der Epiduralkatheter wegen Infektionsgefahr nur einige
Tage bis wenige Wochen belassen werden kann.
Häufig wird eine Kombination aus Lokalanästhetikum und Opioid verwendet. Zur Dauertherapie,
z. B. Tumorschmerztherapie, wird die intrathekale
Applikation durch Pumpen bevorzugt, Lokalanästhetika werden dabei nicht eingesetzt.

- **Indikationen:**
  - *Postoperative Schmerztherapie* (▶ Kap. 6)
  - Hoher Dosisbedarf
  - Unmöglichkeit der enteralen Medikamen-
    tenzufuhr

Vorteile

- Sichere und zuverlässige Applikation
- Keine Resorptionsverzögerung
- Keine Beeinflussung der Motorik bei niedrig
  dosierter Gabe von LA
- Einsparung von Opioiden, dadurch Reduk-
  tion von Nebenwirkungen
- Kontinuierliche Applikation über eine
  Pumpe mit Basalrate möglich, zusätzliche
  Bolusgaben als PCEA (»patient-controlled
  epidural analgesia«) zur individuellen Dosie-
  rung möglich

Nachteile

- Personell und apparativ aufwändig
- Bei der langfristigen Anwendung von
  Lokalanästhetika kann ein Wirkungsverlust
  (= Tachyphylaxie) eintreten

Beispiele für Medikamentenmischungen

- **Bupivacain 0,125 % + Sufentanil
  0,75 µg/ml***
  - Herstellung:
    - 25 ml Bupivacain 0,25 % (= 62,5 mg)
    - 7,5 ml Sufenta epidural (= 37,5 µg Suf-
      entanil)
    - 17,5 ml NaCl 0,9 %
  - Initialbolus: 8–15 ml

▼

- PCEA-Basisrate: 6–10 ml/h
- PCEA-Bolus: 4 ml, max.alle 20–30 min
- **Ropivacain 0,16–0,17 % + Sufentanil 0,75–1 µg/ml***
  - Herstellung:
    - 40 ml Ropivacain 0,2 % (=80 mg)
    - 7,5–10 ml Sufenta epidural (= 37,5–50 µg Sufentanil)
    - (2,5 ml NaCl 0,9%)
  - Initialbolus: 8–12 ml
  - PCEA-Basisrate: 5–10 ml/h
  - PCEA-Bolus: 4 ml, max. alle 20–30 min
  - Sufentanildosierung nur geeignet für Überwachung auf Intensivstation oder für Patienten mit zuvor hoher systemischer Opioiddosierung
- **Ropivacain 0,2 % + Fentanyl 2,5 µg/ml***
  - Herstellung:
    - 40 ml Ropivacain 0,2 % (= 80 mg)
    - 2 ml Fentanyl (= 100 µg Fentanyl)
    - 8 ml NaCl 0,9 %
  - Initialbolus: 8–12 ml
  - PCEA-Basisrate: 5–10 ml/h
  - PCEA-Bolus: 4 ml, max. alle 20–30 min
* Keine Zulassung zur epiduralen Anwendung

4.1.3 Intrathekale Medikamentenapplikation

Eine AWMF-Leitlinie »Intrathekale Medikamentenapplikation zur Therapie chronischer Schmerzen« der DGAI, der DGN und der DGSS ist in Vorbereitung und soll Ende 2011 erscheinen.

Medikamentenapplikation über Spinalkatheter, dessen Spitze im Intrathekalraum auf Höhe Th8 zu liegen kommt. Kontinuierliche Applikation möglich:

An subkutan getunneltem und aus der Haut ausgeleitetem Katheter wird eine externe Pumpe angeschlossen; wegen Infektionsgefahr nur für wenige Tage indiziert

An subkutan getunneltem Katheter wird subkutan ein Port-a-cath und mit Gripper-Nadel eine externe Pumpe angeschlossen; wochen- bis monatelange Gabe möglich

Anschluss des Katheters an eine implantierte Medikamentenpumpe, die transkutan auffüllbar ist.

- **Indikationen:**
  - Nozizeptiver und neuropathischer Tumorschmerz, der mit nichtinvasiven Maßnahmen nicht ausreichend behandelbar ist
  - Limitierung einer notwendigen hochdosierten Opioidtherapie durch systemische Nebenwirkungen, (Obstipation, Übelkeit, Müdigkeit, Juckreiz)
  - (Schmerzhafte) Spastik
  - Selten: Schmerzen nicht maligner Ursache, die mit anderweitiger Therapie nicht ausreichend behandelbar sind, z. B. CRPS, Phantomschmerz

Vorteile

- Geringere systemische Nebenwirkungen im Vergleich zur oralen oder intravenösen Gabe, z. B. Obstipation 43 % vs. 7 %

Nachteile

- Hochinvasives Verfahren
- Nur bei entsprechender Erfahrung und Logistik einsetzbar
- Hohe Infektionsgefahr, da Fremdkörperimplantation intrathekal

Medikamente

> **Nur die folgenden Medikamente sind für die intrathekale Applikation zugelassen!**

- **Baclofen:**
  - Wird erfolgreich zur Behandlung (schmerzhafter) Spastik eingesetzt bei MS, nach Rückenmarkstrauma, bei zerebraler Spastik
  - Tagesdosis 100–800 µg
- **Bupivacain:**
  - Lokalanästhetikum mit guter analgetischer Wirkung. Wegen möglicher motorischer Blockade nur extrem niedrig dosiert für den Dauereinsatz intrathekal anwendbar
  - Tagesdosis 2–25 mg

- **Clonidin:**
  - In Kombination mit Morphin zur Wirkungsverstärkung, *Cave:* Hypotension!
  - Tagesdosis 50–500 µg
- **Morphin:**
  - Wirkdauer 8–12 h
  - Verhältnis der geschätzten Tagesdosis bei unterschiedlicher Applikation: oral zu intravenös zu epidural zu intrathekal ungefähr 150 : 50 : 10 : 1
  - Tagesdosis 1–20 mg
- **Ziconotid:**
  - Gift der marinen Kegelschnecke Conus magus. Blockiert selektiv präsynaptische Kalziumkanäle im Hinterhorn des Rückenmarks, was zu verminderter Freisetzung exzitatorischer Transmitter, z. B. Substanz P, führt und damit die Weiterleitung nozizeptiver Informationen reduziert
  - Vorteil: vom µ-Opioidrezeptor (MOR) unabhängiger analgetischer Mechanismus
  - Nachteile: individuell extrem unterschiedliche Dosierungen benötigt, daher mühsames titrieren; teures Medikament: 100 µg kosten ca. 500 Euro
  - Nebenwirkungen: häufig und schillernd, v. a. neurologische und psychiatrische NW bis hin zu Halluzinationen, Delir und Suizid
  - Tagesdosis 6–10 µg
- **S(+)-Ketanest:**
  - Keine Zulassung zur rückenmarknahen Applikation wegen vermuteter neurotoxischer Wirkung!
  - Dennoch Einsatz als Koanalgetikum möglich bei stärksten neuropathischen Tumorschmerzen, die mit den genannten intrathekal gegebenen Medikamenten nicht beherrschbar sind
  - Tagesdosis 5–25 mg

Pumpentypen

Anschluss des Spinalkatheters an externe oder implantierte Pumpen

- **Nicht implantierbare Pumpen:** Das Medikament wird nach transkutaner Punktion eines in der Mamillarlinie des knöchernen Thorax implantierten Ports intrathekal verabreicht. Gängige Pumpensysteme: z. B. Pegasus light (kleinste und leichteste Pumpe) der Fa. LogoMed, CADD Legacy Pumpe der Fa. Smith
- **Implantierbare Infusionspumpen:** Das Medikament wird direkt von einer implantierten Pumpe in den Spinalraum appliziert. Auffüllung des Pumpenreservoirs alle 3–6 Wochen durch transkutane Punktion mittels spezieller Punktionsnadeln unter streng sterilen Bedingungen

---

Pumpentypen

- **Elektronische Pumpe:**
  - Z. B. Synchromed II der Fa. Medtronic
  - Vorteile: nichtinvasive Dosisänderung und variable Programmierung, z. B. unterschiedliche Laufraten innerhalb eines Tages mittels Telemetrie durch den Patienten möglich
  - Nachteil: sehr teuer
- **Gasdruckpumpen:**
  - Z. B. Codman Meadstream mit flüssigem Fluorcarbonat (Freon) mit einem Dampfdruck von 300 mmHg bei 37 °C. Die Pumpen geben kontinuierlich ein veränderbares Volumen (0,1–4 ml) pro Stunde ab, Reservoirgröße 20 und 40 ml
  - Vorteil: billiger als elektronische Pumpen
  - Nachteil: Dosisanpassung aufwändig, insbesondere bei rascher Dosissteigerung

4.2 Lokalanästhesieverfahren

4.2.1 Quaddelung

- **Definition:** intrakutane Applikation eines Lokalanästhetikums im Rahmen der Neuraltherapie
- **Wirkmechanismus:** Gegenirritationsverfahren (Details ► Abschn. 1.6: Segmentale Schmerzhemmung), das den Circulus vitiosus

»Schmerz – Schonhaltung – Muskelver-kürzung – Muskelverspannung – Schmerz« durchbrechen soll

- **Indikationen:** muskuloskelettale Störungen
- **Durchführung:**
  - Meist 5–10 Quaddelungen mit je 0,1–0,3 ml LA mit dünner Nadel (25 G) im schmerzhaften Areal oder im benachbarten Dermatom
  - Auch kontralateral durchführbar

4.2.2 Triggerpunktinfiltration/therapeutische Lokalanästhetikumapplikation

- **Definition:** Applikation von LA in sog. Triggerpunkte. Triggerpunkte sind umschriebene Muskel-, Faszien- oder Sehnenbereiche, die spontan oder auf Druck stark schmerzhaft sind. *Cave:* Triggerpunkte nicht mit »Tenderpoints« verwechseln!
- **Wirkmechanismus:** direkte Unterbrechung des Circulus vitiosus »Schmerz – Schonhaltung – Muskelverkürzung – Muskelverspannung – Schmerz«
- **Indikationen:** muskuloskelettale Störungen, Myogelosen
- **Durchführung:**
  - Direkte Applikation eines LA in die schmerzhafte Region (Muskulatur, Bänder, Sehnenansätze): z. B. Lidocain 1 % 0,25–0,5 ml pro Triggerpunkt
  - Die Infiltration ist oft schmerzhaft

❗ Cave
Wiederholung nur bei gutem therapeutischem Effekt, d. h. nur dann, wenn die Schmerzreduktion die Wirkdauer des LA überdauert.
Langfristiger Erfolg nur bei zusätzlicher Therapie (z. B. aktive und passive Heilgymnastik, Ausgleich von Fehlhaltungen, Entspannungsübungen) der Grunderkrankung. Sonst Gefahr der iatrogenen Chronifizierung der Schmerzen, wenn der Patient nicht selbst aktiv wird, sondern in Passivität verharrt

4.3 Periphere Regionalanästhesieverfahren

4.3.1 Voraussetzungen für Nervenblockaden

❯ Ausführliche Aufklärung über den angestrebten Therapieerfolg und mögliche Nebenwirkungen
Schriftliche Einwilligung des Patienten

- Überprüfung der Gerinnungswerte (PTT, Quick, Thrombozyten im Normbereich), evtl. Absetzen gerinnungshemmender Medikation (www.oegari.at/web_files/dateiarchiv/116/Empfehlung%20Regionalan%C3%A4sthesie%20unter%20Gerinnungshemmung%202011.pdf)
- Gute anatomische Kenntnisse
- Sterile Bedingungen
- Röntgenkontrolle mit Bildwandler
- Austestung der Blockade mittels Warm-/kalt- bzw. Spitz-/stumpf-Diskrimination
- Dokumentation des Blockadeerfolgs durch den Patienten mit Schmerztagebuch

---

Ultraschallgezielte Nervenblockaden
- Viele Blockaden sind auch ultraschallgezielt durchführbar
- **Vorteile:**
- Höhere Patientensicherheit, da Gefäße sichtbar gemacht werden und so eine versehentliche intravasale Injektion praktisch ausgeschlossen werden kann
- Höhere Aussagekraft einer diagnostischen Blockade, da sich während der Injektion des LA die Ausbreitung kontrollieren lässt. Führt diese nicht zur Schmerzreduktion, kann eine Fehlinjektion als Ursache ausgeschlossen werden
- **Nachteile:**
- Spezielle Kenntnisse notwendig
- Hochauflösendes Ultraschallgerät notwendig

4.3.2 Diagnostische Blockade

Sie dient zur Überprüfung, ob eine Blockadeserie geplant werden soll. Die diagnostische Blockade ist obligat vor einem neurolytischen Verfahren, um den zu erwartenden Therapieerfolg voraussagen zu können.

> ❗ **Cave**
> **Nervenblockaden besitzen einen hohen Placeboeffekt. Der Therapieerfolg sollte stets kritisch hinterfragt werden.**

- **Durchführung:**
  - Applikation von LA
  - Dokumentation des Areals der Blockade
  - Dokumentation der qualitativen und quantitativen Veränderung der Schmerzen

4.3.3 Therapeutische Blockade

- **Voraussetzung:** durch diagnostische Blockade nachgewiesene lang anhaltende Schmerzreduktion (mindestens über die doppelte HWZ des verwendeten LA hinaus)
- **Indikationen:**
  - Vorübergehende Schmerzausschaltung bei akuten nozizeptiven und akuten neuropathischen Schmerzen, z. B. bei akutem Herpes zoster oder bei (Postzoster-) Neuralgie
  - Blockadeserie bei chronischen nozizeptiven und neuropathischen Schmerzen nach erfolgreicher diagnostischer Blockade
- **Durchführung:** Blockadeserie von 5–10 Blockaden mit lang anhaltendem LA oder, falls möglich, Anlage eines Nerven- oder Plexuskatheters

> ❗ **Cave**
> **Bei Einzelblockaden Wiederholung der Infiltration am besten vor Wiederkehr der Schmerzen. Der Therapieerfolg sollte stets kritisch hinterfragt werden.**

4.3.4 Interkostalnervenblockade

Weitere Details zur Interkostalnervenblockade finden sich in ▶ Kap. 6.

- **Indikationen:**
  - Akute Thoraxschmerzen (postoperativ, akute Zosterneuralgie, Rippenfraktur)
  - Interkostalneuralgie
  - Postzosterneuralgie
  - Tumorschmerz
  - Postthorakotomiesyndrom
- **Durchführung konventionell:**
  - Seitenlage auf der nicht betroffenen Seite, Arm der betroffenen Seite über den Kopf legen
  - Hautanästhesie in der hinteren Axillarlinie
  - Aufsuchen des Rippenunterrands, Punktion auf den Rippenunterrand zu bis zum Knochenkontakt
  - Kanüle etwas zurückziehen und entlang der Rippe nach kaudal bis zum unteren Rippenrand vorschieben, nach Absinken der Nadel in die Tiefe 2–3 mm vorschieben
  - Aspiration und Injektion
- **Durchführung ultraschallgezielt:**
  - Seitenlage auf der nicht betroffenen Seite, Arm der betroffenen Seite über den Kopf legen
  - Darstellung der Rippen, der Pleura und der Interkostalmuskulatur als Schallschatten
  - Aspiration und Injektion
- **Medikamente:** 3 ml Bupivacain 0,5 % oder 3 ml Ropivacain 1 % pro Nerv
- **Komplikationen:** Hämatom, Infektion, LA-Intoxikation (die Interkostalblockade ist die periphere Blockade mit der schnellsten Aufnahme des Lokalanästhetikums ins Blut), Pneumothorax (Aufklären! Bei ultraschallgezielter Blockade quasi ausgeschlossen)

4.3.5 Facettennervenblockade

- **Indikationen:**
  - Rückenschmerzen mit pseudoradikulärer Ausstrahlung durch Reizung der Wirbelbogengelenke (Facettengelenke); Schmerzauslösung bei Seitneigung, Rotation,

Aufrichten aus der Beuge und Reklination der LWS
- Zervikale oder lumbale Facettenarthropathie
- **Anatomie:**
  - Die Hauptinnervation der Facettengelenke erfolgt über die medialen Äste der Spinalnerven des zugehörigen sowie des oberhalb liegenden Segments; daher ist die Blockade des betroffenen und des darüberliegenden Segments nötig
  - Mindestens 3 Segmente werden blockiert, in der Regel L2, L3 und L4; für tiefsitzende Kreuzschmerzen L4, L5, S1
- **Durchführung radiologisch kontrolliert:**
  - Patient in Bauchlage, Unterpolsterung des Bauchs mit einem Kissen zur Aufhebung der Lendenlordose
  - Markieren der Dornfortsätze, der Oberrand des Dornfortsatzes entspricht der Unterkante des Querfortsatzes
  - Hautinfiltration 5–6 cm paravertebral, Punktion in einem Winkel von 40–50° nach mediokaudal zum Oberrand des Querfortsatzes bis zum Knochenkontakt, meist Auslösen eines dumpfen Schmerzes im Rücken ohne radikuläre Ausstrahlung
  - Im schrägen Strahlengang 15–20° können die Facettengelenke sicher identifiziert werden
  - Positionskontrolle durch 0,1–0,3 ml Kontrastmittel, das sich auf dem Processus articularis superior ausbreitet und nicht in die Muskulatur abfließt
  - **Diagnostische Blockade** mit 0,5 ml Bupivacain 0,5%. Bei zweimaligem positivem Ansprechen auf die diagnostische Blockade:
  - **Therapeutische Blockade** mit **Radiofrequenzstimulation** nach Lokalanästhesie: Spezielle Nadeln erlauben eine Temperaturerhöhung an der Spitze von 80 °C, die für 90 s appliziert wird; dadurch erfolgt eine Koagulation des Nervs mit Anhalten des analgetischen Effekts für ca. 3–6 Monate

> **Blockade auch ultraschallgezielt möglich**

4.3.6 Supraskapularisblockade

Die Blockade kann die orale Medikation nicht ersetzen, aber unterstützen.
- **Indikationen:**
  - Schmerzzustände im Schulterbereich und im Schultergelenk
  - Rheumatische und degenerative Erkrankungen des Schultergürtels
  - Pseudoparetische, versteifte Schulter (»frozen shoulder«)
  - Tumorschmerzen
  - Akute Schmerzen nach Trauma oder Operation
- **Durchführung:**
  - Sitzende Position des Patienten
  - Eingehen in der Mitte einer mit Daumen und kleinem Finger markierten Linie zwischen Akromion und medialem Rand des Schulterblatts
  - Punktion senkrecht zur Hautoberfläche bis zum Knochenkontakt in einer Tiefe von 3,5–5 cm
  - Die Kanüle wird dann medial und lateral korrigiert, bis die Incisura scapulae erreicht ist
  - Der Patient verspürt während der Injektion ein Ziehen im Oberarm und im Schultergelenk (das gezielte Auslösen von Parästhesien ist nicht notwendig, kann aber ungewollt auftreten)
- **Medikamente:**
  - **Diagnostisch.** 5 ml LA, z. B. Prilocain 1 % oder Mepivacain 1 %
  - **Therapeutisch.** 5–10 ml Bupivacain 0,5 %, bei akuten Zuständen ist ein Zusatz von je 2–4 mg Dexamethason oder 40–80 mg Triamcinolon bei der ersten und zweiten Blockade möglich

> **Blockade auch ultraschallgezielt möglich**

4.3.7 Blockade der Nn. iliohypogastricus und genitofemoralis

- **Indikationen:**
  - Leistenschmerzen
  - Postherniotomiesyndrom

- **Durchführung konventionell:**
  - Rückenlage des Patienten
  - Punktionsstelle 1–2 cm kranial und 1–2 cm medial der Spina iliaca anterior superior
  - Fächerförmiges Injizieren von 10 ml Bupivacain 0,5 %
- **Durchführung ultraschallgezielt:** Darstellung der Nerven unter den beiden Muskelschichten M. abdominis externus und internus oberhalb des M. abdominis transversus; dabei Gabe von 2–3 ml LA pro Nerv

4.4   Sympathikusblockaden

Das sympathische Nervensystem ist an der Entstehung und dem Aufrechterhalten vieler Schmerzen beteiligt, man spricht von sympathisch unterhaltenem Schmerz (SMP = »sympathetically maintained pain«). Hier kommt es zu einer Kopplung zwischen efferenten postganglionären sympathischen Neuronen und afferenten nozizeptiven Neuronen. Nozizeptive Fasern exprimieren α-adrenerge Rezeptoren, die durch Noradrenalinfreisetzung bei der tonischen Aktivität des sympathischen Nervensystems zur Schmerzverstärkung führen. Eine Sympathikusblockade kann die sympathisch-sensorische Kopplung für die Wirkungsdauer des Lokalanästhetikums unterbrechen. Wie bei den Blockaden sensorischer Nerven unterscheidet man die diagnostische von der therapeutischen Sympathikusblockade.

4.4.1   Diagnostische Sympathikusblockade

Diagnostische Sympathikusblockaden differenzieren zwischen **sympathisch unterhaltenem Schmerz** (SMP = »sympathetically maintained pain«) und **sympathisch unabhängigem Schmerz** (SIP = »sympathetically independent pain«).

Zur sicheren Differenzierung sind mindestens 2 Blockaden notwendig, weil je nach Blockadeort falsch-negative Blockadeergebnisse nicht immer ausgeschlossen werden können (Erfolgskontrolle z. B. bei Ganglion cervicale superius nicht möglich). Je nach Schmerzsyndrom und Patient kann der Anteil von SMP/SIP variieren.

> **❗ Cave**
> Die Blockade des Plexus axillaris oder eine Periduralanästhesie ist zur Diagnostik des SMP/SIP nicht geeignet, weil immer somatische Afferenzen mitblockiert werden. Nur *reine* Sympathikusblockaden sind sinnvoll.

Sympathikusblockaden
- Ganglion-stellatum-Blockade (GSB)
- Sonderform: ganglionäre lokale Opioidanalgesie (GLOA) am Ganglion cervicals superius oder selten am Ganglion stellatum
- Intravenöse regionale Sympathikusblockade (IVRS)
- Lumbale Grenzstrangblockade (▶ Abschn. 4.6)
- Plexus-coeliacus-Blockade (▶ Abschn. 4.6)

4.4.2   Therapeutische Sympatikusblockaden

- **Indikationen:** durch diagnostische Blockade nachgewiesene SMP
- **Durchführung:** meist Blockadeserie von 5–10 Blockaden, Wiederholung alle 1–3 Tage, am besten *im schmerzfreien Intervall*

4.4.3   Ganglion-stellatum-Blockade

- **Anatomie:** das Ganglion stellatum liegt auf dem Querfortsatz des 6. HWK und versorgt sympathisch den Kopfs, den Hals, den ipsilateralen Arm und den oberen Thorax (Quadrantenblockade)
- **Indikationen:**
  - Herpes zoster, Postzosterneuralgie
  - Trigeminusneuralgie
  - CRPS
  - Durchblutungsstörungen der oberen Extremität, z. B. M. Raynaud
  - Phantomschmerz der oberen Extremität
  - Neuropathische Schmerzen bei Tumorwachstum in den Plexus cervicalis

- Diagnostische Blockade bei (idiopathischem) Gesichtsschmerz
- Hyperhidrosis
- **Absolute Kontraindikationen:**
  - Gerinnungsstörung
  - Kontralaterale Rekurrensparese
  - Kontralaterale Phrenikusparese
- **Voraussetzungen:**
  - Intravenöser Zugang
  - Beatmungsmöglichkeit
  - Nüchterner Patient
- **Durchführung konventionell:**
  - **Anteriorer paratrachealer Zugang** nach Herget, andere Zugänge sind wegen hoher Komplikationsrate obsolet (◘ Abb. 4.1)
  - Patient in Rückenlage, Kissen unter der Schulter, leicht überstreckter Kopf in Mittelstellung, der Patient darf während der Blockade nicht schlucken oder sprechen!
  - Punktionsort: ca. 3 cm lateral und 3 cm kranial der Fossa jugularis im tastbaren Sulkus zwischen Trachea und M. sternocleidomastoideus in Höhe des Ringknorpels (C6)
  - Palpation und Verdrängung der A. carotis nach lateral, Palpation des Querfortsatzes des 6. HWK
  - Streng sagittale Punktion bis zum Knochenkontakt mit dem Querfortsatz
  - Nach Knochenkontakt Nadel ca. 3 mm zurückziehen und nach negativem Aspirationsversuch vorsichtige Injektion über immobile Nadel (Verlängerungsschlauch, Hilfsperson nimmt die Injektion vor)
  - Patienten aufsetzen, damit sich das LA nach kaudal ausbreitet
- **Durchführung ultraschallgezielt:**
  - Darstellung von Trachea, Thyroidea, A. carotis interna, V. jugularis interna und des Querfortsatzes des HWK 6 in Höhe des Ringknorpels
  - Punktion zwischen Trachea und A. carotis interna transthyroidal
  - Nach Knochenkontakt Nadel ca. 3 mm zurückziehen und nach negativem Aspirationsversuch vorsichtige Injektion über immobile Nadel

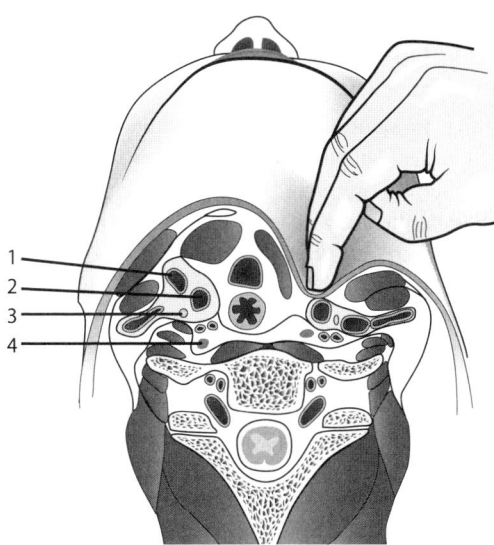

◘ **Abb. 4.1** Topographie des Ganglion stellatum. 1 V. jugularis interna, 2 A. carotis, 3 N. vagus, 4 sympathischer Grenzstrang. (Mod. nach Auberger und Niesel 1990)

- Kontrolle der Ausbreitung des LA dorsal des Querfortsatzes
- **Dosierung**, je nach gewünschter Blockade:
  - **Kopf:** 5 ml Bupivacain 0,25–0,5 % oder Ropivacain 0,5–1 %
  - **Kopf, Hals, Arm:** 10 ml Bupivacain 0,25–0,5 % oder Ropivacain 0,5–1 %
- **Blockadekontrolle:**
  - Horner-Syndrom (Miosis, Ptosis, Enophthalmus) zeigt die sichere Blockade im Bereich des Kopfes an
  - Anstieg der Hauttemperatur um mindestens 0,5°C in Kopf, Hals und Arm kann zur objektiven Dokumentation herangezogen werden
  - Heiserkeit
  - Anschwellen der Nasenschleimhaut (Guttmann-Zeichen)
- **Komplikationen:**
  - Intravasale Applikation in die A. vertebralis mit sofortigem Krampfanfall möglich, daher Intubationsbereitschaft
  - Rekurrensparese
  - Meist symptomlose Phrenikusblockade
  - Extrem selten: Perforation von Trachea (Hustenreiz) oder Ösophagus

4.4.4 Ganglionäre lokale Opioidanalgesie (GLOA)

Durch lokale Applikation eines Opioids am sympathischen Ganglion kann eine analgetische Wirkung erzielt werden. Die Wirkung einer GLOA ist umstritten, da sich ein therapeutischer Effekt auch durch das Volumen des Injektats einstellen kann. Am Ganglion besteht eine 100-fach höhere μ-Opioidrezeptor-Dichte als im Hinterhorn, was für die GLOA spricht. Buprenorphin ist wegen seiner hohen Rezeptoraffinität am besten geeignet. Man erreicht so die höchste lokale Wirkung bei geringstem systemischem Effekt.

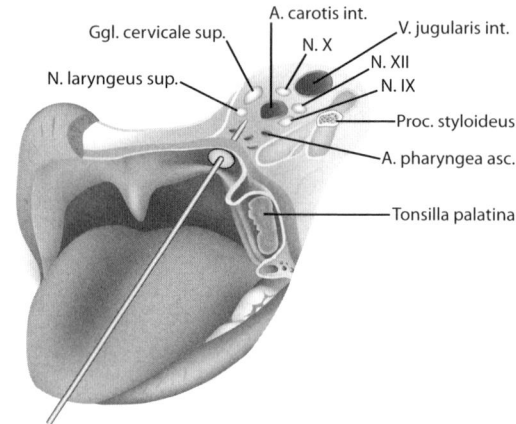

> **Vorteil**
> ━ Geringe Komplikationsrate
>
> **Nachteile**
> ━ Keine Blockadekontrolle durch Horner-Syndrom oder Anstieg der Hauttemperatur möglich

4.4.5 GLOA am Ganglion cervicale superius

Es handelt sich um eine insgesamt einfache, wirkungsvolle und nebenwirkungsarme Methode (Abb. 4.2).
━ **Indikationen:**
  ‒ Schmerzen im Bereich des Gesichts, z. B. Herpes zoster, Postzosterneuralgie, Trigeminusneuralgie
  ‒ Als diagnostische Blockade bei (idiopathischem) Gesichtsschmerz
━ **Durchführung:**
  ‒ Sitzende oder liegende Position des Patienten
  ‒ Leicht überstreckter fixierter Kopf
  ‒ Schleimhautdesinfektion und -anästhesie mit Lidocain-Spray 4 %
  ‒ 25-G-Sprotte-Nadel, spezieller Abstandhalter obligat
  ‒ Bei herausgestreckte Zunge diese mit Zungenspatel hinunterdrücken, Aufsuchen des *Spatium parapharyngeale* an der Rachen-

◘ Abb. 4.2 Topographie des Ganglion cervicale superius. (Mod. nach Auberger und Niesel 1990)

hinterwand hinter dem Gaumenbogen, ca. 1–2 cm lateral
  ‒ Hier Punktion, Aspiration, dann Applikation von 0,03–0,045 mg Buprenorphin ad 1–2 ml NaCl 0,9 %

Manche Patienten berichten von einem kurzen, schmerzhaften Gefühl im Nacken-Hinterkopf-Bereich und selten von Übelkeit.

> **❗ Cave**
> **Niemals Applikation von Lokalanästhetika: Gefahr des zentralen Krampfanfalls bei versehentlicher Injektion in die A. carotis.**

4.5 Intravenöse regionale Sympathikusblockade (IVRS)

Modifizierter Bier-Block = intravenöse Regionalanästhesie (IVRA). Zusätzlich zum LA wird Guanethidin (Ismelin) verwendet, das die Noradrenalinspeicher sympathischer Nervenfasern entleert und die Wiederaufnahme von Noradrenalin für 2–4 Tage blockiert. Das Verfahren nimmt mittlerweile eine historische Bedeutung ein, da durch gezielte Blockaden der sympathische Anteil eines SMP unterbrochen werden kann, ohne dass ein Ischämieschmerz erzeugt werden muss. Das Verfahren ist sehr zeitaufwändig und für die Patienten unangenehm.

- **Indikationen:** zur *Diagnostik* und *Therapie* von sympathisch unterhaltenen Schmerzen der oberen oder unteren Extremität
- **Voraussetzungen:**
  - Reanimations- und Intubationsbereitschaft
  - Spezielle Blutleeremanschetten
- **Durchführung:**
  - Anlage eines möglichst distalen intravenösen Zugangs an der zu blockierenden Extremität
  - Zweiter intravenöser Zugang (für Notfälle) an der nicht zu blockierenden Extremität
  - Erzeugen einer blutleeren Extremität durch Anheben und Auswickeln der Extremität mittels elastischer (Esmarch-) Binde
  - Doppelmanschette anlegen, Aufblasen der proximalen Manschette auf mindestens 50 mmHg über systolischem Blutdruck

> **Tipp:** Kontrolle der Blutleere über Pulsoxymetrie.

  - Entfernen der Esmarch-Binde und intravenöse Applikation des LA, nach 2 min des Guanethidins (Diffusion aus dem Gefäßsystem ins Gewebe)
  - Aufblasen der distalen Manschette mind. 50 mmHg über systolischem Blutdruck
  - Engmaschige Kontrolle des Blutdrucks!

> **! Cave**
> Frühestens nach 15–20 min dürfen die Blutleeremanschetten langsam geöffnet werden. Bei zu frühem Öffnen der Manschetten kommt es zu systemischen Nebenwirkungen, z. B. massivem Blutdruckabfall.

- **Kontrolle:**
  - Beim SMP kommt es durch die Freisetzung von Noradrenalin zu einem initial verstärkten Brennschmerz in der Extremität, der langsam abklingt und in eine Schmerzreduktion/Schmerzfreiheit übergeht

> Bei extrem starkem initialem Brennschmerz kann ein Lokalanästhetikum (z. B. 10–20 ml Lidocain 0,5 % i.v.) 2 min vor dem Guanethi-

din in die betroffene Extremität injiziert oder ein Opioid (z. B. Piritramid 7,5–15 mg i.v.) über den kontralateralen intravenösen Zugang gegeben werden.

Bei erfolgreicher Blockade Sympathikolyse durch eine deutlich überwärmte (>0,5 °C) und trockene, maximal durchblutete Haut

- **Dosierung:**
  - Obere Extremität: 5–10 mg Guanethidin in 20 ml NaCl 0,9 %
  - Untere Extremität: 10–20 mg Guanethidin in 40 ml NaCl 0,9 %

4.6 Neurodestruierende Verfahren

- Neurolysen
- Thermokoagulation oder Kryotherapie
- Perkutane Chordotomie
- Selektive Rhizotomie

4.6.1 Neurolysen

Die Wirkung der Nervenblockaden mit Lokalanästhetika ist auf Stunden beschränkt. Bei Ansprechen auf eine diagnostische Blockade besteht die Möglichkeit der neurolytischen Nervenblockade. Durch die nervennahe Applikation von **hochprozentigem Alkohol** (50 %) kommt es zu einer nicht selektiven Schädigung von neuronalen Strukturen und umgebendem Gewebe. Neurolysen sind als Ultima ratio bei therapieresistenten Schmerzen und erst nach mindestens einmaliger prognostischer Blockade durchzuführen.

- **Wirkdauer:** mindestens 3, häufig 6–9 Monate
- **Nebenwirkung:** Deafferenzierungsschmerz

Blockade und Neurolyse am Plexus coeliacus

- **Wirkmechanismus:** Ausschalten sympathischer Efferenzen und nozizeptiver viszeraler Afferenzen. Damit ist die Blockade am Plexus coeliacus streng genommen eine Kombination aus Sympathikusblockade und sensorischer Blockade

Indikationen:

- (Gürtelförmige) Tumorschmerzen im Oberbauch bei Pankreas- oder Magenkarzinom, Lebermetastasierung
- Auch bei retroperitonealen Lymphomen, Pankreaskopfzysten und chronischer Pankreatitis möglich
- Am besten sprechen Pankreaskopfkarzinome auf eine Neurolyse an

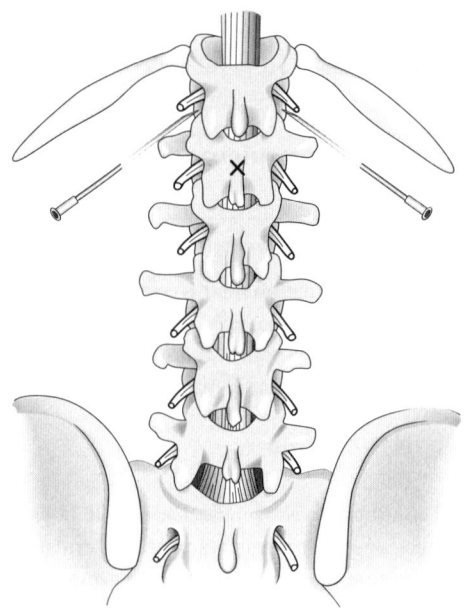

Abb. 4.3 Stichrichtung der Nadeln zur Blockade am Plexus coeliacus. (Mod. nach Auberger und Niesel 1990)

Durchführung bildwandlergezielt:

- Patient befindet sich in Bauchlage, Unterpolsterung des Bauchs mit einem Kissen zur Aufhebung der Lendenlordose
- Markieren der Dornfortsätze von Th12, L1 und L2 (◯ Abb. 4.4) und Markierung der 12. Rippe
- Unter Bildwandlerkontrolle werden beidseits 15 cm lange atraumatische Sprotte-Kanülen 7 cm lateral des *Processus spinosus von L1 oder L2* in einem Winkel von 30–40° auf den Wirbelkörper von L1 vorgeschoben (◯ Abb. 4.3 u. ◯ Abb. 4.4). Nach Knochenkontakt in ca. 7–8 cm Tiefe Zurückziehen der Nadeln und steileres Einführen (ca. 60°, ◯ Abb. 4.4), unmittelbar vorbei am Wirbelkörper LWK 1 bis ca. 1–2 cm ventral der Wirbelkörpervorderkante
- Aspirationskontrolle in 2 Ebenen (rechts V. cava, links Aorta – bei Blutaspiration Vorschieben oder Zurückziehen der Nadelspitze)
- Lagekontrolle durch Kontrastmittelgabe unter Durchleuchtung in 2 Ebenen, das Kontrastmittel soll sich wolkig vor dem Wirbelkörper L1 verteilen
- Medikamentenapplikation
- Überwachung der Vitalparameter für 30 min unmittelbar nach der Blockade, dann Blutdruckkontrolle 2-stündlich bis 8 h nach der Blockade, Kontrolle des Blutbilds und der Gerinnung 8 h nach der Blockade

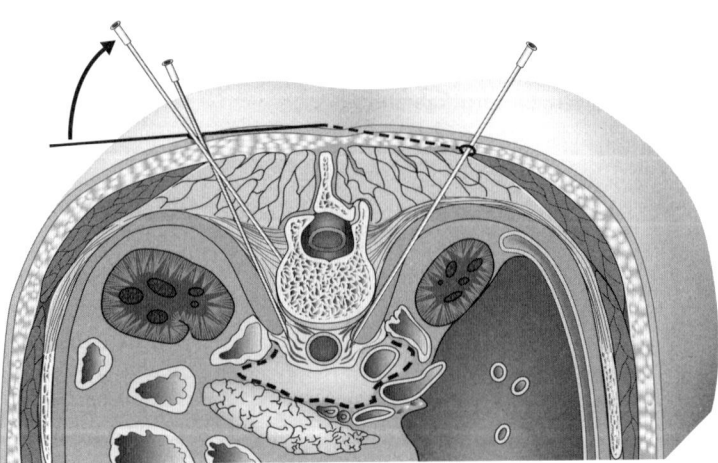

Abb. 4.4 Blockade des Ganglion coeliacum (Querschnitt); die Nadelspitze befindet sich retroperitoneal in der Nachbarschaft von Aorta und V. cava inferior. (Mod. nach Auberger und Niesel 1990)

Durchführung CT-gezielt

Durch Vorschieben der Nadeln unter CT-Kontrolle können Punktionen der Niere, der Gefäße, der Leber und des Darms vermieden werden. Vor allem bei fortgeschrittenem Tumorwachstum und/oder Voroperation kann die Anatomie des Oberbauchs stark verändert sein, weswegen eine CT-gezielte Blockadetechnik zu bevorzugen ist.

Der Plexus coeliacus kann auch endoskopisch transgastral erreicht werden. Vorteil: keine Strahlenbelastung, Nachteil: nur in wenigen Zentren möglich, aufwendig und durch die speziellen Nadeln teuer (ca. 200 €)

- **Dosierung:**
  - Diagnostische Blockade: 40 ml Bupivacain 0,25 %
  - Therapeutische Blockade/Neurolyse: 20 ml Bupivacain 0,25 %, dann 40 ml eines 1 : 1-Gemischs aus 96%igem Alkohol und Kontrastmittel
- **Komplikationen:**
  - Intravasale, subarachnoidale oder peridurale Injektion (Bildwandlerkontrolle!)
  - Blutdruckabfall durch Sympathikusblockade
  - Blutung in den Peritonealraum mit ggf. transfusionsbedürftigem Hb-Abfall durch Punktion der Aorta oder der V. cava
  - Vermehrte Darmperistaltik bis Diarrhö (11 %)

!❗ **Cave**
In 70–90 % der Fälle zufriedenstellende, d. h. partielle oder komplette Schmerzlinderung. Je weniger weit das Tumorwachstum die anatomischen Strukturen verdrängt, umso erfolgreicher ist die Blockade. Im fortgeschrittenen Stadium ist dann die CT-gezielte Blockade sinnvoll.

Blockade und Neurolyse des lumbalen Sympathikusgrenzstrangs

- **Indikationen:**
  - Periphere arterielle Verschlusskrankheit ab Stadium IIb
  - Neuropathische Schmerzen der unteren Extremität (PNP, Phantomschmerzen)

- Tumorschmerzen im Unterbauch (Colon descendens, Sigma, Rektum, Uterus, Blase)
- CRPS
- Thrombangitis obliterans
- **Durchführung:**
  - Patient befindet sich in Bauchlage, Unterpolsterung des Bauchs mit einem Kissen zur Aufhebung der Lendenlordose
  - **Punktionstellen:** 7 cm lateral des Dornfortsatzes LWK 2, LWK 3 und LWK 4
  - **Punktionsrichtung:** Leicht medial 30–40° bis zum Knochenkontakt mit den Querfortsätzen, dann Zurückziehen der Nadeln und Korrektur der Punktionsrichtung, sodass man direkt oberhalb des Querfortsatzes auf den Wirbelkörper bis zum Knochenkontakt vorgehen kann
  - Zurückziehen der Nadeln und Korrektur der Stichrichtung nach lateral knapp am Wirbelkörper vorbei bis zu seinem ventrolateralen Rand
  - Die Seit-zu-Seit-Durchleutungskontrolle projiziert die Kanülenspitzen auf Höhe der vorderen Wirbelkörperkante
  - Aspirationskontrolle, dann Applikation von je 1–2 ml Kontrastmittel, das sich ventral der Wirbelkörperkanten ausbreitet
  - Bei Ausbreitung des Kontrastmittels in die Psoasmuskulatur im a.-p.-Strahlengang weiteres Vorschieben der Kanülen

⊘ Auch hier ist eine CT-gezielte Blockadetechnik möglich und schließt die intravasale oder intramuskuläre Applikation von LA oder Neurolytikum aus.

- Medikamentenapplikation
- Überwachung der Vitalparameter für 30 min unmittelbar nach der Blockade, dann Blutdruckkontrolle 2-stündlich bis 8 h nach der Blockade, Kontrolle des Blutbilds und der Gerinnung 8 h nach der Blockade
- **Dosierung:**
  - Diagnostische Blockade: je 3 ml Bupivacain 0,25 %
  - Therapeutische Neurolyse: je 3 ml eines 1 : 1-Gemischs aus 96%igem Alkohol und Kontrastmittel

— **Komplikationen:**
  — Intravasale, subarachnoidale oder peridurale Injektion (Bildwandlerkontrolle!)
  — Blutdruckabfall durch Sympathikusblockade
  — Blutung in die Loge des M. psoas mit ggf. transfusionsbedürftigem Hb-Abfall
  — Sexuelle Dysfunktion bei beidseitiger Blockade

Intrathekale Neurolyse

Einbringen von Alkohol oder Phenol in den Spinalraum. Dieses Verfahren wird heute nur noch selten durchgeführt. Die Funktion der motorischen und sympathischen Vorderwurzeln muss erhalten bleiben. Verwendung von hypobarem Alkohol oder hyperbarem Phenol plus entsprechende Lagerung. Das Problem ist die Beschädigung der Vorderwurzel mit motorischen Lähmungen im Lumbalbereich und Störungen der Darm- und Blasenkontrolle. Anwendung nur bei Patienten mit Anus praeter und kontinuierlicher Harnableitung.

Die Wirkdauer beträgt wenige Wochen bis 2–3 Jahre; ggf. Wiederholung.

Sonderform: Sattelblockneurolyse

Sie wird bei sitzendem Patienten mit hyperbarem Phenol durchgeführt. Hierbei werden nur sakrale Fasern ausgeschaltet. Da die sakralen Fasern an der Blasen- und Darmfunktion nicht beteiligt sind, kann diese Methode auch bei Patienten ohne kontinuierliche Harnableitung und Anus praeter durchgeführt werden.

4.6.2 Thermische Neurolysen

Vorübergehende Ausschaltung von Nervenbahnen durch Kälte- oder Hitzeanwendungen mittels Spezialsonden (Kryosonden oder Hitzeapplikatoren).

> **Diagnostische Blockade, Anwendung eines Bildwandlers.**
> **Die neuroablativen Verfahren kommen in den letzten Jahren aufgrund einer verbesserten multimodalen bzw. medikamentösen Schmerztherapie immer seltener zur Anwendung.**

4.6.3 Selektive Rhizotomie

Durchtrennung der schmerzleitenden Fasern an der ventralen Seite der Hinterwurzelfaser bei sonst therapieresistenten Schmerzen.

— **Indikationen:** Deafferenzierungsschmerz infolge eines zervikalen oder lumbalen Wurzelausrisses

4.7 Stimulationsverfahren

4.7.1 Spinal Cord Stimulation (SCS)

Stimulation des Rückenmarks über epidural implantierte Elektroden mit in die Bauchwand implantiertem Generator. Ultima ratio bei Versagen einer interdisziplinären multimodalen Schmerztherapie.

— **Indikationen:** (nach der Leitlinie Epidurale Rückenmarksstimulation zur Therapie chronischer Schmerzen; AWMF-Leitlinien-Register Nr. 041/002)
  — pAVK (starke Empfehlung)
  — Therapieresistente Angina pectoris (starke Empfehlung)
  — CRPS I (Empfehlung unter Beibehaltung einer intensiven physikalischen Therapie)
  — CRPS II (Empfehlung offen, da keine ausreichende Studienqualität)
  — Postdiskotomiesyndrom (kann bei prädominant neuropathischem Beinschmerz bei Erfolglosigkeit konservativer multimodaler Verfahren und Ausschluss psychologischer Kontraindikationen eingesetzt werden)
— **Wirkmechanismus:**
  — Elektrische Stimulation der Hinterstränge des Rückenmarks, was zu einer orthodromen und antidromen Stimulation führt. Dadurch Aktivierung der körpereigenen deszendierenden und segmentalen Schmerzhemmung.
  — Es wird auch eine Freisetzung endogener Opioide als Wirkmechanismus diskutiert.
  — Die Auslösung von Kribbelparästhesien ist Grundvoraussetzung für einen schmerzlindernden Effekt.

ℹ️ **Cave**

Eine Implantation sollte erst erfolgen nach erfolgreicher Probestimulation über mindestens 5 Tage mit Schmerzreduktion von 50 % auf der visuellen Analogskala (VAS). Die sorgfältige Patientenselektion ist die Grundvoraussetzung für eine erfolgreiche Implantation. Patienten mit Persönlichkeitsstörungen müssen ausgeschlossen werden.

- **Komplikationen:**
  - Zahlreiche technische Komplikationen, z. B. Elektrodendislokation, Elektrodenbruch, Infektionen
  - Der Generator muss nach ca. 4–5 Jahren ersetzt werden, je nach Häufigkeit und Intensität der Anwendung. Mittlerweile sind jedoch wiederaufladbare Generatoren auf dem Markt, sodass ein Austausch erst nach längeren Zeitintervallen notwendig ist

4.7.2 Tiefe Hirnstimulation

Auch »deep brain stimulation« (DBS). Reizung subkortikaler Hirnareale über implantierte Elektroden mit Stimulation des ventroposterioren Thalamuskerns bzw. des hinteren Abschnitts der Capsula interna und Aktivierung der körpereigenen Schmerzhemmung. Keine Indikation bei zentralen neuropathischen Schmerzen. Mittlerweile kaum noch durchgeführt.

4.7.3 Hirnrindenstimulation

Auch **Motorkortexstimulation** (MCS). Stimulation des motorischen Kortex durch Flächenelektroden, die nach Kraniotomie auf den präzentralen Kortex aufgelegt werden. Orthodrome Aktivierung von motorischen und medialen Thalamuskernen sowie sekundär von Zentren, die an der Schmerzverarbeitung beteiligt sind, z. B. der anteriore cinguläre Kortex oder die Inselregion.

Nichtinvasive Schmerztherapie

Zu den nichtinvasiven Methoden der Schmerztherapie zählen psychologische und psychotherapeutische Verfahren, Physiotherapie, Ergotherapie, Osteopathie, Akupunktur, Akupressur und die ganze Bandbreite der Traditionellen Chinesischen Medizin, der Homöopathie, Ayurveda, Neuraltherapie etc. An dieser Stelle sollen nur einige von ihnen kurz dargestellt werden.

5.1   Transkutane elektrische Nervenstimulation (TENS)

5.1.1   Indikationen

- Stumpf- und Phantomschmerz
- Lumbalgie/Lumboischialgie
- HWS-Syndrom, Schulter-Arm-Syndrom
- Kopfschmerz vom Spannungstyp, Gesichtsschmerz
- Postzosterneuralgie
- CRPS
- Schmerzen nach peripheren Nervenläsionen

5.1.2   Wirkmechanismus

- **Stimulation kutaner Aβ-Fasern** peripherer Nerven: mit hoher Stimulationsfrequenz (ca. 80–100 Hz), niedriger Impulsbreite (0,1–0,2 ms) und niedriger Stromstärke, dadurch Aktivierung inhibitorischer Mechanismen im Hinterhorn des Rückenmarks. So kann eine segmentale Unterdrückung bzw. Verringerung der über Aδ- und C-Fasern einlaufenden Schmerzimpulse auf Rückenmarksebene erfolgen (»Gegenirritation«).
- **Stimulation kutaner Aδ-Fasern** peripherer Nerven: mit niedriger Stimulationsrequenz (10–20 Hz), größerer Impulsbreite (0,5 ms) und hoher Stromstärke bis zur elektrischen Schmerzschwelle. Auch hier ist die segmentale Unterdrückung über C-Fasern einlaufenden Schmerzimpulse auf Rückenmarksebene (»Gegenirritation«) eine Erklärung für die Wirkung. Zusätzliche Wirkung wird durch eine Freisetzung von Endorphinen erklärt, da sie durch Naloxongabe aufgehoben werden kann.

5.1.3   Kontraindikation

- **Absolute Kontraindikationen:** Demand-Schrittmacher, Stimulation über Karotissinus
- **Relative Kontraindikationen:** Gravidität, Allergien, Stimulation über großen Metallplatten (Wärmeentwicklung!)
- Besondere Vorsicht ist bei Kindern und vigilanzgestörten Patienten geboten!
- **Anmerkung:** Elektroden nicht in entzündeten Arealen oder über Wunden platzieren.

5.1.4   Nebenwirkungen

- Verbrennungen

5.1.5   Technik

- **Reizparameter:** Frequenz [Hz], Amplitude [mA], Impulsdauer [ms] machen unterschiedliche Stimulationsmuster möglich, z. B. kontinuierlich, intermittierend in Impulsgruppen, sog. Burst-Stimulation, amplitudenmoduliert, frequenzmoduliert. Moderne TENS-Geräte sind mit einer Vielzahl von Programmen ausgestattet, die je nach Indikation gewählt werden können
- Einkanalig mit einem Elektrodenpaar oder mehrkanalig mit mehreren Elektrodenpaaren; die Stromdichte ist von der Elektrodengröße abhängig (Cave: Verbrennungen als Nebenwirkung)
- **Reizort:** im Schmerzareal, über den das Schmerzareal versorgenden Nervenstämmen, evtl. symmetrisch kontralateral zum Schmerzareal
- Individuelle Einstellung des TENS-Gerätes erforderlich: Es dürfen keine Schmerzen auftreten. Ziel: angenehmes/erträgliches Kribbeln ohne muskuläre Reizantwort

5.2 Akupunktur

5.2.1 Indikationen

- Kopfschmerzen
- Dysmenorrhö
- Geburtsschmerz
- Myofasziales Schmerzsyndrom
- Lumbalgie
- Erbrechen

5.2.2 Wirkmechanismus

Der genaue Wirkmechanismus der Akupunktur ist bislang noch nicht eindeutig geklärt. Die Akupunkturpunkte liegen häufig im Verlauf peripherer Nerven (Meridiane), sodass eine Wirkung wie bei TENS über Gegenirritation erklärt werden kann.

5.2.3 Datenlage

In den **GERAC-Studien** (German Acupuncture Trials, 2002–2007; www.gerac.de) wurden für die Indikationen:
- chronischer Kreuzschmerz,
- chronischer Schmerz bei Gonarthrose,
- chronischer Spannungskopfschmerz und
- chronische Migräne

insgesamt über 10 Millionen Akupunkturbehandlungen im Vergleich zu einer leitlinienorientierten Standardtherapie durchgeführt. Ergebnisse:
- Ein signifikanter Unterschied zwischen den beiden Akupunkturformen Verum (echte Akupunkturpunkte) und Sham (unspezifische Hautpunkte) konnte in keiner der Studien gezeigt werden.
- Bei chronischem **Gonarthroseschmerz** sind ca. 11 Akupunkturbehandlungen innerhalb von 6 Wochen einer 6-monatigen konventionellen Standardtherapie mit täglicher Medikamenteneinnahme von schmerz- und entzündungshemmenden Mitteln um ca. den Faktor 3 überlegen.
- Bei chronischem **Kreuzschmerz** sind ca. 12 Akupunkturbehandlungen innerhalb von 6

Wochen der konventionellen Standardtherapie ca. 1,7-fach überlegen; akupunktierte Patienten nahmen im Vergleich deutlich weniger Medikamente ein.
- In der Prophylaxe bei chronischer **Migräne** sind ca. 11 Akupunkturbehandlungen innerhalb von 6 Wochen mindestens so wirksam wie die tägliche Einnahme von β-Blockern über 6 Monate.
- Bei **Spannungskopfschmerz** reduzierte die Akupunktur die Anzahl der Kopfschmerztage pro Monat um mindestens 50 %. Der Vergleich mit der Standardtherapie musste abgebrochen werden, da zu wenige Patienten bereit waren, Amitriptylin über Monate einzunehmen.
- Die Akupunktur ist ein vergleichbar sicheres medizinisches Verfahren. Unerwünschte schwere Wirkungen (Nebenwirkungen) der Akupunktur sind vernachlässigbar gering.

Die GERAC-Studien waren die Grundlage für die Einführung der Akupunktur der »echten Akupunkturpunkte«, nicht jedoch der Sham-Akupunktur (!), als deutsche Kassenleistung für die Krankheitsbilder *chronischer Kreuzschmerz* und *chronischer Knieschmerz bei Gonarthrose*.

5.2.4 Einteilung

- Körperakupunktur (Nahpunkte, Fernpunkte)
- Ohrakupunktur
- Hand-/Fußakupunktur
- Punktauswahl:
  - Ahshi-Punkte bzw. Locus-dolendus-Punkte: Punkte des maximalen Schmerzes
  - Nahpunkte: lokale Punkte, z. B. über Gelenkbereichen, bzw. Akupunkturpunkte im gleichen Segment
  - Fernpunkte: orientieren sich an den Meridianen, z. B. Mu-Punkte auf ventralem Rumpf (akute Erkrankungen mit starken, evtl. kolikartigen Schmerzen der Hohlorgane) oder paravertebrale Shu-Punkte (Ausbreitungsgebiet des R. dorsalis des Spinalnervs mit hohem Anteil vegetativer Fasern)

— Kontralaterale Fernpunkte: allgemein wirksame Punkte, z. B. BaHui/DuMei 20 an der Kalotte (Kopfschmerzen). *Anmerkung:* bei Migräne (vorwiegend Gallenblasenpunkte) und Schmerzen im Bewegungsapparat (z. B. Dickdarm 4, Leber 3, Magen 44)

5.2.5 Kontraindikation

— Relative Kontraindikationen: Gerinnungsstörungen, Schwangerschaft (Auslösen vorzeitiger Wehen), Hypotonie

5.2.6 Nebenwirkungen

— Vorübergehende Symptomverschlimmerung
— Infektionen
— Muskelkaterähnliche Schmerzen
— Orthostase, Kollapsneigung

5.3 Intrakutane Reiztherapie (Neuraltherapie)

Die intrakutane Applikation einer Quaddel ist ein reizadditives Verfahren.

5.3.1 Indikation

— Muskuloskelettale Störungen

5.3.2 Vorgehensweise und Wirkmechanismus

— Streng intrakutane Applikation eines wässrigen Mediums oder von Luft in einer Menge von 0,1–0,2 ml
— Quaddel von ca. 1 cm Durchmesser
— Zum Zeitpunkt der Injektion mechanische und z. T. chemische Reizung der vorhandenen Nozizeptoren (entsprechend der Fläche 5000–8000 Rezeptoren)
— Heftiger, brennender Schmerz (Gegenirritationsverfahren), der auf der Hautoberfläche

wahrgenommen wird (relativ schnellere Afferenz über Aδ-Fasern)
— Sofortige muskuläre Reizantwort in Form von Anspannen der regionalen oder segmentalen Muskulatur
— Nach Sistieren des Quaddelschmerzes erfolgt eine muskuläre Relaxation, nach kurzer Zeit eine lokale Hyperämie als Ausdruck der reflektorischen Sympathikolyse
— Nachlassen/Sistieren der klinischen Symptomatik (Gate-control-Theorie: irritierte Strukturen können nicht mehr oder nur reduziert via C-Fasern/Rückenmarkhinterhörner leiten)
— Auf diese Weise können »Störfelder«, also Irritationszonen, die zu chronischen Beschwerden führen, behandelt werden.

> ❗ **Cave**
> **Die Subkutis ist rezeptorarm, sie kann den umgehenden Schmerz als Ausdruck einer reflextherapeutischen Wirkung nicht produzieren. Das zeitliche Auftreten des Schmerzes gibt den entscheidenden Hinweis auf das technische Gelingen des Verfahrens, die intrakutane Applikation.**

— Injektion mit
  — Luft
  — NaCl 0,9 %
  — Lokalanästhetikum (z. B. Lidocain, Procain)
  — Plenosol (Mistelextrakte)
— Quaddelanzahl: abhängig von den Reaktionen des Patienten auf dieses Verfahren
— Quaddellokalisation:
  — Paravertebral: Wirbelsäulenproblematik
  — Periartikulär: Gelenkerkrankungen
  — Segmental: viszerovertebrale Syndrome, Akupunkturpunkte

5.3.3 Sekundäreffekte

— Quaddel mit **Luft**: Auflockerung und Reizung des kutanen Bindegewebes bei relativ mildem Quaddelreiz
— Quaddel mit **NaCl** 0,9 %: intensive initiale Irritation der kutanen Rezeptoren, dadurch kräftigere sympathische Entspannung. Unspezifische segmentale Reiztherapie

- Quaddel mit **Lidocain**: dem Kochsalz vergleichbare Anfangseffekte, schmerzfreies Areal jedoch um ein Vielfaches größer als Quaddelareal; zusätzlich ausgeprägtes Wärmegefühl
- Quaddel mit **Procain**: bereits am Injektionsort rasche Spaltung in unspezifische Gewebeesterasen; ausgeprägte lokale Vasodilatation; starkes Wärmegefühl. Interessant bei ausgeprägter vasokonstriktorischer Komponente

5.3.4 Komplikationen/ Nebenwirkungen

Es kommt seit Anwendung der Neuraltherapie immer wieder zu tödlichen Zwischenfällen, bekannte Komplikationen und Fälle sind:
- Tödliche Verletzungen nach Stellatum-Injektionen
- Tödliche Hirnblutung nach Injektion in die A. vertebralis
- Tödliche Verletzung der Bauchspeicheldrüse
- Perforation des Augapfels
- Allergische Reaktionen auf Procain (gehört zur Gruppe der Aminoester mit Parabenzoesäure als Abbauprodukt; aus diesem Grund ist Procain zugunsten der Aminoamide Lidocain und Prilocain zu verlassen)
- Überdosierungen mit Lokalanästhetika (sollte bei den geringen Mengen nicht auftreten)

Akute postoperative Schmerztherapie

6.1   Allgemeines

6.1.1   Einführung

Nach einem Fazit des Berufsverbands der Deutschen Anästhesisten (BDA) und des Berufsverbands der Deutschen Chirurgen (BDC) aus dem Jahre 1993 sind erhebliche Defizite bei der Erfüllung des Anspruchs der Patienten auf angemessene Schmerzbehandlung unverkennbar. Die Schmerztherapie in den deutschen Krankenhäusern ist knapp 20 Jahre danach immer noch vielerorts ineffektiv. In einer 2003 gestarteten Studie »Schmerzfreies Krankenhaus« (Maier 2010) mit 3251 Patienten in 25 Kliniken geben 29,5 % der operativen und 36,8 % der konservativ versorgten Patienten moderate bis starke Schmerzen in Ruhe an. Unter Belastung hatten mehr als 50 % aller behandelten Patienten Schmerzen (45,6 % der konservativ behandelten und 29,6 % der operativ versorgten Patienten).

Nach einem Zitat des britischen Arztes David Eastwood aus dem Jahr 1983 »erwarten die Patienten, dass sie im Krankenhaus Schmerzen erleiden, und wir Ärzte stellen sicher, dass diese Erwartung nicht enttäuscht wird«. Zur damaligen Zeit steckte die Akutschmerztherapie noch in den Kinderschuhen. Vieles hat sich seitdem verbessert, eine optimale, postoperative Schmerztherapie findet sich aber heutzutage nur in wenigen Krankenhäusern.

Nach einer Umfrage von Simanski et al. (2003) hat eine gute Schmerztherapie für den Patienten bei der Gesamtbeurteilung der Qualität eines Krankenhauses einen hohen Stellenwert. Sie verbessert das Image des Krankenhauses in der Öffentlichkeit und stellt somit einen Wettbewerbsvorteil dar. Im »global year against acute pain« von Oktober 2010 bis Oktober 2011 haben viele Krankenhäuser sich dafür entschieden, ihre postoperative Schmerztherapie zu optimieren und ggf. zertifizieren zu lassen.

Das Zertifizierungsverfahren wird von verschiedenen Organisationen, z. B. TÜV Rheinland, Certkom e.V. (Qualifizierte Schmerztherapie), durchgeführt. Es hilft, die bestehenden Organisationsstrukturen interdisziplinär und berufsgruppenübergreifend zu verändern und die Therapiekonzepte der postoperativen Schmerztherapie auf Station beim pflegerischen und ärztlichen Personal zu implementieren. Die Schaffung eines Pain-Nurse-Systems sowie die Implementierung von speziell in der Schmerztherapie geschulten Pflegekräften (Schmerzmentoren) auf den peripheren Stationen sind hierbei sehr hilfreich.

In den 2009 veröffentlichen S3-Leitlinien zur perioperativen Schmerztherapie, die einige hundert Seiten umfassen, sind die aktuellen medikamentösen und nicht medikamentösen Optionen einer effizienten perioperativen Schmerztherapie von einem Gremium von Schmerztherapeuten erarbeitet worden. Die einzelnen Komponenten wurden hierbei objektiv bewertet und in diesem Kapitel berücksichtigt.

6.1.2   Definition

Postoperative Schmerztherapie ist die (symptomatische) Behandlung akuter Schmerzzustände, die (primär) auf das Operationstrauma zurückzuführen sind. Die Definition grenzt sich von der chronischen Schmerztherapie ab und betont die kausale Therapie. Der akute Schmerz

- hat eine sinnvolle, evtl. sogar lebenserhaltende Funktion,
- besitzt Warnfunktion, die auf eine Gefahr aufmerksam macht,
- löst über Schmerzwahrnehmung entsprechende Schutzreaktionen aus,
- fördert die Wundheilung durch Ruhigstellung und
- besitzt große Akzeptanz durch die Mitmenschen.

Handlungsbedarf besteht bei einer Schmerzintensität, die auf der VAS oder NRS mit größer 3 bzw. 4 angegeben wird. Die Schmerzempfindung des operierten Patienten ist, wie bei Patienten mit chronischen Schmerzen, subjektiv. Auch hier sind affektiv-emotionale Faktoren, z. B. Angst, wirksam, die die Therapie von postoperativen Schmerzen deutlich erschweren können.

6.1.3   Rechtsgrundlage der Schmerztherapie

Neben der besonderen Bedeutung für die Patientenversorgung hat die postoperative Akutschmerztherapie auch forensische Aspekte, denn die Unterlassung stellt nach Weißauer (1993) einen Verstoß dar gegen:

- Das Berufsrecht (§ 1, Abs. 2: Leiden lindern und gewissenhafte Ausführung nach den Regeln der Kunst),
- Das Zivilrecht (§ 823, Abs. 1 und 2 BGB, Vermeiden von Gesundheitsschäden)
- Das Strafrecht (§§ 229 und 323c StGB, fahrlässige Körperverletzung durch Unterlassene Schmerztherapie und Unterlassene Hilfeleistung)
- Das Grundgesetz (Artikel 2, Abs. 2 GG, Recht auf Freiheit von Schmerzen)

Es besteht des Weiteren eine ethisch-moralische Verpflichtung des Arztes gegenüber seinem Patienten (Uhlenbruck 1994) und ein ökonomischer Anspruch der Beitragszahler (Vermeidung von kostenintensiven Komplikationen durch adäquate Schmerztherapie bei immer knapper werdenden finanziellen Ressourcen).

6.1.4 Kosten der postoperativen Schmerztherapie

Die direkt und indirekt Kosten der postoperativen Schmerztherapie auf der Grundlage eines multimodalen Konzeptes und bei Betreuung durch einen Akutschmerzdienst belaufen sich nach Jage et al. (2002) je nach Ausstattung auf 75–240 € pro Patient und Aufenthalt.

6.1.5 Nachteile und Vorteile der Akutschmerztherapie

Eine inadäquate Schmerztherapie führt zur Initiierung von Folgeschäden (Morbidität und Mortalität steigen). Sie erhöht die Rate der Chronifizierung akuter Schmerzen nach:

- Polytrauma (17–50 %)
- Thorakotomien (29–67 %)
- Amputationen (30–83 %)

Sie führt zur Erhöhung der kurz- und langfristigen Krankheitskosten. Zudem belastet sie als intensiver Stressfaktor die kardiopulmonalen, endokrin-metabolischen, gastrointestinalen und immunologischen Körperfunktionen.

Vorteile einer effektiven Schmerztherapie sind (modifiziert nach Brodner et al. 2000):

- Thromboseprophylaxe aufgrund schnellerer Mobilisierung
- Pneumonieprophylaxe aufgrund besserer Lungenfunktion und leichterem Abhusten
- Verbesserte gastrointestinale Funktion und primäre Wundheilung
- Stressprophylaxe mit niedrigerem Sympathikotonus (VO_2 ↓, Immunität ↑, Hyperkoagulabilität ↓, Stoffwechselstabilität ↑)
- Vermeidung einer Schmerzchronifizierung insbesondere im unfallchirurgischen/orthopädischen und gefäßchirurgischen Bereich (z. B. chronisch regionales Schmerzsyndrom [CRPS] Typ II)

6.1.6 Ziele der postoperativen Schmerztherapie

Ziele der postoperativen Schmerztherapie im Kontext eines multimodalen postoperativen Therapiekonzeptes, z. B. »fast track«, sind:

- Schnelle und effektive postoperative Schmerzkontrolle und hohe Patientenzufriedenheit
- Schmerzfreie frühe Mobilisation
- Frühe enterale Nahrungsaufnahme und rasche Entfernung von Magensonden und Drainagen
- Beschleunigte Rekonvaleszenz und frühe Entlassung aus der stationären Behandlung

6.1.7 Schmerzprophylaxe im Rahmen der Akutschmerztherapie

- Präoperatives Patientengespräch des Operateurs und des Anästhesisten vom ASD mit Einschätzung des präoperativen Schmerzstatus
- Präoperative Erhebung einer Schmerzanamnese (Verifizierung eines vorbestehenden akuten Schmerzes bzw. eines chronischen Schmerzsyndroms), Schmerzmessung und Informationsübermittlung über postoperativ zu erwartende Schmerzen sowie mögliche Therapiekonzepte, wie z. B. PCIA, PDEA

- Planung des Anästhesieverfahrens (z. B. Kombinationsanästhesie, regionalanästhesiologisches Verfahren bei Amputationen) und des postoperativen Analgesieregimes
- Operationsplanung (z. B. Schnittführung: Subkostalschnitt, Längsschnitt- und Querschnitt) und Wundverschluss (Klammernaht vs. Nahtverschluss, lokale Infiltration von Lokalanästhetika in den Wundbereich, Anlage einer Lokalinfiltrationsanalgesie (LIA), minimalinvasive OP-Verfahren vs. offene Verfahren, Anzahl und Lokalisation von Drainagen, atraumatische Operationstechniken, schonende intraoperative Lagerungsmaßnahmen)
- Einleitung einer präoperativen Schmerztherapie bei vorhandenen Schmerzen (z. B. Ischämieschmerz vor geplanter Amputation, Karzinomschmerz bei neuraler Tumorinfiltration) und konsequente postoperative Schmerztherapie bis zum Erreichen einer akzeptalen Schmerzintensität (NRS ≤3)

6.1.8 Organisationsstrukturen

Postoperative stationäre Schmerztherapie

Modelle des Akutschmerzdienstes je nach personeller Ressource, Bettenzahl des Krankenhauses und operativem Spektrum:
- Konsiliarische, schmerztherapeutische Tätigkeit durch den Anästhesisten auf Anfrage in besonderen Fällen
- Übernahme bestimmter Aufgaben (z. B. Betreuung von Patienten mit PCA/PCIA- und PCEA-Pumpen) durch den Akutschmerzdienst nach Absprache mit den stationsführenden Fachdisziplinen
- Übernahme des gesamten stationären Schmerzdienstes durch die Anästhesieabteilung bzw. die »pain nurse«
- Fachübergreifender, interdisziplinärer Schmerzdienst im gesamten Krankenhaus

Zurzeit gilt bei fehlender anders lautender Absprache folgende Regelung (Berufsverbands der Deutschen Anästhesisten, Berufsverbands der Deutschen Chirurgen): Fachlich zuständig für die Schmerztherapie ist:
- Auf chirurgischen Bettstationen und auf chirurgisch geführten Intensivstationen der Chirurg
- Im Aufwachraum und auf der anästhesiologisch geführten Intensivstation der Anästhesist in Kooperation mit dem Operateur

Struktur des Akutschmerzdienstes

Ein Akutschmerzdienst (ASD) sollte folgenden Qualitätsanforderungen genügen:
- Mindestens 2-malige Visite pro Tag an 7 Tagen der Woche
- 24-Stunden-Erreichbarkeit
- Schriftliche Vereinbarungen zur postoperativen Therapie
- Erhebung und Dokumentation der Schmerzqualität und der Intensität in Ruhe und unter Belastung/Bewegung
- Schriftliche Dokumentation des geplanten/durchgeführten medikamentösen/invasiven Behandlungskonzepts

In Deutschland fehlen zurzeit in den meisten Kliniken etablierte Akutschmerzdienste, die diesem Qualitätsstandard entsprechen. Durch die Implementierung eines ASD kann die Effektivität der postoperativen Schmerztherapie gesteigert und stationäre Komplikationen frühzeitig erkannt und therapiert werden.

6.1.9 Gründe für eine ineffektive Akutschmerztherapie

In ◘ Tab. 6.1 sind einige Gründe für eine ineffektive, postoperative Schmerztherapie aufgeführt.

Für die Mehrzahl der Patienten mit kleinen und mittleren Eingriffen genügt die Durchführung einer standardisierten, schriftlich fixierten Basisanalgesie nach Stufenkonzept (◘ Abb. 6.1) mit Nichtopioiden, z. B. klassische NSAR wie Diclofenac oder Ibuprofen, selektive Cylooxygenase-2-Hemmer wie Parecoxib oder Metamizol, evtl. in Kombination mit Oxycodon Injekt i.v. oder Piritramid i.v./s.c. Die postoperative Schmerztherapie wird auf der peripheren Station von speziell geschultem Pflegepersonal in Kooperation mit einer

◻ Tab. 6.1 Gründe für eine ineffektive postoperative Schmerztherapie. (Nach Meissner 2001)

Gründe	Häufigkeit [%]
Organisatorische Probleme	63
Zeitmangel	62
Mangelnde Motivation	39
Komplexität der Schmerzbehandlung	38
Schwierigkeit der Schmerzmessung	37
Mangelhafte Kenntnisse über die Schmerzbehandlung	30

zertifizierten »pain nurse« durchgeführt (regelmäßige Visite des Pflegepersonals bzw. Schmerzteams mit Beurteilung des Sedierungsgrades, der Atemfrequenz und der Schmerzintensität anhand der NRS).

6.1.10 Schmerzmessung

Neben Temperatur, Puls, Blutdruck und Atmung ist die Schmerzempfindung der fünfte zu registrierende Vitalparameter. Eine Schmerzmessung und Dokumentation sollte in folgenden Situationen zusätzlich durchgeführt werden:

- Innerhalb der ersten 24 h postoperativ, z. B. alle 2 h nach einer größeren Operation
- Bei neu auftretenden Schmerzen
- Bei stärker gewordenen Schmerzen
- Vor und 30 min nach einer nicht pharmakologischen Intervention
- Vor und nach jeder Schmerzmittelgabe analog zur Wirkzeit des Medikaments, in der Regel 30 min nach i.v.-Gabe bzw. 60 min nach oraler Gabe
- Mindestens alle 8 h bzw. 1-mal pro Pflegeschicht

Die Schmerzmessung ist von elementarer Wichtigkeit! Die Schmerzstärke gibt der Patient möglichst selbst an gemäß des Grundsatzes »Wenn es um den Schmerz geht, hat der Kranke recht!« (Selbsteinschätzung). Ist dies nicht möglich (Säuglinge, Kleinkinder, Patienten mit eingeschränkter Bewusstseinslage oder Demenz, kognitive Beeinträchtigungen), erfolgt die Fremdeinschätzung. Dies birgt die Gefahr der Fehleinschätzung.

Die Schmerzintensität wird mithilfe der auch in der chronischen Schmerztherapie verwendeten Skalen gemessen:

- Visuelle Analogskala (VAS): Schmerzintensität zwischen 0 (kein Schmerz) und 10 (unerträglicher, extrem starker Schmerz)
- Numerische Rating-Skala (NRS): 0–10
- Verbale Rating-Skala (VRS): kein – gering – mäßig – mittel – stark – sehr stark

Anmerkung: Aktuell wird in den S3-Leitlinien zur Behandlung des perioperativen Schmerzes die NRS gegenüber der VRS bevorzugt (bessere Erfassung der Schmerzintensität).

Schmerzmessung bei Kindern

Bei Kindern können je nach Alter die in ◻ Tab. 6.2 dargestellten Verfahren angewendet werden. ◻ Tab. 6.3 zeigt die Parameter der Kindlichen Unbehagen- und Schmerzskala. ◻ Abb. 8.4 zeigt die Smiley-Skala zur Schmerzbeurteilung bei Kindern.

Schmerzmessung bei älteren und kognitiv/kommunikativ eingeschränkten Patienten

- Schmerzbeurteilung auf Basis der nonverbalen Schmerzäußerungen und anhand von Beobachtungsskalen oder
- Selbsteinschätzung mithilfe der Verbalen Rating-Skala mit 4–6 Abstufungen (kein – gering – mäßig – mittel – stark – sehr stark)
- *Anmerkung:* Viele ältere Patienten neigen dazu, vorhandene Schmerzen zu negieren, wenn der Begriff »Schmerz« explizit verwendet wird. Die Reaktion auf synonyme Begriffe oder Umschreibungen kann hierbei hilfreich sein.

Schmerzmessung bei Demenz

- Anwendung der BESD-Skala (BESD = Beurteilung des Schmerzes bei Demenz, ◻ Tab. 6.4), die BESD-Skala ist die deutsche Übersetzung der PAINAD-Skala (»pain assessment in advanced dementia«)

◘ Tab. 6.2 Schmerzmessung bei Kindern

Alter [Jahre]	Methode	Verfahren
Bis 4	Fremdbeurteilung	Kindlichen Unbehagen- und Schmerzskala (KUSS)
Ab 4	Selbstbeurteilung	Smiley-Skala
Ab 8	Selbstbeurteilung	NRS, VRS, VAS

◘ Tab. 6.3 Schmerzmessung anhand der Kindlichen Unbehagen- und Schmerzskala (KUSS) n. Büttner(1998)

Klinische Beobachtung	Bewertung	Punkte
Weinen	Nicht	0
	Stöhnen, Jammern, Wimmern	1
	Schreien	2
Gesichtsausdruck	Entspannt, lächelt	0
	Mund verzerrt	1
	Mund und Augen grimassieren	2
Rumpfhaltung	Neutral	0
	Unstet	1
	Aufbäumen, Krümmen	2
Beinhaltung	Neutral	0
	Strampeln, Treten	1
	An den Körper gezogen	2
Motorische Unruhe	Nicht vorhanden	0
	Mäßig	1
	Ruhelos	2
Summe		

Anmerkungen:
– 15 s Beobachtungsdauer, Verlauf entscheidender als Einzelbeobachtung
– Ab 4 Punkten besteht manifester Analgetikabedarf

6.1.11 Risiken der medikamentösen Schmerztherapie

— Bei Opioidapplikation: Übelkeit, Erbrechen, Obstipation, Atemdepression (vorausgehende Warnzeichen: Vigilanzminderung bzw. Somnolenz und Atemfrequenz <10/min)

— Harnverhalt unter Opioidgabe oder Regionalanalgesie

— Bei Gabe von NSAR, evtl. auch Coxiben: Nierenfunktionsstörungen und gastrointestinale Blutungen (Cave: Kreatinin >2,0 mg/dl)

— Kreislaufdepression (bei zu schneller intravenöse Applikation von Metamizol oder Pethidin)

— Allergische Reaktionen, z. B. unter Metamizol

◘ Tab. 6.4 BESD-Skala zur Schmerzeinschätzung bei Patienten mit Demenz. Behandlungsziel ist ein Wert von < 4 Punkten. (Nach Schuler 2007)

Punkte	0	1	2
Atmung unabhängig von Lautäußerung	Normal	Gelegentlich angestrengtes Atmen, kurze Phasen von Hyperventilation	Lautstark angestrengtes Atmen, lange Phasen von Hyperventilation, Cheyne-Stoke-Atmung
Negative Lautäußerung	Keine	Gelegentliches Stöhnen oder Ächzen, sich leise negativ oder missbilligend äußern	Wiederholt beunruhigtes Rufen, lautes Stöhnen oder Ächzen, Weinen
Gesichtsausdruck	Lächelnd, nichtssagend	Traurig, ängstlich, sorgenvoller Blick	Grimassieren
Körpersprache	Entspannt	Angespannt, nervös hin- und hergehen, nesteln	Starr, geballte Fäuste, angezogene Knie, sich entziehen oder wegstoßen, schlagen
Trost	Trösten nicht notwendig	Ablenken oder beruhigen durch Stimme oder Berührung möglich	Trösten, ablenken, beruhigen nicht möglich

- Leberversagen bei Überdosierung mit Paracetamol (>7 g/Tag)
- Abhängigkeit nach längerer und hochdosierter Opioidgabe
- Serotoninerges Syndrom nach Antidepressiva- und Pethidin-Applikation

6.2 Medikamentöse postoperative Schmerztherapie

6.2.1 Medikamentenauswahl

Anwendung von Nichtopioiden und Opioiden, meist in Kombination anhand eines Stufenkonzepts der postoperativen Schmerztherapie – ähnlich wie das seit Jahren etablierte Behandlungskonzept bei Tumorschmerzen. Bei größeren Eingriffen allerdings gelegentlich beginnend mit dem primären Einsatz von stark wirksamen Opioiden (WHO-Stufe III; ◘ Abb. 6.1).

Die Kombination von Nichtopioiden mit einem Opioidanalgetikum zeigt einen synergistischen analgetischen Effekt im Sinne der »balanced analgesia«, dadurch Reduktion sowohl der einzelnen Medikamentennebenwirkungen als auch der Dosierungen der einzelnen Substanzen.

WHO-Stufenschema

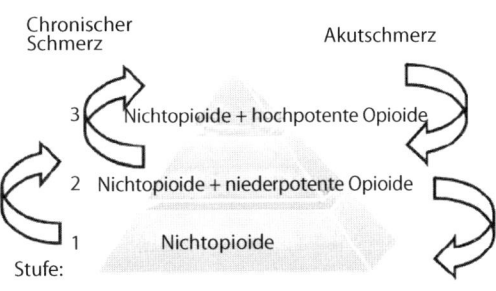

◘ Abb. 6.1 Stufenschema der akuten Schmerztherapie. (Mod. nach Simanski u. Neugebauer 2003)

6.2.2 Opioide

- **Indikationen:**
  - Mittelstarke bis stärkere Schmerzen
  - Nach umfangreichen thorax- und abdominalchirurgischen Operationen
  - Nach größeren Eingriffen an Skelettsystem und/oder Weichteilen
- **Kontraindikationen der stark wirksamen Opioide:**
  - COPD oder schweres Bronchialasthma
  - Cor pulmonale

- Galaktose- und Laktoseintoleranz
- Nicht opioidbedingter paralytischer Ileus
- Mittlere bis schwere Leberfunktionsstörungen
- Schwere Atemdepression mit Hypoxie und/oder Hyperkapnie
- Simultane oder in den letzten 14 Tagen vorausgegangene MAO-Hemmertherapie (auf das ZNS stimulierende oder hemmende Wirkung, arterielle Hypo- und Hypertonie)
- Koma
- *Anmerkung:* Die oralen stark wirksamen Opioide sind innerhalb der ersten 12–24 h nach OP (Targin, Oxygesic (Akut), Palladon, Jurnista) nicht zugelassen!

Dosierung stark wirksamer Opioide

Als retardierte Darreichungsform (Steigerung der Dosierung nach Bedarf möglich):
- Oxycodon/Naloxon (Targin): 2-mal 2,5/5 – 5/10 – 10/20 mg p.o.
- Oxycodon (Oxygesic): 2-mal 5–10–20–40 mg p.o.
- Hydromorhon (Palladon): 2-mal 4–8– 16–24 mg p.o.

Als schnell wirksame orale Darreichungsform:
- Oxycodon (Oxygesic Akut, Hartkapseln): 5/10/20 mg p.o. (max. alle 4–6 h)
- Oxycodon (Oxygesic Dispersa, Schmelztabletten): 5/10/20 mg p.o. (max. alle 4–6 h)
- Hydromorhon (Palladon Kapseln): 1,3 oder 2,6 mg p.o. (max. alle 4–6 h)
- Morphin (Oramorph Trinkampullen): 10/30 mg p.o. (max. alle 4–6 h)

Als schnell wirksame intravenöse Darreichungsform:
- Oxycodon (Oxygesic Injekt): 10 mg/1 ml oder 20 mg/2 ml; fraktioniert 5–10 mg i.v.
- Hydromorhon (Palladon Injekt): 10 mg/100 mg; 2–3 mg fraktioniert i.v.

Alle Details zu den einzelnen Substanzen können in ▶ Kap. 2 nachgelesen werden.

6.2.3 Nichtopioidanalgetika

- **Indikationen:**
  - Leichte Schmerzen
  - Nach kleinen Eingriffen im Skelett- und Weichteilbereich
  - Zur Supplementierung einer Schmerztherapie mit Opioiden nach größeren chirurgischen Eingriffen (»balanced analgesia«)
- **Wirkmechanismus:** Hemmung der peripheren Prostaglandinsynthese durch:
  - Unselektive Hemmung des Enzyms Cyclooxygenase (Typ 1 und 2) bei NSAR und nicht sauren Analgetika → Prostaglandin E_2 und Prostaglandin I_2 (Prostazyklin) erniedrigt
  - Selektive Cyclooxygenase-2-Hemmung (keine Hemmung der magenschleimhautschützenden Prostaglandin-E-Synthese!)
- **Wirkcharakteristika:** ❏ Tab. 6.5
- **Kontraindikationen und Anwendungsbeschränkungen:** Gemäß der Europäischen Arzneimittelagentur (EMEA, European Medicines Agency) und den Herstellerinformationen:

❏ **Tab. 6.5** Wirkcharakteristika der Nichtopioidanalgetika

	Ibuprofen	Diclofenac	ASS	Coxibe	Metamizol	Paracetamol
Analgetisch	+++	+++	++	++	+++	++
Antiphlogistisch	++	+++	++	++	(+)	(+/–)
Antipyretisch	++	+	++	–	+++	+++
Spasmolytisch	–	–	–	–	+++	–

- Klinisch gesicherte koronare Herzkrankheit
- Klinisch gesicherte zerebrovaskuläre Erkrankung
- Herzinsuffizienz (NYHA-Stadium II–IV)
- Postoperative Schmerztherapie nach koronarer Bypass-Operation (Parecoxib)
- Unkontrollierter Hypertonus (nur Etoricoxib)
- Erhebliche kardiovaskuläre Risikofaktoren (z. B. Hypertonus, Hyperlipidämie, Diabetes mellitus, Rauchen)
- Periphere arterielle Verschlusskrankheit
- Alter <18 Jahre

— **Nebenwirkungen:** In ❏ Tab. 6.6 sind die Nebenwirkungen einiger Nichtopioidanalgetika aufgeführt.

Saure, antiphlogistisch-antipyretische Analgetika (nichtsteroidale Antirheumatika) (NSAR)

— Salicylate (Acetylsalicylsäure): werden in der perioperativen Phase wegen Erhöhung der Blutungsneigung selten eingesetzt.

- Arylessigsäuren (Diclofenac, Indometacin, Acetmetacin): Diclofenac findet breite Anwendung
- Arylproprionsäuren (Ibuprofen, Naproxen, Ketoprofen): Ibuprofen findet breite Anwendung
- Substanzen, die für die akute Schmerztherapie nicht von Bedeutung sind:
    - Anthralinsäuren (Mefenaminsäure, Flufenamin)
    - Hetereozyklische Ketoenolsäuren (Piroxicam, Meloxicam, Lornoxicam)
- **Dosierungsbeispiele:**
    - Iburofen: 3-mal 400–600(–800) mg p.o.
    - Diclofenac: 3-mal 50 mg p.o. bzw. 2-mal 75 mg p.o.

Absolute Kontraindikationen der meisten NSAR:
- Floride Erkrankungen des Magen-Darm-Trakts, z. B. Gastritis, Magen-Darm-Ulzera; nicht gültig für Metamizol und Paracetamol
- Gerinnungsstörungen
- Niereninsuffizienz mit Kreatinin-Clearance <30 ml/min, schwere arteriosklerotische Perfusionsminderung der Niere

❏**Tab. 6.6** Nebenwirkungen einiger Nichtopioidanalgetika

	Blutdruck	Gerinnungssystem	Niere	Leber	Allergische Reaktion	Magen-Darm-Trakt	ZNS	Wundheilung
Paracetamol i.v./ per os				Leberversagen bei Überdosierung				
Metamizol	Gelegentliche Hypotension				Haut, Agranulozytose			
Diclofenac		Temporäre Hemmung der Thrombozytenaggregation		Evtl. Erhöhung der Transaminasen, Leberzellschaden	Haut	Übelkeit, Erbrechen, Durchfall, Auftreten von Ulkus/ Blutung	Kopfschmerz, Benommenheit, Schwindel	
Parecoxib	Häufig Hyper- und Hypotonie		Erhöhung der Retentionswerte			Evtl. gastrointestinale Ulzera	Zerebrovaskuläre Störungen	Sternale Wundheilung

- Behandlung mit potenziell nephrotoxischen Pharmaka, z. B. Diuretika, Antibiotika
- Schwere Anämie
- Herzinsuffizienz, Aszites
- Alter <12 Jahre (für ASS)

Relative Kontraindikationen:
- Hypovolämie
- Allergische Diathese, Asthma bronchiale
- Rezidivierende Magen-Darm-Beschwerden, anamnestisch Magen-Darm-Ulzera

Nebenwirkungen:
- Gastrointestinale Blutungen: Das Risiko für eine Blutung im oberen GI-Trakt steigt bei Einnahme eines unselektiven NSAR um das 5-Fache! Ebenso steigt das Ulkusrisiko mit dem Lebensalter an (<65 Jahre: ca. 7%; 65–75 Jahre: ca. 25%).
- Ca. 2000 Todesfälle pro Jahr sind bei der chronischen Einnahme auf die NSAR-Einnahme zurückzuführen!

Vor- und Nachteile der nichtsteroidale Antirheumatika (NSAR) zeigt ❏ Tab. 6.7.

Nicht saure antipyretische Analgetika
- P-Aminophenole bzw. Aniline (Paracetamol, Propacetamol)
- Nicht saure Pyrazolone (Metamizol, Phenazon, Propyphenazon)
- **Dosierungsbeispiele:**
  - Paracetamol: 3- bis 4-mal 1,0 g als schnelle Kurzinfusion über maximal 15 min
  - Pyrazolonderivate: Metamizol 4-mal 1,0 g als langsame Kurzinfusion oder p.o.

❏ **Tab. 6.7** Vor- und Nachteile der NSAR

Vorteile	Nachteile
Gute und andauernde Analgesie	Temporäre Hemmung der Thrombozytenfunktion
Weniger Nausea und Emesis als bei Opioiden	Beeinträchtigung der Nierenfunktion (Cave: Kreatinin >2 mg/dl)
Keine Atemdepression	
Antiphlogistisch	Gastrointestinale Komplikationen (bis akute GI-Blutung)

Selektive Cyclooxygenase-2-Hemmer
- Coxibe:
  - Parecoxib (Dynastat): 1-mal 40 mg als Kurzinfusion i.v., Wiederholung nach 6–12 h möglich (max. 80 mg/Tag)
  - Celecoxib (Celebrex): 1-mal 100 mg bis 2-mal 200 mg/Tag p.o. (max. 400 mg)
  - Etoricoxib (Arcoxia): 1-mal (60)–90 mg p.o.
- *Anmerkung:* Zurzeit ist nur Parecoxib (Dynastat) zur postoperativen Schmerztherapie zugelassen!

6.2.4 Formen der Medikamentapplikation

Methode der Wahl:
- Intravenöse, bedarfsorientierte/titrierte Bolusgabe von Opioiden oder
- Standardisierte Kurzinfusion von Nichtopioidanalgetika nach festem Zeitschema

Alternativen:
- Subkutane Injektion: auch durch nicht ärztliches Personal, z. B. Piritramid, Oxycodon, Morphin oder Hydromorphon
- Rektale Applikation:
  - Nichtopioidanalgetika (z. B. Diclofenac, Paracetamol, Metamizol)
  - Nachteil dieses Verfahrens: verzögerter Wirkbeginn und variable intestinale Resorption der Medikamente. Mit Ausnahme von Morphin-Zäpfchen als MSR sind zurzeit keine stark wirksamen Opioide zur rektalen Applikation verfügbar.
- Orale Applikation:
  - Schwach wirksame Opioide in Tropfenform, z. B. Tilidin/Naloxon (Valoron N)
  - Stark wirksame Opioide in niedriger Dosierung, z. B. Oxycodon/Naloxon (Targin) 10/5 mg 12-stündlich p.o. oder Hydromorphon (Palladon) 4 oder 8 mg 12-stündlich p.o.)
- Infiltration/Instillationen von Lokalanästhetika in den Wundbereich (subkutane oder pleurale Katheter mit Pumpe, z. B. Pain-Buster-System der Firma Braun)

Obsolet in der modernen, postoperativen Schmerztherapie sind:

- Intramuskuläre Applikationen: Schmerzhaftigkeit der Injektion, langsamer Wirkeintritt, unzuverlässige Resorption und Gefahr des potenziellen Injektionsschadens, z. B. Nervenläsionen, Spritzenabszesse
- Transdermale Applikationen: stark wirksame Opioide, z. B. Fentanyl (Durogesic) oder Buprenorphin (Transtec) als Pflaster mit langsamem, dermalem Depotaufbau des Medikaments in den ersten 12 h nach Applikation, daher schlechte Steuerbarkeit

Patientenkontrollierte Analgesie (PCA)

- Mithilfe einer Pumpe werden Schmerzmedikamente appliziert, entweder intravenös oder epidural. Programmierung erfolgt individuell nach Alter, Gewicht.

Patientenkontrollierte intravenöse Analgesie (PCIA) (❒ Tab. 6.8, ❒ Tab. 6.9)

- Wichtigstes Prinzip der postoperativen Schmerztherapie, individuelle Titration des postoperativen Analgetikabedarfs durch den Patienten mittels elektronischen Pumpen (Braun- oder Abbott-Pumpen) oder unterdruckbetriebenen Systemen (z. B. PCA-System von VYGON)

- Sicheres Verfahren bei Verzicht auf eine Basalrate
- Anwendbarkeit evtl. schon bei älteren Kindern ab dem 5. Lebensalter (»Gameboy-Alter«)
- *Anmerkung:* bei Parallelinfusion immer ein Rückschlagventil verwenden, um über einen retrograden Medikamentenfluss ins Infusionssystem eine unbeabsichtigte Bolusgabe zu vermeiden
- **Vorteile:**
  - Bessere postoperative Analgesie und Patientenzufriedenheit im Vergleich zu einer standardisierten Basisanalgesie durch das Pflegepersonal
  - Entlastung der Pflege (ca. 35 min/Patient pro Tag)
  - Geringe Komplikationsraten (u. a. durch Frühmobilisierung)
  - Reduktion der Krankenhausverweildauer
  - Reduzierter Analgetikabedarf bei Kombination mit Nichtopioidanalgetika
- **Nachteile:**
  - Durch Opioide bedingt: Atemdepression (ca. 0,3 %), Übelkeit, Erbrechen, Juckreiz, Verwirrtheit, Halluzinationen, Obstipation
  - Personalintensives Verfahren (ASD)
  - Blutdruck- und Herzrhythmusprobleme
  - Thrombophlebitis durch Venenverweilkanüle

❒ **Tab. 6.8** PCIA-Medikation für Erwachsene (Beispiele). (Mod. nach Jage u. Hartje 1997)

Generischer Name	Handelsname (Beispiele)	Konzentration [mg/ml]	Bolusgröße [mg]	Bolusgröße [mg/kgKG]	Sperrzeit [min]	4-Stunden-Limit [mg/4 h]
Piritramid	Dipidolor	1,0	1,5–2	0,02–0,04	10–15	30–40
Hydromorphon	Palladon Injekt	0,1	0,2	0,01	5–10	4
Oxycodon	Oxygesic Injekt	1,0	1,5–2	0,03	5	15
Morphin	MSI	1,0	1–1,5	0,01–0,05	5–10	30

❒ **Tab. 6.9** PCIA-Medikation für Kinder (Beispiele). (Mod. nach Phillipi-Höhne 2010)

Generischer Name	Handelsname (Beispiele)	Konzentration [mg/ml]	Bolusgröße [µg/kgKG]	Sperrzeit [min]	4-Stunden-Limit [µg/kgKG/4 h]
Piritramid	Dipidolor	1,5	20–30	10	500
Morphin	MSI	1,0	20	10	350

Patientenkontrollierte epidurale Analgesie (PCEA)

- Gabe eines Lokalanästhetikums kontinuierlich über einen PDK
- Meist Zusatz von Opiaten, z. B. Sufentanil 0,5 µg/ml Lokalanästhetikum
- Basalrate und Bolusmöglichkeit
- Rückenmarksnahe Analgesie durch lumbale und thorakale Periduralkatheter (PDK)
- Periphere Regionalanästhesiekatheter, z. B. Nervus-femoralis- und Nervus-ischiadicus-Katheter bei Kniegelenkersatzoperationen
- **Nebenwirkungen des PDK:** arterielle Hypotonie, lokalanästhetikainduzierte Paraparese oder Parästhesie, Infektionen an der Einstichstelle, epidurale Abszesse, hohe Spinalanästhesien, Lokalanästhetikaintoxikationen, Immobilisation

Sonderformen der Medikamentapplikation

- »Nurse controlled analgesia« (NCA) bei entsprechender Ausbildung der Krankenschwestern in der Schmerzbeurteilung bei Kleinkindern. Eine sorgfältige Überwachung ist bei Kleinkindern nach Opioidgabe (Atemfrequenz, Atemtiefe, Sedierungsgrad, Pulsoxymetrie, Respirationsmonitor) unbedingt notwendig!
- »Parents-controlled analgesia« für Kinder ab dem 1. Lebensjahr nach entsprechender Einweisung der Eltern durch Fachpersonal. *Cave:* Außerkraftsetzen der Sicherheitsphilosophie der PCA: Patient kann nur so Boli über die PCA abrufen, wie seine Vigilanz es erlaubt.

6.3   Koanalgetika in der akuten postoperativen Schmerztherapie

6.3.1   Trizyklische Antidepressiva (TZA) und selektive Serotonin- und Noradrenalin-Aufnahmehemmer (SNRI)

- Indikation: neuropathischer Schmerz (Brennschmerzen)
- Substanzbeispiele:

- Amitriptylin (Saroten, Amitryptylin-Neuraxpharm etc.): initial 10–25 mg zur Nacht, anschließend Steigerung bis max. 150 mg/Tag (0-0-1)
- Venlafaxin (Trevilor retard): 37,5 mg initial, anschließend Steigerung auf 75–225 mg in retardierter Form (1-0-0)
- Duloxetin (Cymbalta): 30 mg initial, anschließend Steigerung auf ca. 60 mg/Tag (1-1-0)
- *Anmerkung:* die selektiven Serotonin-Reuptake-Hemmer (SSRI), wie z. B. Fluoxetin, Citalopram, Paroxetin, besitzen keinen nachgewiesenen positiven Effekt beim neuropathischen Schmerz!

6.3.2   Antiepileptika

- **Indikation:** neuropathischer Schmerz mit einschießender (lanzinierender) Schmerzkomponente
- Substanzbeispiele:
  - Pregabalin (Lyrica): initial 2-mal 75 mg/Tag, nach einer Woche Steigerung auf 300 mg/Tag, maximal 600 mg/Tag in 2–3 Einzeldosen; Dosisreduktion bei Niereninsuffizienz (Tab. 6.10). *Kontraindikationen:* Schwangerschaft, Stillzeit, Kinder und Jugendliche <18 Jahre, hereditäre Galaktoseintoleranz, Lapp-Laktase-Mangel oder Glukose-Galaktose-Malabsorption
  - Gabapentin (Neurontin): initial 3-mal 100 mg, nach einer Woche Steigerung auf bis zu 3-mal 900 mg möglich

6.3.3   Clonidin (Catapresan)

- **Indikation:** starke Schmerzen unter Opioiden → Kombination führt zur Reduktion der notwendigen Opioidgabe um 30–50 %
- **Dosierung:** 2–4 µg/kgKG i.v. über 10–15 min titriert
- **Nebenwirkungen:** Sedierung, Bradykardie und Hypotonie, paradoxer Effekt (Blutdruckanstieg bei zu schneller Injektion)

◘ Tab. 6.10 Pregabalin-Dosierung bei Niereninsuffizienz

Kreatinin-Clearance [ml/min]	Gesamttagesdosis		Dosisaufteilung
	Anfangsdosis [mg/Tag]	Höchstdosis [mg/Tag]	
≥60	150	600	2- oder 3-mal täglich
≥30 bis <60	75	300	2- oder 3-mal täglich
≥15 bis <30	25–50	150	Als Einzeldosis oder 2-mal täglich
<15	25	75	Als Einzeldosis
Zusatzdosis nach Hämodialyse	25	100	Als Einzeldosis[a]

[a] Die Zusatzdosis ist eine einzelne, ergänzende Dosis zur Basisdosierung

6.3.4 Butylscopolamin (Buscopan)

— **Dosierung:** 10 mg Suppositorium oder 20 mg i.v.
— Polarisierter Muskarinrezeptorantagonist bei Spasmen der glatten Muskulatur

6.4 Therapie von Nebenwirkungen der akuten postoperativen Schmerztherapie

Übelkeit und Erbrechen

◘ Tab. 6.11 zeigt die medikamentöse Behandlung von Übelkeit und Erbrechen.

Obstipation

— Laxoberal: 10–20–30 Trpf./Tag p.o.
— Movicol: 1–3 Beutel/Tag p.o. je nach Stuhlqualität und Frequenz
— Laktulose: 10–20 ml/Tag p.o. je nach Stuhlqualität und Frequenz

6.5 Lokal- und Regionalanästhesie des Erwachsenen

6.5.1 Vorteile regionaler Techniken

Neben der Lokalanalgesie kommen in der postoperativen Schmerztherapie auch routinemäßig regionalanalgetische Verfahren zum Einsatz. Diese besitzen zahlreiche Vorteile (◘ Tab. 6.12).

6.5.2 Mögliche regionalanalgetische Verfahren

— Blockaden des Plexus brachialis als axillärer oder vertikaler-infraklavikulärer Block
— Blockade des Plexus lumbalis als 3-in-1-Block oder Psoaskompartmentblock
— Ilioinguinal- und Iliohypogastricus-Blockaden bei Herniotomien
— Anlage eines interpleuralen Katheters bei Thorakotomie
— Interkostalblockaden bei Rippenschmerzen
— Kontinuierliche Periduralanalgesie mit lumbalem oder thorakalem Zugang
— Kontinuierliche Wundkatheter mit vielen seitlichen Öffnungen auf einer bestimmten Länge mit Elastomerpumpen, z. B. Pain-Buster der Firma Braun oder Infiltralong-600-Katheter mit FuserPump der Fima Pajunk

Nervus-ilioinguinalis- und Nervus-iliohypogastricus-Blockade

— **Indikationen:** postoperativer oder posttraumatischer segmentaler Leistenschmerz, z. B. nach Herniotomien oder Orchidolysen

◻ Tab. 6.11 Präparatebeschreibung

Substanzklasse	Freiname	Handelsname	Dosis [mg]	Applikationsform	Intervall [h]
Prokinetika (Dopami-nantagonisten)	Metoclopramid	MCP, Paspertin	10 (=30 Trpf.)	Oral (Trpf./Saft)	6–8
			20	Supp.	
			10	i.v.	
Neuroleptika (Dopami-nantagonisten)	Droperidol	Xomolix	1,25–2,5	i.v.	8–12
	Haloperidol	Haldol Janssen	0,5–1,5	i.v., p.o.	8–12
Setrone (Serotoninanta-gonisten)	Dolasetron	Anemet	12,5	i.v.	6–8
			50	p.o.	
	Ondansetron	Zofran	4–8	i.v., p.o.	8–12
Antihistaminika	Dimenhydrinat	Vomex	50	p.o.	8
			62	i.v.	
			40/70/150	Supp.	
	Cyclizin	Valoid	50	i.v.	8
Kortison	Dexamethason	Fortecortin	4–8	i.v.	8
Anticholinergika	Scopolamin	Scopoderm TTS	1,5	Pflaster	Ca. 3 Tage

◻ Tab. 6.12 Vorteile der Regionalanalgesie im Vergleich zur systemischen Verabreichung von Analgetika. (Mod. nach Jage et al. 2005)

Kriterium	Vorteil
Postoperative Magen-Darm-Atonie	Ca. 2 Tage kürzer
Perioperativer Myokardinfarkt	Ca. 30 % geringer
Kardiovaskuläre Komplikationen	Ca. 75 % geringer
Lungenembolie (ohne Thromboseprophylaxe)	Ca. 50 % geringer
Thrombembolie (ohne Thromboseprophylaxe)	Ca. 40 % geringer
Pulmonale Infektionen	Ca. 30 % geringer
Blutverlust, Blutbedarf	Ca. 20–30 % geringer
Postoperative Beatmungsdauer	Ca. 40 % kürzer
Chirurgische Komplikationen	Ca. 50 % geringer
Reoperations-/Amputationsrate nach peripheren Bypass-Operationen	Ca. 50 % geringer
Verweildauer im Krankenhaus nach größeren Eingriffen	>30–50 % kürzer
Erfüllung von Entlassungskriterien	25–30 % früher
Krankenhauskosten	>20–50 % geringer

- **Dosierung:** 0,1–0,5 ml/kgKG Bupivacain 0,25–0,5 % isobar. *Cave:* rasche Resorption des LA aus der Abdominalwand
- **Wirkdauer:** 4–6 h
- **Durchführung:**
  - Infiltration des LA mittels 22- bis 24-G-Nadel medial (0,5–2 cm) und etwas kranial von der Spina iliaca anterior superior
  - ⅔ des Volumens subfaszial unter die Externusaponeurose und ⅓ subkutan
- **Komplikationen:** vorübergehende Lähmung des N. femoralis, Kolonperforation

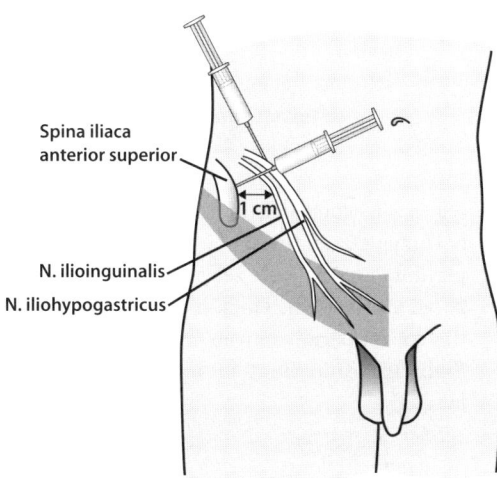

Spina iliaca anterior superior

1 cm

N. ilioinguinalis
N. iliohypogastricus

◘ Abb. 6.2 Leitstrukturen der Nervus-iliohypogastricus-Blockade

Interpleurale Katheter

- **Indikationen:** Thoraxeingriffe bzw. Thorakotomien, unilaterale Rippenfrakturen
- **Dosierung:** 20–30 ml Bupivacain 0,25–0,5 % oder 1,5 ml/kgKG Bupivacain in den Pleuraspalt nach intraoperativer Katheteranlage oder »blinder« postoperativer Punktion des Pleuraraums und Einlage eines Katheters
- **Wirkdauer:** 4–6 h

Interkostalnervenblockade

- **Indikationen:** Thoraxdrainagenschmerz, Blockade über mehrere Dermatome ober- und unterhalb des Hauptschmerzes
- **Dosierung:** 2–3 ml Bupivacain 0,25 % (pro Interkostalnerv)
- **Wirkdauer:** 8–12 h
- **Durchführung:** Punktionsort: Angulus costae oder hintere/mittlere Axillarlinie um die Interkostalnerven herum ◘ Abb. 6.3

Kontinuierliche Periduralanalgesie (PDA)

- **Indikationen:** thorakale oder abdominalchirurgische Eingriffe (z. B. Ösophagusresektion), frühe postoperative Bewegungstherapie (z. B. Motorschienenmobilisation nach Knieoperation)
- **Kontraindikationen:** Gerinnungsstörungen, gerinnungshemmende Medikamente, lokale Infektionen, Ablehnung des Verfahrens durch Patienten oder Kyphoskoliose (relative Kontraindikation)

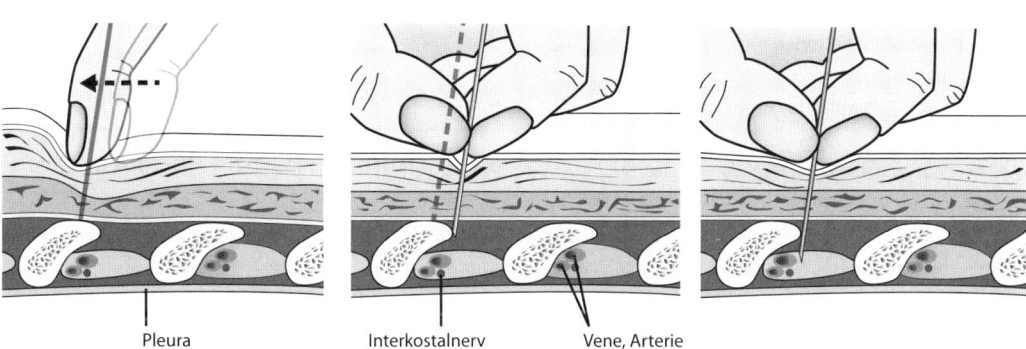

Pleura   Interkostalnerv   Vene, Arterie

◘ Abb. 6.3 Anatomie der Interkostalregion

Vorteile einer postoperativen PDA

- Sehr gute Analgesiequalität (auch im Vergleich zur PCIA-Technik) sowohl in Ruhe als auch bei Bewegung oder beim Husten
- Frühe Mobilisierbarkeit und bessere Gelenkbeweglichkeit
- Wenig Nebenwirkungen: Übelkeit, Vigilanzdämpfung, Atemdepression
- Peristaltikanregender Effekt durch Sympathikolyse
- Geringere Einschränkung der Lungenfunktion und Reduktion pulmonaler Komplikationen
- Verbesserte Koronarperfusion, deshalb weniger Myokardischämien bei kardialen Risikopatienten
- Geringere Thrombose- und Reokklusionsraten nach gefäßchirurgischen Eingriffen
- Stressantwort und Sauerstoffverbrauch reduziert
- Geringere Inzidenz an Phantomschmerzen
- Reduktion von Chronifizierungsprozessen oder Komplikationen, wie z. B. komplexes regionales Schmerzsyndrom
- Verkürzte Krankenhausaufenthaltsdauer

Nachteile einer postoperativen PDA

- Aufwändige postoperative Betreuung infolge notwendiger Überwachungsmaßnahmen
- Eventuell Beeinträchtigung der Motorik und Sensibilität bei zu hohe LA-Konzentration
- Miktionsstörungen (*Cave:* Blasen- und Mastdarmstörungen, Inkontinenz!)
- Eventuell Verschleierung von postoperativen Komplikationen (Nahtinsuffizienzen, Abszesse etc.)
- Herz-Kreislauf-Probleme (Hypotonie, Bradykardie)
- Lagerungsschaden (Drucknekrosen)
- Gefahr von Katheterinfektionen (Diagnostik)
- Allergischen Reaktionen
- Katheterverwechslungen (akzidentelle peridurale Applikationen von systemisch zu applizierenden Medikamenten)

▼

- *Anmerkung:* eindeutige Kennzeichnung des Katheters (Farbmarkierung mit Beschriftung)

PDK-Visite

Aufgaben der mindestens 2-mal pro Tag durchzuführenden PDK-Visite:

- Überprüfung der Einstichstelle
- Kontrolle der Vigilanz
- Kontrolle der Kreislaufparameter
- Kontrolle der Atemfrequenz
- Kontrolle von Motorik und Sensibilität
- Fieber (CRP/Leukozyten)
- Frage nach:
  - Rücken-/Kopfschmerzen
  - Lähmungen oder Schmerzen in den Beinen
  - Neu aufgetretenen Blasen- und Mastdarmstörungen bzw. Inkontinenz

- Die erwünschte Anästhesieausbreitung und bevorzugte Punktionshöhe zur perioperativen periduralen Analgesie zeigt ◘ Tab. 6.13.
- ◘ Tab. 6.14 zeigt die empfohlenen Lokalanästhetika zur perioperativen Periduralanalgesie (Substanz, Konzentration, Infusionsrate, Bolus etc.).
- *Anmerkungen:*
  - Eventuell plus 0,75–1 µg Sufentanil pro ml Lokalanästhetikum oder 2 µg/ml Fentanyl (*Cave:* Fentanyl ist zur rückenmarksnahen Anwendung nicht zugelassen!).
  - Die angegebenen Opioiddosen sollten nur unter einer intensiven Überwachung appliziert werden!

6.6 Spezielle Schmerztherapie

6.6.1 Opioidgewöhnte Patienten

Postoperativ hoher Analgetikabedarf bei opioidgewöhnten Patienten aufgrund regelmäßiger Verschreibung von starken Opioiden oder i.v.-Drogenabusus: µ-Rezeptor-Down-Regulation und hepatische Enzyminduktion mit schnellerer Elimination des Analgetikums.

◘ Tab. 6.13 Erwünschte Anästhesieausbreitung und bevorzugte Punktionshöhe bei der periduralen Analgesie

Region/Indikation	Anästhesieausbreitung	Punktionshöhe
Thorakotomien	Th2–8	Th6–7
Thorakoabdominale OP	Th4–12	Th7–9
Oberbauch-OP	Th6–12	Th8–10
Unterbauch-OP	Th8–12	Th10–12
OP an der abdominalen Aorta	Th8 – L2	Th10–12
OP an der unteren Extremität	Th12 – S1	L3/4

◘ Tab. 6.14 Lokalanästhetika für die PDA für Erwachsene (empfohlene Konzentration für die postoperative Schmerztherapie)

Substanz	Konzentration [%]	Infusionsrate [ml/h]	Bolus [ml]	Sperrzeit [min]
Bupivacain	0,125–0,25	4–6	Thorakal: 2–4 Lumbal: 3-6	30
Ropivacain	0,2–0,3	4–6	Thorakal: 4–8 Lumbal: 6–14	30

Grundsätze

- Vermeidung von perioperativen Entzugssymptomen und Erreichen einer adäquaten Schmerzkontrolle durch Opioide
- Substitution des gewohnten Opioidbedarfs plus durch die Operation bedingter Analgetikabedarf, evtl. PCIA mit ausnahmsweiser Basisinfusion! *Cave:* Unerkannte Polytoxikomanie und Gefahr des Missbrauchs von PCA-Methoden!
- Umrechnung der präoperativen oralen Morphinsubstitution auf postoperativen intravenösen Morphinbedarf: oraler Morphintagesbedarf dividiert durch 3 = intravenöser Bedarf pro 24 h (kontinuierlich) plus 30 % zusätzlicher Bedarf als Boli plus Nichtopioidanalgetika (z. B. 4-mal 1,0 g Metamizol)
- Postoperative Fortsetzung einer vorhandenen Substitutionsmedikation:
  - 1000 mg Heroin i.v. entsprechen ca. 70 mg Methadon p.o. oder
  - 35 mg L-Methadon (L-Polamidon) p.o. oder
  - 10 mg L-Polamidon = 2 ml = 40 Trpf. oder

- 10 mg L-Methadon p.o. = 5 mg L-Methadon i.v.
- Analgetische Wirkdauer liegt bei 4–6 h
- Durchschnittlicher Bedarf ist 10–12 ml L-Methadon pro 24 h
- Verzicht auf partielle Agonisten oder Agonisten/Antagonisten (z. B. Buprenorphin/Nalbuphin)
- Bevorzugung von Nichtopioiden, ggf. in Kombination, z. B. Metamizol + NSAR oder Paracetamol + NSAR
- Bevorzugung von regionalanalgetischen Verfahren
- Bei Unruhezuständen: evtl. Gabe von Clonidin (2–4 µg/kgKG i.v.)

6.6.2 Ehemals drogenabhängige Patienten

- Entzugssymptome bis 6 Monate nach Entzug möglich
- Erhöhte Empfindlichkeit auf Opioide bzw. vermehrt Nebenwirkungen, z. B. Atemdepression

- Bevorzugung von Nichtopioidanalgetika und Regionalanalgesieverfahren zur postoperativen Schmerztherapie
- Bevorzugung von perioperativen Regionalanalgesieverfahren (VIP-Katheter, thorakale PDA etc.)
- Intraoperativ: Gabe von Opioiden mit langer Wirkdauer
- Vermeidung von kurzwirksamen Opioiden mit schnellem Wirkbeginn
- Kein PCIA-Verfahren, keine Bolusinjektionen (»kick«) bzw. die Bolusinjektion über einen sehr langen Zeitraum geben!
- Eventuell Gabe von partiellen Opioidagonisten (geringeres Abhängigkeitspotenzial)
- Bevorzugung von Retardpräparaten oder kontinuierliche, schmerzadaptierte Opioidapplikation
- Präoperative Aufklärung und Dokumentation über schmerztherapeutisches Vorgehen und Einwilligung des Patienten aus forensischen Gründen

6.6.3 Kinder

- Ungeborene Kinder können ab der 24. Schwangerschaftswoche Schmerzen verspüren, aufgrund der neuronalen Unreife sogar in höherer Intensität, da die schmerzhemmenden Bahnen noch nicht ausreichend entwickelt sind.
- Wenn notwendig, sollten auch bei Kindern stark wirksame Analgetika eingesetzt werden. Kinder sind bei gleichen Eingriffen im Vergleich zu Erwachsenen unterversorgt (Schechter et al. 1989).
- Scheinbar harmlose Schmerzreize können bei Früh- und Neugeborenen auf lange Zeit das nozizeptive System sehr negativ beeinflussen (Sandkühler u. Benrath 2005)
- Eine kindgerechte Applikationsweise ist anzuwenden (keine intramuskulären Injektionen, Bevorzugung von Suppositorien).
- Ergänzung der Schmerztherapie durch periphere Blockaden (Herniotomien, Phimosen etc.); Anlage der Blockade wenn möglich intraoperativ.

◻ Tab. 6.15 Übersicht über die Altersbeschränkung einiger Analgetika

Medikament	Zugelassen ab (Alter in Jahren)
MST	18
Morphin i.v.	Geburt
Oxycodon retard p.o.	12
Oxycodon i.v.	12
Hydromorphon	12
Coxibe	18
Dipidolor	(Vorsicht <1 Jahr)
Valoron retard	14

◻ Tab. 6.16 Nichtopioidanalgetika zur postoperativen Schmerztherapie bei Kindern

Substanz	Häufigkeit [%]
Paracetamol rectal	93
Metamizol	52
Diclofenac	27
Ibuprofen	3
ASS	7

◻ Tab. 6.17 Opioidanalgetika zur postoperativen Schmerztherapie bei Kindern

Substanz	Häufigkeit [%]
Piritramid	82
Pethidin	23
Tramadol	29
Fentanyl	8
Morphin	5
Pentazocin	4
Buprenorphin	1,5

- Messung der Schmerzintensität:
  - Ab 5 Jahren mit Smiley-Skalen
  - Unter 5 Jahren durch Fremdbeurteilung (physiologische Parameter, Verhalten oder KUSS)

- Ältere Kinder nach VAS, NRS oder VRS
- Medikamentöse Schmerztherapie bei pädiatrischen Patienten: Ca. ⅔ aller bei Kindern zwischen dem 4. und 12. Lebensjahr angewandten Arzneimittel sind nicht zugelassen (»off-label-use«)! Vgl. ◘ Tab. 6.3.
- Nach einer Umfrage von Bremerich (2001) kommen Nichtopioidanalgetika (◘ Tab. 6.16) und Opioidanalgetika (◘ Tab. 6.17) im Rahmen der postoperativen Schmerztherapie für Kinder in Deutschland zum Einsatz.

Nichtopioidanalgetika

◘ Tab. 6.18 gibt einen Überblick über die empfohlene Dosierung von Nichtopioidanalgetika im Kindesalter.
- *Cave:* Die Verordnung »Paracetamol bei Bedarf« ohne Dosislimitierung ist ein Kunstfehler!
- *Anmerkung:* Kinder haben eine geringere Glukuronidierungskapazität als Erwachsene.
- Die NSAR-Gabe nach Tonsillektomie kann das Blutungsrisiko postoperativ erhöhen!
- Keine ASS-Gabe bei Kindern aufgrund der Gefahr der Induktion des Reye-Syndroms.
- Cyclooxygenase-2-Hemmer sind vor dem 18. Lebensjahr nicht zugelassen!
- Die Dosierungsempfehlung für Ibuprofen-Saft 2 % (Nurofen junior Fiebersaft) zeigt ◘ Tab. 6.19.

Opioidanalgetika

Die empfohlene Dosierung von Opioiden im Kindesalter ist in ◘ Tab. 6.20 dargestellt.
- Bei Übelkeit Gabe von Dimenhydrinat (Vomex Supp.) als Mittel der 1. Wahl.
- PCIA bei Kindern ab dem »Gameboy-fähigen« Alter von ca. 5 Jahren möglich.
- *Vorteile des gemischten Agonisten/Antagonisten Nalbuphin:*
  - Große therapeutische Breite
  - Unterliegt nicht der Betäubungsmittelverschreibungsverordnung (BtMVV)
  - Sedierung (oft erwünscht)
  - Atemdepression geringer als bei anderen Opioiden
- *Nachteile von Nalbuphin:*
  - Ungenügende Wirksamkeit bei starken Schmerzen

- Nausea und Emesis
- Sedierung

Koanalgetika

Auch in der pädiatrischen Schmerztherapie werden Koanalgetika eingesetzt. Sie sind in ◘ Tab. 6.21 dargestellt.

Lokalanästhetika

- Bupivacain ist aufgrund seiner langen Wirkdauer das Mittel der Wahl.
- Vorsicht bei Neugeborenen und Säuglingen unter 3 Monaten aufgrund einer geringeren Proteinbindung als beim Erwachsenen mit der Gefahr der Lokalanästhetikaintoxikation.
- Bei Säuglingen unter 3 Monaten großes Verteilungsvolumen und längere Halbwertszeit der Lokalanästhetika.
- Prilocain sollte nicht beim Neugeborenen angewendet werden (Methämoglobinbildung)!
- Die empfohlenen Höchstdosen von Lokalanästhetika im Kindesalter sind in ◘ Tab. 6.22 dargestellt.

Lokal- und Regionalanalgesieverfahren

Die medikamentöse Schmerztherapie kann in der postoperativen Phase gerade bei Kindern durch zahlreiche lokal- und regionalanalgetische Maßnahmen in sinnvoller Weise ergänzt werden.

Lokalanalgesie

Die medikamentöse postoperative Schmerztherapie kann sinnvollerweise durch bereits prä- und intraoperativ ausgeführte lokalanalgetische Maßnahmen unterstützt werden:
- Wundinfiltration, z. B. mit 0,2–0,5 ml/kgKG Bupivacain 0,25 % oder Ropivacain 0,2 % durch den Operateur – einfach durchzuführen, zusätzlich bakteriozider Effekt des Bupivacain-Lokalanästhetikums
- Intraartikuläre Instillation von Ropivacain (Naropin) 0,2 %, z. B. 5–10 ml Ropivacain nach Kniegelenkeingriffen
- Oberflächenanalgesie, z. B. durch lokale Applikation von LA wie Lidocain-Gel 2 % bei Phimosenoperation alle 5 h oder EMLA-Salbe bei der Entnahme von Spalthaut

◘ Tab. 6.18 Nichtopioidanalgetika bei Kindern

	Altersabhängige Zulassung	Dosierung [mg/kgKG]	Applikationsform	Dosisintervall [h]	Tageshöchstdosis [mg/kgKG/Tag]
Paracetamol[a] (Perfalgan, Ben-u-ron)	Ab FG-/NG-Alter; i.v.-Gabe ab 10 kgKG zugelassen	>10 kg: 15 <10 kg: 7,5	i.v.	6	FG <32 GW: 35 (für max. 48 h) FG <36 GW: 60 (für max. 48 h) NG: 60 (für max. 48 h) KK: 100 (max. 4 g/Tag, für max. 72 h)
		ED für NG: 20 ED für SG: 30 ED für KK: 40 WD für NG/SG: 15 WD für KK: 20	Supp.		
		ED: 10–20 WD 15 mg/kg	oral		

Kontraindikationen: Leber- und Niereninsuffizienz
Anmerkungen: Paracetamol oral in einer Dosis von 40 mg/kgKG ist nach Studienlage effektiv bei Appendektomie und Tonsillektomie

Diclofenac (Voltaren)	Oral: >6 Jahre Rektal: >15 Jahre i.v.: nein	(0,5)–1	i.v., Supp., oral	8	(2,5)–3 max. 150 mg rektal

Kontraindikationen: allergisches Asthma, Gastritis, Gerinnungsstörungen
Anmerkungen: potentestes NSAR

Metamizol (Novalgin)	Oral: ab 3. Monat Rektal: >4 Jahre i.v.: >1 Jahr	10–15; über 15 min KI oder 2,5–3 mg/kgKG/h als Perfusor; 0,5 Trpf./kgKG p.o. (=12,5 mg)	i.v., s.c.	6	(60)–80

Anschlagszeit: intravenös 30 min, rektal 60 min und oral 30–60 min
Wirkdauer: 4–6 h
Kontraindikationen: allergisches Asthma, Porphyrie, Glukose-6-Phosphat-Dehydrogenasemangel, Atopie

Ibuprofen (Nurofen 2 oder 4 %; Dolormin 2 % ab 6. Monat oder 4 % ab 3. Lebensjahr)	Oral: >3 Monate Rektal: >6 kgKG i.v.: nein	10	i.v., s.c., Supp., Trpf.	6	20 (6–12 Jahre); 40 (>12 Jahre)

Kontraindikationen: allergisches Asthma, Gastritis
Anmerkungen: kein erhöhtes Bronchospasmusrisiko bei Asthmakindern!

Indometacin (Indo-paed)	Ab 2 Jahre	1	i.v., oral (Trpf.)	8	3
Naproxen (Proxen)	Ab 1 Jahr	5–10	i.v., s.c., Trp.	12	30

ED Einzeldosis, *FG* Frühgeborene, *GW* Gestationswoche, *KK* Kleinkind, *NG* Neugeborene, *SG* Säugling, *WD* Wiederholungsdosis
[a] Die Einnahme im ersten Lebensjahr steht im Verdacht, zu erhöhter Häufigkeit von Asthma bronchiale, Rhinokonjunktivits oder Ekzemen zu führen!

◻ Tab. 6.19 Ibuprofen-Saft 2 % (Nurofen)

Gewicht (Alter)	Einzeldosis [ml]	Tagesgesamtmenge
5–6 kg (ca. 6–8 Monate)	2,5	7,5 ml = 150 mg Ibuprofen
7–9 kg (ca. 9 –12 Monate)	2,5	10 ml = 200 mg Ibuprofen
10–15 kg (1–3 Jahre)	5	15 ml = 300 mg Ibuprofen
16–20 kg (4–6 Jahre)	7,5	22,5 ml = 450 mg Ibuprofen
21–29 kg (7–9 Jahre)	10	30 ml = 600 mg Ibuprofen

◻ Tab. 6.20 Empfohlene Dosierung von Opioiden im Kindesalter

Opioide	Bolusgröße [mg/kgKG]	Basisrate [mg/kgKG/h]	Applikationsform	Wirkdauer [h]	Tageshöchstdosis [mg/kgKG]
Piritramid (Dipidolor)	0,05–0,1	0,01–0,03	i.v.	3–6 (i.v.-Bolus)	Keine
	0,025 (max. 2 mg Bolus)	–	PCIA-Boli		
Morphin	0,05–0,1	0,01–0,03	i.v.	2–4 (i.v.-Bolus)	Keine
	0,02–0,025 (max. 2 mg Bolus)	–	PCIA-Boli	1	
	0,2–0,25	–	p.o.	4	
	Retard: 0,5	–	p.o.	12	
Nalbuphin (Nalpain)	0,1–0,2 (max. ED.: 10 mg)	0,04–0,1	i.v.	3–6	Keine
Tramadol[a] (Tramal) Ab 1. LJ	i.v.: 0,5–1,0 als KI in 15–20 min	0,25	i.v.	4 (unret.)	i.v.: 6
	0,5–1 (max. 25 mg Gesamtbolus)	–	PCIA-Boli	1	6–8
	Oral retard: 0,5–2,0 Rektal: 0,5–1,5	–	Oral/rektal	8–12	6–8

[a] Bei kontinuierlicher Gabe keine erhöhte Rate an Übelkeit oder Erbrechen.

◻ Tab. 6.21 Adjuvanzien in der pädiatrischen Schmerztherapie

Medikament	Applikationsform	Bolusgröße [mg/kgKG]	Besonderheiten
S-Ketamin	Rektal	2–(5)	In Kombination mit Propofol oder Midazolam
	Nasal	1–2–(3)	
	i.v.	0,25–1–(2)	
Dexamethason	i.v.	0,15 (max. 4 mg)	PONV-Prophylaxe
Clonidin	i.v.	0,001–0,002	Klinische Wirkdauer >12 h
	p.o.	0,002–0,004	
Butylscopolamin	i.v.	0,2	Kombination mit Metamizol bei kolikartigen Schmerzen

◘ Tab. 6.22 Empfohlenen Höchstdosen von Lokalanästhetika im Kindesalter

Medikament	Maximaldosis nach Arthur [mg/kgKG]	Grenzdosis nach Niesel et al. [mg/kgKG]	
		Subkutanes Gewebe	Stark durchblutetes Gewebe
Bupivacain (Carbostesin)	2	2	1
Lidocain (Xylocain)	7	6/7[a]	3
Mepivacain (Scandicain)	7	6/7[a]	3
Prilocain (Xylonest)	8	8,5	4,5
Ropivacain (Naropin)	2,5–3[b]		

[a] Mit Adrenalinbeimischung 1:200.000
[b] Nach Morton 1999

Anmerkungen: Gerade zur postoperativen Schmerztherapie bei Kindern nach urologischen, anorektalen und orthopädischen Eingriffen ist die Kombination von systemischer Analgesie und Lokal- oder Regionalanalgesieverfahren sehr effektiv!

Kaudalblockade

- **Indikationen:**
    - Eingriffe unterhalb des Nabels (<Th10)
    - Bei Kindern <8 Jahren bzw. mit einem Körpergewicht von 6–25(–30) Kilogramm, ggf. Katheter bis zum 3. postoperativen Tag bei urogenitalen, anorektalen sowie orthopädischen Eingriffen an der unteren Extremität
- **Dosis:** Bupivacain 0,125, 0,175 oder 0,25 % oder Ropivacain 0,2 %; je nach Anästhesieausbreitung:
    - Bis L1: 0,8 ml/kgKG
    - Bis Th10: 1,0 ml/kgKG (z. B. für Leistenhernienoperation)
    - Bis Th4–6: 1,2 ml/kgKG
    - *Anmerkung:* Durch Zugabe von Clonidin 2 µg/ml LA bzw. Adrenalin 2,5–5 µg/ml LA kann die Anästhesiedauer verlängert werden (»off-label use«)!
- **Durchführung:**
    - Steriles Lochtuch, sterile Handschuhe und Hautdesinfektion

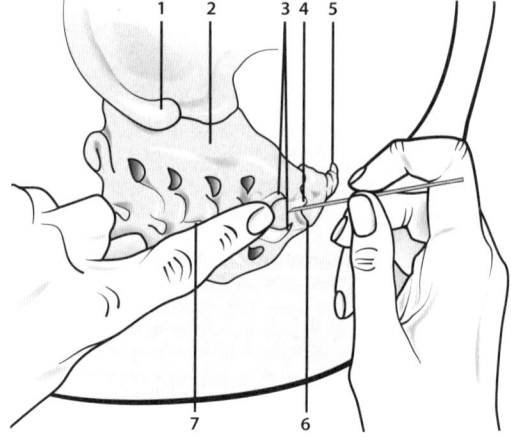

◘ Abb. 6.4 Zugang der Kaudalanästhesie. 1 Spina iliaca posterior superior, 2 Os sacrum, 3 Cornua sacralis, 4 Hiatus sacralis, 5 Os coccyceum, 6 Sakrokozygealgelenk, 7 Crista sacralis

- Stumpfe Kaudalnadel (22- oder 23-G-Sprotte-Nadel mit Mandrin)
- Punktion des Periduralraums über den Hiatus sacralis nach Passage des Lig. sacrococcygeum (Klick-Phänomen; ◘ Abb. 6.4)
- *Anmerkungen:* Aufgrund des lockeren Gewebes im Periduralraum kann von einer guten Ausbreitung bis zu den thorakalen Segmenten ausgegangen werden.

▢ Tab. 6.23 Einstellung der PDA-Pumpe bei Kindern				
Substanz	**Konzentration**	**Infusionsrate**	**Bolus**	**Sperrzeit**
Ropivacain	0,2–0,3 %	Bis maximal 0,4 mg/kgKG/h	Sakral: 0,5 mg/kgKG Lumbal: 1 mg/kgKG	30 min

Anmerkung: Bei Säuglingen Dosisreduktion um 50 % erforderlich

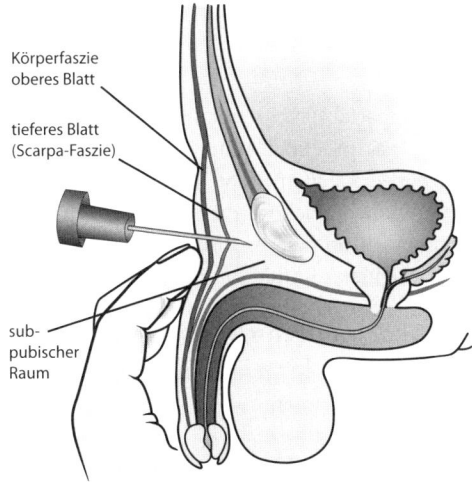

Körperfaszie oberes Blatt

tieferes Blatt (Scarpa-Faszie)

subpubischer Raum

▢ Abb. 6.5 Anatomie der Peniswurzel

Peniswurzelblock

- **Dosis:** 0,2 ml/kgKG Bupivacain 0,5–0,75 % (= 1 mg/kgKG) ohne Adrenalin für beide paramedianen Seiten
  - 6–12 Monate: 2-mal 1 ml
  - 3–5 Jahre: max. 2-mal 3 ml
  - 6–12 Jahre: max. 2-mal 4 ml
- Neugeborene: 0,8–1,0 ml Lidocain 1 %
- **Dauer:** 12(–24) h
- **Durchführung:** Der Punktionsort liegt direkt an der Penisumschlagfalte in der Medianlinie. Stichrichtung ist senkrecht zur Körperoberfläche, jeweils 30° nach links und rechts.
  - *Anmerkung:* Wichtig ist die subfasziale Injektion, d. h. es darf keine Hautquaddel sichtbar werden.
- **Komplikationen:** Hämatome, Urethralverletzungen

Periduralanästhesie (▢ Tab. 6.23)

Die thorakale Periduralanästhesie hat bei ausgedehnten Ober- und Mittelbaucheingriffen in der frühen postoperativen Phase Vorteile:

- Ruhige Aufwachphase infolge Schmerzfreiheit
- Verbesserte Wundheilung
- Geringe Nebenwirkungen wie Übelkeit, Erbrechen, Sedierung, Atemdepression

Für Säuglinge und Kinder sind spezielle Kaudalkathetersets verfügbar. Bis zum 6. Lebensalter können die epiduralen Katheter von kaudal platziert werden.

Kontinuierliche Infusion des Lokalanästhetikums: Ropivacain 0,1 % mit 0,2 mg/kgKG/h; bei älteren Kindern Ropivacain 0,1 % mit 0,3 mg/kgKG/h

6.6.4 Geriatrische Patienten

- 25–50 % der älteren Bevölkerung leiden an gravierenden Schmerzproblemen
- Bei älteren Schmerzpatienten besteht die große Gefahr der Schmerzchronifizierung (Schmerz → Immobilisation und Schonhaltung → Inaktivitätsatrophie, Muskel- und Knochenabbau → Hilflosigkeit und Depression, sozialer Rückzug → Verlust der Selbstständigkeit)
- Viele ältere Patienten sprechen nicht über den Schmerz (gehört zum Alter und/oder zur Operation)
- Erschwerte Schmerzmessung (kognitive Einschränkungen, veränderte sensorische Wahrnehmung)
- *Anmerkung:* die verbale Rating-Skala (VRS) ist der NRS oder der VAS im Alter vorzuziehen!

— Stark veränderte Pharmakokinetik: ungleichmäßige Resorption aufgrund von Motilitätsstörungen, Obstipation etc. (Eiweißbindung ↓ da Humanalbumin ↓, verändertes Verteilungsvolumen für hydrophile Opioide ↓, für lipophile Opioide ↑, veränderte hepatorenale Elimination führt zu GFR ↓ und Hydroxylierung ↓); daher medikamentöse Therapie problematischer

— Stark veränderte Pharmakodynamik: veränderte bzw. reduzierte Rezeptordichte

Angepasste Schmerztherapie bei älteren Patienten

— Bevorzugung von Medikamenten mit geringer Eiweißbindung (z. B. bei Opioiden Hydromorphon → geringere Medikamenteninteraktion, geringere freie Plasmaspiegel im Vergleich zu Medikamenten mit hoher Eiweißbindung)

— Vermeidung von NSAR (haben hohe Eiweißbindung, Schädigung der evtl. atrophischen Schleimhaut, Beeinträchtigung der Nierenfunktion)

— Anwendung einer um 30–50 % reduzierten Opioiddosis, langsame Dosissteigerung, längere Dosisintervalle, engere Therapiekontrollen

— Bei Leberinsuffizienz: Vermeidung von Tramadol, Tilidin/Naloxon oder Buprenorphin, Bevorzugung von Substanzen, die nicht in aktive Metabolite umgewandelt werden müssen

— Bei Niereninsuffizienz: Bevorzugung von Tilidin/Naloxon, Hydromorphon, Vermeidung von Morphinsulfat (Akkumulation von aktiven Metaboliten, wie z. B. Morphin-6-Glukuronid)

— Bevorzugung von Regionalverfahren, Verzicht auf Sedativa, Frühmobilisierung

6.6.5 Schwangere

— Schmerzursachen:
  — Nicht operativ: häufig Kopfschmerzen (Migräne und Spannungskopfschmerz; DD: Eklampsie, Sinusvenenthrombose, SAB, Apoplex, Chorionkarzinom
  — Operativ: häufigste Operation während der Schwangerschaft ist die Appendektomie

◻ Tab. 6.24 Medikamentenauswahl während der Schwangerschaft

Medikament	Besonderheit
Paracetamol	Mittel der 1. Wahl
ASS, Ibuprofen	Nur im 2. Trimenon, nach strenger Indikation
MCP	Nur im 1. Trimenon, ausnahmsweise!

— Intrapartal (Geburtsschmerz) und postpartal (nach Sectio, Dammriss etc.)

— Schwangere sollten effizient schmerztherapeutisch behandelt werden; hohe Rate an Schmerzchronifizierung (nach Sectio 6–18 %; nach vaginaler Entbindung 4–10 %)

Pharmakokinetische Besonderheiten

— GI-Absorption ↓ (*Cave:* Paracetamol p.o.)
— Verteilungsvolumen ↑
— Proteinbindung ↑
— Hepatischer Metabolismus ↑
— Renale Elimination ↑

Medikamente

— ◻ Tab. 6.24 führt einige schmerzbeeinflussende Medikamente auf, die während der Schwangerschaft genommen bzw. nicht genommen werden dürfen.

— Triptane dürfen aufgrund von Vasokonstriktion und Plazentadurchblutungsstörungen nicht gegeben werden.

6.7   Sonstige Therapiemöglichkeiten bei postoperativen Schmerz

6.7.1   Gegenirritationsverfahren (TENS, Akupunktur)

— Anwendung von TENS mit alternierenden Frequenzen: Reduktion des Opioidbedarfs um bis zu 50 %; gute Wirkung bei Anwendung von alternierenden Frequenzen 2–100 Hz (Hamaza 1999)

— Akupunktur: paravertebrale Akupunktur
  vor Operationsbeginn vermindert den postoperativen Opioidbedarf um 40 % (Kotani
  2001). Die Elektroakupunktur reduziert
  Schmerz-SEP signifikant im doppelblinden,
  placebokontrollierten Versuchsaufbau (Meissner 2004). Akupunktur senkt den Opioidver-
  brauch und reduziert opioidbedingte unerwünschte Wirkungen (Sun 2008)

6.7.2 Weitere nicht medikamentöse postoperative Therapiemaßnahmen

— Lokale Kälteapplikation (etabliert)
— Kryoanalgesie bei Thorakotomie und Herniotomien (Induktion von reversiblen Nerven-
  schäden durch 2-malige intraoperative oder
  postoperative transkutane Applikation einer
  Kältenoxe (N_2O und CO_2); Schmerzreduktion
  für 2–3 Wochen; kein Routineverfahren

B Spezieller Teil: Krankheitsbilder

Neuropathischer Schmerz

7.1   Allgemeines

7.1.1   Definition

Die aktuelle Definition lautet: Schmerz, der als Konsequenz einer Läsion oder Erkrankung des somatosensorischen Systems auf peripherer oder zentraler Ebene entsteht (Treede et al. 2008). Wenn möglich sollte der neuropathische Schmerz unterschieden werden in:

— **Peripherer neuropathischer Schmerz:** Schmerz, als Konsequenz einer Läsion oder Erkrankung im peripheren Nervensystem, z. B. Postzosterneuralgie. Periphere neuropathische Schmerzen können durch das sympathische Nervensystem moduliert werden, man spricht von sympathisch unterhaltenem Schmerz (SMP = »sympathetically maintained pain«). Hier kommt es zu einer Kopplung zwischen efferenten postganglionären sympathischen Neuronen und afferenten nozizeptiven Neuronen.

— **Zentraler neuropathischer Schmerz:** Schmerz als Konsequenz einer Läsion oder Erkrankung im zentralen Nervensystem; z. B. Allodynie nach Thalamusblutung

Klinisch ist der neuropathische Schmerz charakterisiert durch brennende, ziehende, elektrisierende, blitzartig einschießende Schmerzen, die spontan auftreten. Zusätzlich lassen sich bei der körperlichen Untersuchung häufig Allodynie, Parästhesie/Dysästhesie oder Hyperalgesie auslösen. Eine Gliederung des neuropathischen Schmerzes zeigt ◻ Abb. 7.1.

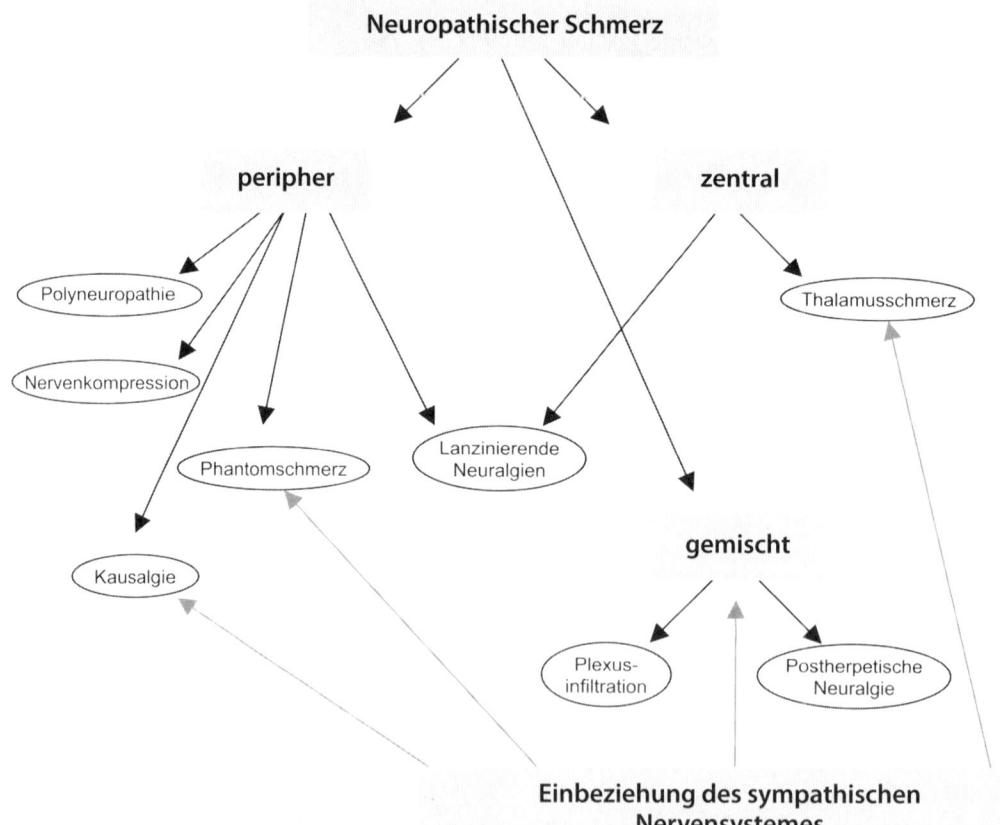

◻ **Abb. 7.1** Vielfältigkeit des neuropathischen Schmerzes

7.1.2 Ätiologie

Periphere, fokale oder multifokale Neuropathien

- Akute Zosterneuralgie, Postzosterneuralgie
- Engpasssyndrome
- Phantomschmerz, Stumpfschmerz, Schmerz nach kompletter oder inkompletter Nervendurchtrennung
- Posttraumatische Neuropathie (z. B. Kompression durch fehlerhafte (intraoperative) Lagerung
- Postmastektomieschmerz, Postthorakotomiesyndrom, Postherniotomieschmerz
- Ischämische Neuropathie (häufig in Kombination mit Ischämieschmerz der pAVK)
- Trigeminusneuralgie, Glossopharyngeusneuralgie
- Plexusschmerz nach Bestrahlung

Periphere, generalisierte schmerzhafte Neuropathien (Polyneuropathien)

- Metabolisch: Diabetes mellitus, Alkohol
- Medikamentös: z. B. Cisplatin, Disulfiram, Tuberkulostatika (Isoniazid, Ethambutol)
- Malignome: paraneoplastisch, insbesondere bei Bronchialkarzinom
- Entzündlich: Guillain-Barré-Syndrom (akute Polyradikuloneuropathie), HIV-Neuropathie

Zentrale schmerzhafte Neuropathien

- Vaskulär: Ischämie oder Blutung im Thalamus
- Entzündlich: multiple Sklerose
- Traumatisch: spinale Schädigung nach Wirbelsäulenverletzungen, Einbruch von Metastasen in den Spinalraum mit Kompression des Rückenmarks
- Tumoren
- Syringomyelie

Komplexes regionales Schmerzsyndrom (CRPS)

- CRPS I: Schmerzsyndrom ohne Nachweis einer Nervenläsion
- CRPS II: Schmerzsyndrom mit obligatem Nachweis einer Nervenläsion

7.1.3 Diagnostik

Durch die klinische und apparative Untersuchung sind erfassbar:

- Sensible und motorische Reizsymptome (»**Plussymptomatik**«): Parästhesie, Dysästhesie, thermische/mechanische Hyperalgesie, Hyperreflexie
- Sensible und motorische Ausfallerscheinungen (»**Negativsymptomatik**«): Analgesie, Anästhesie, Hypästhesie, Hyporeflexie

Diagnostik des neuropathischen Schmerzes
- **Klinische Untersuchung**
- Neurologische Untersuchung mit Beurteilung von:
  - Negativzeichen:
    - Taktile Hypästhesie (Wattestäbchen, Stimmgabel)
    - Thermohypästhesie (kalter Griff des Reflexhammers)
    - Mechanische Hypalgesie (stumpfer Druck mit dem Finger)
  - Positivzeichen:
    - Mechanische Hyperalgesie (Zahnstocher)
    - Taktile Allodynie (Wattestäbchen, Pinsel)
  - Trophik: Haut, Muskulatur, Durchblutung, Sudomotorik
  - Motorik: Muskeleigenreflexe, Muskelkraft wird in 5 Grade eingeteilt (0: keine Muskelaktivität bis 5: normale Kraft)
- **Apparative Untersuchung**
- **Nervenleitgeschwindigkeit (NLG) mittels Elektroneurographie (ENG):** Differenzierung zwischen axonaler Schädigung (z. B. alkoholtoxisch) und Schädigung der Myelinisierung (z. B. durch Diabetes mellitus) möglich, Engpasssyndrome diagnostizierbar
- **Elektromyographie (EMG):** Unterscheidung zwischen Myopathien und Neuropathien möglich
- **Quantitativ-sensorische Testung (QST):** Formalisierte apparative Sensibilitätsprü-

fung aller Nervenfaserqualitäten (Aβ-, Aδ-, C-Fasern) nach erfolgter neurologischer Untersuchung. Die Funktionsfähigkeit der C-Fasernozizeptoren kann in der klinischen Sensibilitätsprüfung nicht erfasst werden. Apparativ aufwändig und nur an speziellen Zentren verfügbar

- **Somatosensibel evozierte Potenziale (SEP):** Messung zentraler nozizeptiver Bahnen möglich, z. B. Reizung des N. medianus, Ableitung des evozierten Potenzials auf Höhe des Plexus brachialis, des Hinterhorns, des Hinterstrangkerns und des primären sensorischen Kortex

7.1.4 Therapie

- **Kausale Therapie:** Wiederherstellung der Nervenfunktion durch Vermeidung weiterer neuronaler Schädigung (optimale Blutzuckereinstellung, Alkoholabstinenz, Entlastung eingeklemmter Nerven). Die kausale Therapie bewirkt jedoch lediglich eine Verhinderung der weiteren Nervenschädigung. Bereits bestehende Schäden bilden sich, wenn überhaupt, nur sehr langsam zurück. Daher ist zusätzlich stets eine symptomatische Therapie erforderlich
- **Symptomatische Therapie:** Reduktion der Schmerzen medikamentös durch eine Kombination von Antikonvulsiva, trizyklischen Antidepressiva und Opioiden. Wenn möglich, zusätzlich nichtmedikamentöse Verfahren (Nervenblockaden; ▶ Kap. 4)

Prinzipien der symptomatischen Therapie

- Langsames Aufdosieren, besonders wichtig bei älteren Patienten, bis erwünschte Schmerzreduktion oder unerwünschte Nebenwirkungen eintreten
- Kombination der Medikamentenklassen untereinander und miteinander bringt besseren Therapieerfolg bei geringeren Nebenwirkungen als bei Monotherapie
▼

- Individuelles und langwieriges medikamentöses Einstellen erfordert von Arzt und Patient gleichermaßen Geduld
- Frühzeitig auch adjuvante (TENS, Akupunktur) und invasive (Regionalanästhesie, Sympathikusblockaden) Therapiemaßnahmen bedenken
- Erhaltungsdosis nach Wirkung und Nebenwirkung. Reduktion und evtl. Auslassversuch sind nach 3–6 Monaten erfolgreicher Therapie sinnvoll

Wirksamkeit der medikamentösen Therapien

Empfehlungen nach aktueller Studienlage, z. B. Finnerup et al. 2010 und IASP PAIN 2010, sowie nach eigener klinischer Erfahrung; ausführliche Beurteilung der Medikamente mit Angabe der Nebenwirkungen und Kontraindikationen in ▶ Kap. 2 (◘ Tab. 7.1).

Antikonvulsiva

- **Carbamazepin:** Beginn mit 100 mg abends, langsame Steigerung um 100 mg jeden zweiten Tag bis maximal 1200 mg/Tag *und/oder*
- **Gabapentin** (Wirkmechanismus: GABA-Analogon, bewirkt u. a. Reduktion der Monoaminneurotransmitter über Hemmung spannungsabhängiger Kalziumkanäle an der $\alpha2\delta$-Untereinheit): Beginn mit 300 mg abends, tägliche Steigerung um 300 mg bis mindestens 900 mg/Tag; Steigerung auf 1800 mg/Tag sinnvoll, in Einzelfällen bis 3600 mg/Tag *oder*
- **Pregabalin** (Wirkmechanismus: Hemmung spannungsabhängiger Kalziumkanäle an der $\alpha2\delta$-Untereinheit; verdrängt daher Gabapentin dort): Beginn mit 25 mg abends, tägliche Steigerung um 25 mg bis 150 mg/Tag, maximal 600 mg/Tag. Dosissteigerung rascher möglich als bei Carbamazepin und Gabapentin

Antidepressiva
Trizyklische Antidepressiva (TZA)

Diese nicht selektive Monoaminwiederaufnahmehemmer bewirken eine Hemmung der Aufnahme von Serotonin, Noradrenalin und Dopamin, dadurch Stimmungsaufhellung und Antriebsteigerung. Durch fehlende Selektivität allerdings viele und z. T. erhebliche Nebenwirkungen (Müdigkeit, Gewichtszunahme, Schwindel, orthostatische Dysregulation, Mundtrockenheit, Harnverhalt). Analgetischer Effekt durch Aktivierung der körpereigenen Schmerzhemmung (▶ Kap. 1).

- **Amitriptylin**, z. B. Amineurin, Saroten: 10–75 mg/Tag
- **Clomipramin**, z. B. Anafranil: 25–150 mg/Tag
- **Doxepin**, z. B. Aponal: 10–75 mg/Tag
- **Trimipramin**, z. B. Stangyl: 25–50 mg/Tag

TZA werden trotz der Nebenwirkungen seit Jahrzehnten erfolgreich als Koanalgetika bei neuropathischem Schmerz eingesetzt. Eine Weiterentwicklung stellen die selektiven Wiederaufnahmehemmer dar.

Selektive Serotoninwiederaufnahmehemmer (SSRI)

SSRI (»selective serotonine re-uptake inhibitors«) bewirken Aktivierung, Stimmungsaufhellung und Angstlösung durch Selektivität; die Nebenwirkungen sind entsprechend geringer. Kaum Müdigkeit und Gewichtszunahme, v. a. keine anticholinergen Nebenwirkungen. *Cave:* keine Zulassung zur Schmerztherapie

- **Citralopram**, z. B. Cipramil: 10–40 mg/Tag
- **Escitralopram**, z. B. Cipralex: 10–20 mg/Tag
- **Paroxetin**, z. B. Paroxat, Seroxat, Tagonis: 50–100 mg/Tag

Paroxetin und Citalopram (40 mg abends) haben eine mit TZA vergleichbare Wirkung, sonst gibt es allerdings kaum Studien zur Wirkung der SSRI beim neuropathischen Schmerz.

Serotonin-Noradrenalin-Wiederaufnahmehemmer (SNRI)

SNRI (»serotonine noradrenaline re-uptake inhibitors«) hemmen sowohl die Wiederaufnahme von Serotonin als auch von Noradrenalin und wirken dadurch gleichzeitig stimmungsaufhellend und antriebssteigernd. Die Wiederaufnahmehemmung von Noradrenalin setzt allerdings erst mit höherer Dosierung ein. SNRI gelten als nebenwirkungsärmer im Vergleich zu den TZA, in 15–20 % der Studien führen jedoch Übelkeit, Müdigkeit, Mundtrockenheit, Schwitzen und Obstipation zum Abbruch.

- **Venlafaxin**, z. B. Trevilor: 2-mal 37,5–75 mg/Tag, höhere Dosierung von 2-mal 75 mg/Tag ist effektiver
- **Duloxetin**, Cymbalta: Beginn mit 30 mg/Tag, Steigerung nach einer Woche auf 2-mal 30 mg/Tag; keine deutlich verstärkte Wirkung bei 2-mal 60 mg/Tag
- **Mirtazapin**, z. B. Remergil, Remeron: Beginn mit 15 mg abends, Steigerung bis auf 45 mg/Tag abends

Venlafaxin und Duloxetin haben bei der diabetischen Polyneuropathie den stärksten Effekt.

Lidocain

Lidocain, früher auch parenteral ohne nennenswerten Effekt verabreicht, hat seinen festen Platz in der Therapie der **Postzosterneuralgie** als Lidocain-Pflaster (Lidoderm). Es wird für 12 h auf das betroffene Hautareal aufgeklebt und bewirkt:
- Lokalanästhesie durch Natriumkanalblockade
- Schutz der Haut bei Allodynie und Hyperalgesie
- Kühlung der Haut

Zusätzlich ist der Plazeboeffekt des Pflasters nicht zu vernachlässigen, weswegen in plazebokontrollierten Studien der analgetische Effekt umstritten bleibt. Applikation für 12 h, dann 12 h Pause.

Capsaicin

Capsaicin wird schon sehr lange bei neuropathischen Schmerzen verwendet. Es führt an spezifischen Vanilloidrezeptoren (TRPV1) auf nichtmyelinisierten nozizeptiven C-Fasern zur kompletten Entspeicherung der Neuropeptide Substanz P und CGRP, wodurch initial eine Schmerzverstärkung und sekundär eine nachgewiesene Schmerzreduktion eintritt. Schmerzlinderung hält 12 Wochen an, dann erneute Applikation möglich.

Erhältlich ist mittlerweile ein 8%iges Capsaicinpflaster (Qutenza), mit Zulassung bei **nicht diabetischer schmerzhafter Polyneuropathie** und **HIV-induzierter Neuropathie** in Europa und

◼ Tab. 7.1 Medikamentöse Therapie beim neuropathischen Schmerz. (Mod. nach IASP PAIN 2010)

Krankheitsbild	Höchste Effektivität	Primäre Therapie-empfehlungen (first line)	Sekundäre Therapieempfehlungen (second line)
Diabetische Neuropathie	Duloxetin Gabapentin/Morphin Gabapentin Oxycodon Pregabalin TZA	Duloxetin Gabapentin Pregabalin TZA Venlafaxin	Hochpotente Opioide Tramadol
PZN	Capsaicin-Pflaster Gabapentin Lidocain-Pflaster Hochpotente Opioide Pregabalin TZA	Gabapentin Pregabalin TZA Lidocain-Pflaster	Capsaicin Opioide
Zentraler Schmerz	Cannabinoide (bei MS) Pregabalin (bei Rückenmarkstrauma)	Gabapentin Pregabalin TZA	Cannabinoide (bei MS) Lamotrigin Opioide Tramadol (bei Rückenmarkstrauma)

Antrag auf Zulassung in den USA für **Postzosterneuralgie**. Auftragen ist extrem schmerzhaft, daher einstündige Vorbehandlung der Haut mit EMLA oder Lidoderm, besser noch ist eine Regionalanästhesie durch Nervenblockade. Dann Aufkleben des Pflasters unter Mund- und Augenschutz des Patienten und des Behandlers bei belüftetem Raum. Nach Applikation über 60 min bzw. 30 min am Fuß Abnahme des Pflasters unter Schutzkleidung, Waschen des Hautareals mit Lotion und Wasser.

Opioide

Entgegen der jahrzehntelang geltenden Lehrmeinung sind Opioide auch beim neuropathischen Schmerz wirksam. Ein Therapieversuch mit niedrigpotenten (Tramadol) und hochpotenten Opioiden (Oxycodon und Tapentatol) ist auf alle Fälle sinnvoll.

Die meisten prospektiven Studien zur Schmerzreduktion bei diabetischer PNP liegen für **Tramadol** mit einer Tagesdosis von 200–400 mg/Tag vor. Auch hier gilt: niedriges Eindosieren und langsame Steigerung, v. a. bei älteren Patienten. Wahrscheinlichster Wirkmechanismus bei neuropathischen Schmerzen: Serotoninwiederaufnahmehemmung zusätzlich zur Aktivierung von µ-Opiatrezeptoren.

 Cave
Keine Kombination von Tramadol mit SSRI! Serotonerges Syndrom mit Veränderungen der psychischen Verfassung, Ruhelosigkeit, rasche unwillkürliche Muskelzuckungen, gesteigerte Reflexbereitschaft, Schwitzen, Schüttelfrost und Tremor mit Todesfolge möglich.

Oxycodon ist das hochpotente Opioid, das in prospektiven randomisierten Studien am besten bei peripherem neuropathischem Schmerz (PZN und diabetische PNP) untersucht ist, Dosierungen zwischen 10–120 mg/Tag.

Tapentadol (Palexia) ist seit Ende 2010 auf dem deutschen Markt. Dieser Wirkstoff vereint einen agonistischen Effekt am µ-Opioidrezeptor mit einer Wiederaufnahmehemmung von Noradrenalin. (Zulassungs-)Studien existieren für Rückenschmerz als »mixed pain«, wo Tapentatol im Vergleich zum Oxycodon eine bessere Wirkung und eine bessere Verträglichkeit zeigt. Eine Studie bei diabetischer PNP zeigt einen deutlicheren analgetischen Effekt als Plazebo.

7.2 Mononeuropathien

Brennende, einschießende Schmerzen im zugehörigen Dermatom. Zusätzlich schlaffe Lähmung der versorgenden Muskulatur möglich.

> ! **Cave**
> Prinzipiell sollte bei typischen neu aufgetretenen Neuralgien intensiv nach der Ursache gesucht werden (z. B. Kieferzysten bei Mandibularisneuralgie, Tumorsuche!), da dann eine kausale Therapie und damit Schmerzfreiheit erreicht werden kann.

Bei lange bestehenden Neuralgien ist die Symptomatik oft chronifiziert und damit eine operative Therapie nicht indiziert.

7.2.1 Deafferenzierungsschmerz

Nach kompletter Durchtrennung eines Nervs oder einer Nervenwurzel auftretende sensible und motorische Störungen, begleitet von Hyperalgesie, Allodynie und Dysästhesie.

7.2.2 Engpasssyndrome

Auslösung der Schmerzen durch Druck oder starkes Klopfen mit dem Zeigefinger aus dem Handgelenk heraus auf den Nerv proximal des Engpasses (Hoffmann-Tinel-Zeichen).

Therapie
- Physiotherapie, Lagerungsschienen
- Medikamentöse Therapie
- Erst diagnostische, dann therapeutische Blockadeserie mit LA und Kortison
- Operative Dekompression

7.2.3 Karpaltunnelsyndrom

Ätiologie
Chronische Kompression des N. medianus unter dem Lig. carpi transversum (Retinaculum flexorum).

Klinik
Nächtliche Parästhesie/Dysästhesie, stechende Schmerzen in der Handfläche, Kraftverlust bei Faustschluss durch Schwäche der Tenarmuskulatur (positives Flaschenzeichen).

Therapie
- Physiotherapie, Lagerungsschienen
- Medikamentöse Therapie
- Therapeutische Blockadeserie mit LA und Kortison
- Offene oder endoskopische Dekompression

7.2.4 Sulcus-ulnaris-Syndrom

Ätiologie
Chronische Kompression des N. ulnaris im Bereich des Ellbogens durch Kompression (z. B. Lagerungsschaden), Überbeanspruchung (»Tennisellbogen«).

Klinik
Schmerzen bei Ausübung von Druck auf den Ellbogen, Parästhesie/Dysästhesie auf der äußeren Armseite (Ulnarseite) im Bereich des Unterarms und der Hand.

Therapie
Siehe oben (Karpaltunnelsyndrom), therapeutische Blockadeserie mit LA und Kortison, operative Dekompression.

7.2.5 Tarsaltunnelsyndrom

Ätiologie
Chronische Kompression des N. tibialis unter dem Retinaculum flexorum im Bereich des Malleolus medialis.

Klinik
Parästhesie/Dysästhesie auf der Fußsohle, später Parese der Fußmuskulatur.

Therapie
- Physiotherapie, Lagerungsschienen
- Medikamentöse Therapie

— Therapeutische Blockadeserie mit LA und Kortison
— Operative Dekompression

7.2.6 Schädigung des N. iliohypogastricus oder N. ilioinguinalis

Ätiologie
Häufig iatrogene Schädigung der Nerven im Rahmen einer (offenen) Herniotomie. Selten Tumore, Abszesse im Retroperitoneum (Affektion des Plexus lumbosacralis).

Klinik
Hypästhesie, Parästhesie/Dysästhesie im Bereich der Haut oberhalb und unterhalb des Leistenbands und der Symphyse.

Therapie
— Medikamentöse Therapie ▶ Abschn. 7.1
— Therapeutische Blockadeserie mit LA, idealerweise ultraschallgezielt.

7.2.7 N. cutaneus femoris lateralis

Ätiologie
Iatrogen bei Beckenkammbiopsie, Knochenspanentnahme, Hüftoperationen. Kompression des Nervs durch Tragen von zu enger Kleidung (»Jeansnerv«) oder während der Schwangerschaft führt zur **Meralgia paraesthetica**.

Klinik
Hypästhesie, Parästhesie/Dysästhesie im Bereich des vorderen lateralen Oberschenkels.

Therapie
— Therapeutische Blockadeserie mit LA, idealerweise ultraschallgezielt

7.2.8 Trigeminusneuralgie

Siehe ▶ Abschn. 9.8.

7.2.9 Akute Zosterneuralgie

Ätiologie
Zoster ist eine akute neurodermale Erkrankung durch Reaktivierung latenter Varicella-zoster-Viren in den Spinal- und Hirnnervenganglien. Auslösung durch unterschiedliche exogene und endogene Reize mit konsekutiver akuter Radikulitis/Neuritis und Atrophie der Nervenzellen im Bereich der spinalen Hinterhörner. Es kommt zum Befall der peripheren Nerven und der Haut.

Inzidenz
30–40 % der Bevölkerung, Altersgipfel zwischen dem 60. und 70. Lebensjahr, keine Geschlechtsunterschiede. Risikofaktoren: Immunsuppression, Alkoholismus, Chemotherapie, Radiatio.

Verlauf
— Restitutio ad integrum
— Wie bei der Postzosterneuralgie (s. unten)

Klinik der akuten Zosterneuralgie
— Meist brennende Schmerzen im betroffenen Segment, meist in den thorakalen Segmenten (bis zu 60 % der Fälle), insbesondere Th5 (bis zu 20 %); in 30–40 % auch beidseitiger Befall
— Einschießende Schmerzen, Dysästhesie, häufig statische und dynamische Berührungsallodynie (Patienten ertragen das Tragen von Kleidung nicht)
— Dermatologische Veränderungen (herpetiforme Bläschen, Pigmentveränderungen)
— Allgemeines Krankheitsgefühl, Fieber

 Cave
Bei Abheilung der Hauteffloreszenzen klagen noch 12–20 % der Patienten aller Altersklassen über Schmerzen, nach einem Monat noch 9–15 % und ein Jahr später 2–5 %.

Wichtige Sonderformen
— **Zoster ophtalmicus:** bei Befall des 1. Trigeminusastes mit Gefahr der Erblindung durch eine Keratitis und Iritis
— **Zoster oticus:** gelegentlich mit Fazialisparese, Tränensekretions- und Geschmacksstörungen

- **Zoster sine herpete:** Zoster ohne Effloreszenzen
- **Präherpetische Zosterneuralgie:** Schmerzen vor dem Hautausschlag, z. T. motorische Beteiligung möglich
- **Zoster generalisatus**
- **Zosterangiitis** mit der Gefahr eines zerebralen Insults

Diagnose

- Klinisch durch die typischen Effloreszenzen und den charakteristischen Schmerz
- Labor: Virusnachweis (Tzanck-Test) bis zum 10. Tag nach Ausbruch der Effloreszenzen
- Labor in der Akutphase meist nicht notwendig, später Tumorabklärung empfohlen (Immunsuppression)!

Differenzialdiagnose

Interkostalneuralgie, Lumbalgie, Radikulopathie anderer Genese (Borreliose), idiopathische oder symptomatische Trigeminusneuralgie, atypischer Gesichtsschmerz.

Therapie

Die Therapie der akuten Zosterneuralgie hat 3 Ziele:

1. Verhinderung der Virenausbreitung, insbesondere bei immunsupprimierten Patienten,
2. Bekämpfung der akuten Schmerzen und dadurch
3. Verhinderung der Postzosterneuralgie.

- **Aciclovir** (Zovirax):
  - 4- bis 5-mal 800 mg p.o. für 5–7 Tage
  - 3-mal 5–10 mg/kgKG i.v. für 5–7 Tage
  - *Nebenwirkungen:* Niereninsuffizienz, reversible neurologische Erscheinungen, Anstieg der Leberwerte, Panzytopenie, Magen-Darm-Störungen, Hautausschlag
  - *Kontraindikationen:* eingeschränkte Nieren- oder Leberfunktion (Dosisanpassung erforderlich)
- **Valaciclovir** (Valtrex):
  - 3-mal 1000 mg p.o. für 5–7 Tage
  - Nebenwirkungen und Kontraindikationen wie Aciclovir
- **Famciclovir** (Famvir):
  - 3-mal 250 mg p.o. für 5–7 Tage

- Nebenwirkungen und Kontraindikationen wie Aciclovir

Akutschmerztherapie

- Lokal: Kühlung und Pasta zinci (3- bis 5-mal/Tag dünn auftragen)
- Applikation von Lotio alba aequosa unter Zusatz von 1%igem Aureomycin oder 3 Tbl. Aspirin à 500 mg zermörsert und in Diäthyläther gelöst
- **NSAR, Metamizol** und häufig Supplementierung mit Opioiden (Tramadol und Paracetamol gelten in der Akutschmerztherapie als am besten wirksam)
- **Regionalanästhesie** je nach betroffenen Dermatomen:
  - Therapeutische Interkostalblockaden bei thorakalem Befall
  - Epiduralanästhesie bei lumbalem Befall
  - Sympathikusblockaden (▶ Abschn. 4.4): Ganglion-stellatum-Blockaden oder GCS-GLOA (GCS = Ganglion cervicale superius), Zosterneuralgie im Kopfbereich
- Klinisch bewährt hat sich der frühzeitige Einsatz von **Antikonvulsiva** zur möglichen Verhinderung der Postzosterneuralgie, z. B. Gabapentin aufdosieren bis 3-mal 600 mg/Tag
- **Glukokortikoide:** Stoßtherapie, z. B. Dexamethason 1. Tag 32 mg; 2. Tag 16 mg; 3. Tag 8 mg; 4./5. Tag 4 mg; dann absetzen (Nur bei immunkompetenten Patienten, sonst evtl. generalisierter Verlauf!)

7.2.10 Postzosterneuralgie

Ätiologie

Persistenz oder Neuauftreten der neuropathischen Schmerzen 2–3 Monate nach Beginn einer Zosterneuralgie.

Inzidenz

20–25 % aller Zosterinfektionen; 70 % bei über 70-Jährigen; 90 % bei Immunsupprimierten; 15 % Dauer länger als 6 Monate.

Klinik

- Hautveränderungen und Sensibilitätsstörungen (segmental)

- Narbenbildung mit pigmentiertem Randsaum
- Statische oder dynamische Allodyndie, (thermische) Hyperalgesie, Hypästhesie, Hypalgesie, Parästhesie/Dysästhesie
- Juckreiz möglich
- 3 typische Schmerzformen (häufig in Kombination):
  - Brennend-bohrender Dauerschmerz
  - Kurze, einschießende Schmerzattacken
  - Berührungsschmerzen als mechanische Allodynie

Diagnose

- Akuter Herpes zoster in der Anamnese im schmerzhaften Hautareal (*Cave:* Zoster sine herpete!)
- Beweisend sind spezielle IgM-Antikörper gegen Varicella-zoster-Virus

Therapie
Topische medikamentöse Therapie
(▶ Abschn. 7.1)

- Capsaicin-Pflaster (Qutenza), alle 3 Monate
- Lidocain-Pflaster (Lidoderm), alle 24 h für 12 h aufkleben

Systemische medikamentöse Therapie

- **Antikonvulsiva:** allein oder in Kombination mit TZA (◘ Tab. 7.1)
- **Gabapentin:** 3-mal 300 mg/Tag bis 3600 mg/Tag *oder*
- **Pregabalin:** 2-mal 75 mg/Tag bis maximal 600 mg/Tag
- **Trizyklische Antidepressiva:** Amitriptylin 10–75 mg/Tag und **Doxepin** 10–75 mg/Tag; SSRI wie Desipramin und Maprotilin sind nicht wirksam!
- **Opioide:** keine Medikamente der 1. Wahl, aber Therapieversuch sinnvoll; **Oxycodon** soll von den Opioiden am besten bei neuropathischem Schmerz wirken
- Als *nicht wirksam* haben sich erwiesen: Dextromethorphan und Memantin (beides NMDA-Agonisten), Benzodiazepine, Mexiletin (Klasse-Ib-Antiarrhythmikum, »Lidocain zum Schlucken«), Tramadol

Invasive Schmerztherapie
Ein Therapieversuch ist immer sinnvoll. Nach erfolgreicher diagnostischer Blockade Serie von 5–10 (Sympathikus-)Blockaden durchführen. Repetition am besten im schmerzfreien Intervall.

Adjuvante Therapie

- TENS, bei Allodynie auch kontralateral möglich
- Akupunktur, bei Allodynie auch an Fernpunkten (Ohrakupunktur); Wirkung umstritten

7.3   Polyneuropathie

7.3.1   Definition

Generalisierte Erkrankung peripherer Nerven, die zu motorischen, sensiblen und vegetativen Ausfällen führen kann. Die häufigsten Ursachen sind in Mitteleuropa Diabetes mellitus (bis 50 % aller Diabetiker, davon 30–50 % mit Schmerzen), Alkoholabusus und Z. n. Chemotherapie.

7.3.2   Leitsymptome

- **Motorische Reizsymptome:**
  - Vorwiegend nächtliche, schmerzende Wadenkrämpfe
  - Gangunsicherheit, Ataxie: Vibrationsempfinden und Lagesinn meist schon früh im Verlauf der Erkrankung herabgesetzt
- **Sensible Reizsymptome:**
  - Spontan oder durch äußere Reize ausgelöste *Parästhesien/Dysästhesien,* typischerweise mit distaler handschuh- oder sockenförmiger Verteilung
  - *»Burning feet«:* schmerzhaftes Kälte- oder Hitzegefühl meistens der Fußsohlen oder seltener der Handinnenflächen, Verstärkung durch Laufen und durch Erwärmung
  - *Spontanschmerzen:* hell, scharf, spitz, schneidend, brennend oder dumpf, drückend, ziehend
- **Vegetative Reizsymptome:** Ödeme, Hyper- oder Hypohidrosis, livide Hautverfärbung, Rötung, Blässe, trophische Störungen

7.3.3 Diagnostik

— Genaue Anamnese (Alkohol!)
— Labor (Blutzucker, HbA1c)
— Neurologische klinische Untersuchung
— Neurologische apparative Abklärung mit NLG, EMG

7.3.4 Differenzialdiagnose

Die Differenzialdiagnose der Polyneuropathien zeigt ❒ Tab. 7.2

7.3.5 Therapie

— Möglichst kausale Therapie der Grunderkrankung

— Symptomatische Therapie, orientierend an den klinischen Symptomen

Bei **sensiblen Reizsymptomen** wie Parästhesie, Dysästhesie, einschießenden neuropathischen Schmerzen:
— Carbamazepin: 600 mg/Tag (200–1200 mg/Tag)
— Gabapentin: 1800 mg/Tag (900–3600 mg/Tag)
— Pregabalin: 300 mg/Tag (150–600 mg/Tag)

Bei »**burning feet**«:
— Amitriptylin: 75 mg/Tag (25-100 mg/Tag)
— Clomipramin: 75 mg/Tag (25–150 mg/Tag)

Bei **nächtlichen Wadenkrämpfen:**
— Chinin/Theophyllin: 520/390 mg/Tag
— Dantrolen: 25 mg/Tag
— Baclofen: 5–25 mg/Tag
— Diazepam: 5–10 mg/Tag

❒ **Tab. 7.2** Differenzialdiagnose der Polyneuropathien (PNP)

Polyneuropathie	Differenzialdiagnose
Diabetische PNP	Distal symmetrische und proximal asymmetrische Form, autonome Störungen
Alkoholtoxische PNP	Neurologische und internistische Alkoholfolgeerkrankungen
Medikamenteninduzierte PNP	Zytostatika (Vinblastin, Vincristin, Cisplatin), Tuberkulostatika, Antibiotika, Virostatika, Migränemittel, Antirheumatika
Toxische PNP	Lacke, Klebstoffe, Schmiermittel, Keramikglasuren, Rattengift, Insektizide
PNP bei Arteriopathien	pAVK, Kollagenosen (Differenzialdiagnose: Autoantikörper, Rheumafaktoren), M. Wegener
PNP bei Urämie und Hepatopathie	Laborchemischer Nachweis
Paraneoplastische PNP	Primärtumornachweis (Bronchialkarzinom, Lymphome, Ovarialkarzinom, Magenkarzinom)
PNP bei HIV	Gewichtsverlust, opportunistische Infektionen, Kaposi-Sarkom (Differenzialdiagnose: HIV-Test)
Infektionsbedingte PNP	Borreliose, FSME, CMV, Lepra, Varicella-zoster-Infektion
Plasmozytom und benigne Gammopathie	Multipler Befall von Wirbeln, Becken, Schädel, Myelomniere (Differenzialdiagnose: BSG, monoklonale IgG, Bence-Jones-Proteine, Röntgenaufnahme des Schädels)
Guillain-Barré-Polyneuritis	Rasch aufsteigende oder langsam progrediente oder rezidivierende sensible und motorische Ausfälle, Liquoreiweißerhöhung (Differenzialdiagnose: Elektrophysiologie, Liquorpunktion)
Funikuläre Spinalerkrankung	Vitmin-B12-Mangel, Folsäuremangel, perniziöse Anämie
Hereditäre PNP	Familienanamnese
Criticall-illness-PNP	Nach Intensivaufenthalt mit (längerer) Beatmung

- Verapamil: 120 mg/Tag
- Vitamin E (Eplonat): 400 IE/Tag
- Vitamin B$_2$ (Werdo): 20 mg/Tag
- Kalzium (Calcium-Sandoz): 1–2 g/Tag
- Magnesium (Magnesiocard): 15 mmol/Tag

Bei **vegetativen Störungen** (Ödem, Zyanose, Hyperhidrose):
- Dihydroergotamin (Dihydergot): 3–6 mg/Tag
- Phenoxybenzamin (Dibenzyran): 40–60 mg/Tag (langsam über 6 Wochen steigern)
- Kalzitonin: 100 IE/Tag für 1 Woche, danach alle 2 Tage für 3–4 Wochen

> **! Cave**
> Die oben aufgeführten medikamentösen Therapievorschläge sind Therapieversuche, d. h. die Medikation sollte bei Nichtansprechen abgesetzt werden. Dieses Vorgehen muss zuvor mit dem Patienten besprochen werden. Häufig ist die Kombination mehrerer Medikamentengruppen effektiver als eine Monotherapie.

7.4 Phantomschmerz

> **Klinisch wichtige Unterscheidungen:**
> - **Stumpfsensationen:** nicht schmerzhaftes Gefühl im Bereich der abgesetzten Extremität, häufig verstärkt beim Tragen einer Prothese
> - **Stumpfschmerz:** Schmerzen im Bereich des Extremitätenstumpfs; akut postoperativ nach Amputation oder chronisch, z. B. durch Prothesenirritation oder Neurombildung. Das Auftreten von Phantomschmerzen wird durch starke Stumpfschmerzen begünstigt. Die perioperative Schmerztherapie im Sinne einer präventiven/protektiven Schmerztherapie bei Extremitätenamputation ist daher besonders wichtig (▶ Kap. 1 und ▶ Kap. 6)!
> - **Phantomsensationen:** nicht schmerzhaftes Gefühl, dass die nicht mehr vorhandene Extremität noch vorhanden sei. Telescoping ▼

möglich (z. B. Schmerz im Fuß wird direkt am Oberschenkelstumpf wahrgenommen)
- **Phantomschmerz:** Schmerz, der in der nicht mehr vorhandenen Extremität lokalisiert wird. Besonders häufig in distalen Extremitäten und im Gesicht, Regionen mit großen kortikalen Repräsentationsfeldern. Der Phantomschmerz ist das klassische Beispiel eines Deafferenzierungsschmerzes: Nach kompletter Durchtrennung eines Nervs oder einer Nervenwurzel auftretende sensible und motorische Störungen, begleitet von Allodynie, Dysästhesie und Hyperalgesie

Phantomschmerzen treten jedoch nicht nur nach Extremitätenamputationen, sondern auch nach Mastektomie auf. Chronische Schmerzen nach operativen Eingriffen sind nicht selten (◘ Tab. 7.3)

7.4.1 Symptome

- Brennender, elektrisierender oder krampfartig einschießender Schmerz
- Häufig in den Abendstunden und nachts Schmerzmaximum mit Störung des Nachtschlafs

7.4.2 Mögliche Prophylaxe

- Die vorhandenen Studien zur Prophylaxe des Phantomschmerzes durch Lokal- oder Regionalanästhesie sind widersprüchlich! Unbestritten jedoch ist, dass ein starker postoperativer Schmerz ein Prädiktor für eine Chronifizierung darstellt
- **Ideal: kontinuierliche Schmerzausschaltung** mit LA und Opioiden über präoperativ angelegten Katheter (Plexuskatheter, Epiduralkatheter) im Rahmen einer **protektiven Schmerztherapie** (▶ Kap. 1)
- Bei Kontraindikationen gegen Regionalanästhesieverfahren: perioperative **S(+)-Ketamin**-Gabe:

▫ Tab. 7.3 Entstehung von chronischen Schmerzen nach verschiedenen operativen Eingriffen	
Operativer Eingriff	**Anteil chronischer postoperativer Schmerzen**
Extremitätenamputation	Stumpfschmerzen bis 57 %, Phantomschmerzen bis 55 %
Thorakotomie, konventionell	Postthorakotomieschmerzen bis 40 %
Thorakotomie, videoassistiert	Postthorakotomieschmerzen bis 22 %
Sternotomie, median	Brustschmerzen bis 25 %
Mastektomie	Phantomschmerzen bis 17 %, Narbenschmerzen bis 31 %
Tiefe anteriore Rektumresektion	Rektale Schmerzen bis 10 %
Cholezystektomie, offen oder laparoskopisch	Abdominelle Schmerzen bis 10 %
Herniotomie	Narbenschmerzen bis 10 %
Zahnextraktion	Zahnschmerzen bis 7 %

- Präoperativ: 0,5 mg/kgKG als Bolus
- Intra- und postoperativ: 2 µg/kgKG als Infusion über Perfusor für 24 h, dann
- 1 µg/kgKG als Infusion über Perfusor für weitere 24 h

7.4.3 Therapie des aktuen Phantomschmerzes

❗ Cave
Zur Verbesserung der Prognose möglichst frühzeitiger Therapiebeginn! Die Anmeldung eines Patienten mit akutem Stumpfschmerz oder neu aufgetretenem Phantomschmerz ist als »schmerztherapeutischer Notfall« anzusehen. Nach 4-wöchiger Schmerzsymptomatik sind nur noch 10 % erfolgreich therapierbar.

Mittel der 1. Wahl bei erst seit kurzem (z. B. postoperativ) bestehendem Phantomschmerz sind:
- **Regionalanästhesie**, wenn möglich (▶ Kap. 6)
- **Kalzitonin** 100–200 IE täglich in 500 ml NaCl 0,9 % i.v. über mehr als 2 h für **3–5** Tage
  - *Nebenwirkungen:* Hitzewallungen, orthostatische Dysregulation, Übelkeit, daher ggf. in Kombination mit einem Antiemetikum
  - Nach 3 Sitzungen sind bis zu 75 % der Patienten längerfristig schmerzfrei bzw. schmerzreduziert, Wirkbeginn nach Minuten bis Stunden, hilft nicht bei Stumpfschmerz oder Phantomsensationen
- **Amitriptylin** bei **Brennschmerzen**: langsam einschleichend bis zu einer Tagesdosis von 50–75–150 mg/Tag
- **Carbamzepin** bei **einschießendem Schmerz:** 2-mal 100 mg/Tag bis 1200 mg/Tag, evtl. Kombination mit **Gabapentin** 900 mg bis maximal 2400 mg/Tag oder **Pregabalin** bis 600 mg/Tag
- Nichtopioidanalgetika und Opioide v. a. perioperativ sinnvoll
- **TENS** kontralateral (primär 70%ige Erfolgsrate, nach 1 Monat 50 % und nach 5 Jahren nur noch 28 %)

Weitere Therapieoptionen
- Frühzeitig an **Sympathikusblockaden** denken! Der akute Phantomschmerz ist wahrscheinlich erst einmal ein peripherer neuropathischer Schmerz, der sympathisch unterhalten sein kann. Zuerst diagnostische, dann evtl. therapeutische Sympathikusblockade (▶ Abschn. 4.4).
- Therapieversuch mit hochpotenten Opioiden. **Oxycodon** soll bei neuropathischem Schmerz effektiver wirken als andere Opioide
- **S(+)-Ketamin** (0,5 mg/kgKG) p.o. in 3 Gaben über den Tag verteilt (z. B. 3-mal 10 mg Kapsel)
- Gegebenenfalls **Amantadin** (PK-Merz) 200 mg über 3 h (bis zu 85 % erfolgreiche akute Schmerzreduktion, Langzeitdaten schlecht)

7.4.4 Therapie des chronischen Phantomschmerzes

— Therapieversuch mit Kalzitonin nach obigem Schema
— Antikonvulsiva und Antidepressiva; NSAR meist unwirksam
— Regionalanästhesie peripher und/oder rückenmarknah
— Therapieversuch mit hochpotenten Opioiden
— Therapieversuch mit S(+)-Ketamin i.v. oder p.o.
— Therapieversuch mit Lidocain i.v.
— Gegenirritation (TENS, Akupunktur?)
— Psychotherapie, Biofeedback
— Physikalische Therapie, Prothesentraining
— SCS-Probestimulation
— Intrathekale Opioidapplikation

> Chronische Phantomschmerzen sind schwierig zu behandeln! Interdisziplinäre/multimodale Schmerztherapie nötig!

Wir empfehlen die Austestung der oben genannten verschiedenen Medikamentengruppen. Um unsinnige Medikamenteneinnahmen zu vermeiden, sollte eine medikamentöse Dauertherapie nur durchgeführt werden, wenn ein sicherer Effekt nachgewiesen ist. Dosisreduktion und evtl. Auslassversuch sollten alle 3–6 Monate angestrebt werden.

7.5 Komplexes regionales Schmerzsyndrom (CRPS)

Einteilung des CRPS (»complex regional pain syndrome«) seit 1996:

— **CRPS Typ I** – früher **M. Sudeck** nach dem gleichnamigen Erstbeschreiber (1902) oder nach Bonica (1953) **sympathische Reflexdystrophie** (SRD) genannt – mit in der Tiefe lokalisierten diffusen oder generalisierten Brennschmerzen der gesamten Extremität im distalen Bereich der initialen *Gewebeschädigung*. Schmerzsyndrom nach (Bagatell-) Trauma *ohne nachgewiesene Nervenläsion*
— **CRPS Typ II** – früher Kausalgie nach W. Mitchell (1872) – ist ein Schmerzsyndrom mit

obligatem klinischem und elektrophysiologischem *Nachweis einer Nervenläsion*

7.5.1 Symptome

> Die Diagnose CRPS wird fast rein klinisch gestellt. Die charakteristischen Krankheitszeichen und Symptome sind oft nur in der Frühphase vorhanden. Später ist die Diagnose oft nur durch eine genaue Anamnese zu stellen ist.

— **Sensibilität:**
  — Brennende, bohrende Spontanschmerzen
  — Mechanische und thermische Hyperalgesie, Allodynie; auch Hypalgesie möglich
  — Typisch: Schmerzzunahme in der Nacht, Schmerzabnahme durch Hochlagerung (*Orthostasephänomen*)
— **Motorik:** Ruhe- und Aktionstremor, grobe Kraft erniedrigt, Beweglichkeit erniedrigt
— **Trophische Störungen:** Haut, Nägel, Muskeln, Knochen; dadurch Bewegungseinschränkung
— **Autonomes Nervensystem:**
  — Abnorme gesteigerte oder reduzierte Hautdurchblutung; erst rötlich-livide, dann blasse Hautverfärbung
  — Gesteigerte Schweißproduktion
  — Distales Ödem
— **Psychische Begleitsymptome:**
  — Inadäquate Affektverarbeitung
  — Gestörtes Körperschema: die Patienten empfinden die Extremität als fremdartig (früher wurde das CRPS gar als rein psychische Erkrankung interpretiert!)

Symptomatische Stadieneinteilung (◘ Tab. 7.4):

— Stadium I (akutes Stadium): Ruheschmerz und Ödem
— Stadium II (subakutes Stadium): nur Belastungs- und Bewegungsschmerz
— Stadium III (chronisches Stadium): nur Funktionsschmerz

☐ Tab. 7.4 Tabellarischer Therapieüberblick beim komplexen regionalen Schmerzsyndrom (CRPS)

Stadium	Leitsymptome	Physikalische Therapie	Kranken-gymnastik	Psychotherpie	Medikamentöse Therapie	Invasive Verfahren
I	Spontan-schmerz, Ödem, rötlich-livide Hautver-färbung	Hochlagerung, Immobilisa-tion, Lage-rungsschiene, Lymphdrainage	Überwiegend kontralateral, ipsilateral nur rumpfnahe Gelenke	Entspannungs-therapie, Kör-perwahrneh-mungstraining	NSAR, Gabapen-tin, Bisphospho-nate, Psycho-pharmaka	GLOA oder Grenzstrang-blockade
II	Nur noch Be-lastungs- und Bewegungs-schmerz	Individuelle Funktionsschie-nen, aufstei-gende Bäder, Lymphdrainage	Übergang zur aktiven ipsila-teralen Kran-kengymnastik, Dekonditionie-rungstraining bei Allodynie, Ergotherapie	Eventuell spe-zielle psycho-therapeutische Verfahren	Kortikoide, Analgetika aus-schleichen	In der Regel keine, sonst wie in Stadi-um I
III	Funktionsein-schränkung	Keine spezielle	Ergotherapie	Nach Einzelfall	Keine	Keine

7.5.2 Diagnostik

Nach der Leitlinie der Dt. Gesellschaft für Neuro-logie müssen die Punkte 1–4 erfüllt sein:
1. Anhaltender Schmerz, der durch das Anfang-strauma nicht mehr erklärt wird
2. In der Anamnese müssen die Patienten über mindestens je 1 Symptom aus 3 der 4 folgen-den Kategorien berichten:
   a) Hyperalgesie, dynamische oder statische Allodynie
   b) Asymmetrie der Hauttemperatur; Verän-derung der Hautfarbe
   c) Asymmetrie im Schwitzen; Ödem
   d) Reduzierte Beweglichkeit, Dystonie, Tre-mor, muskuläre Schwäche; Veränderungen von Haar- oder Nagelwachstum
3. Zum Zeitpunkt der Untersuchung muss bei den Patienten mindestens je 1 Sym-ptom aus 2 der 4 folgenden Kategorien vorliegen:
   a) Hyperalgesie auf spitze Reize (z. B. Zahn-stocher); Allodynie; Schmerz bei Druck auf Gelenke/Knochen/Muskeln
   b) Asymmetrie der Hauttemperatur; Verän-derung der Hautfarbe
   c) Asymmetrie im Schwitzen; Ödem

   d) Reduzierte Beweglichkeit, Dystonie, Tre-mor, muskuläre Schwäche; Veränderungen von Haar- oder Nagelwachstum
4. Eine andere Erkrankung erklärt die Sympto-matik nicht hinreichend.

Apparative Diagnostik

- 3-Phasen-Knochenszintigramm: hohe Sensiti-vität von 50 % nach den ersten 6–9 Monaten, später immer noch hohe Spezifität
- Mit Hautthermometern oder Infrarotthermo-graphie wiederholt gemessene Temperaturun-terschiede von mehr als 1–2 °C unterstützen die Diagnosestellung
- MRT hat in der spezifischen Diagnostik keine Bedeutung
- Konventionelles Röntgen kann im Zweifelsfall Frakturen ausschließen, hat keine Spezifität für CRPS

Differenzialdiagnosen

- Gelenk- und Weichteilentzündungen (Polyar-thritis, Gicht)
- Knochenerkrankungen (aktivierte Arthrose, aseptische Knochennekrosen, (Ermüdungs-) Frakturen
- Arterielle und venöse Durchblutungsstörungen

7.5.3 Therapie

Die **Therapieprinzipien** lauten:
1. Ein monomodaler Therapieansatz ist von vornherein zum Scheitern verurteilt. Frühzeitige multidisziplinäre Therapie!
2. Je chronifizierter der Schmerz, desto bedeutsamer werden psychosoziale Faktoren und desto unwichtiger werden invasive Verfahren.

— **Medikamentös:**
  — Bisphosphonate, z. B. Pamidronsäure 60 mg i.v. alle 4 Wochen
  — Kortisontherapie: Prednisolon 100 mg/Tag oder Methylprednisolon 80 mg/Tag Startdosis, dann Ausschleichen über 4 Wochen
  — Gabe von NSAR, ggf. Opioide
  — Gabapentin 900–1800 mg/Tag
  — Therapieversuch mit dem selbst leicht analgetisch wirkenden Kalzitonin (1–2 Wochen 1-mal täglich 100 IE, d. h. 1 Amp. s.c., i.m., langsam i.v. oder intranasal als Sprühstoß)
— Physiotherapie, Hochlagerung der Extremität
— Ergotherapie
— **Interventionell:**
  — Ganglion-stellatum-Blockade mit 5–10 ml Bupivacain 0,25% *oder*
  — Plexus-brachialis-Katheter mit kontinuierlicher Gabe von LA über Tage *oder*
  — Wenn die untere Extremität betroffen ist: Katheterepiduralanalgesie (PDK) über bis zu 2 Wochen

7.6 Sympathisch unterhaltener Schmerz (SMP)

Beim SMP (»sympathetically maintained pain«) kommt es zur Kopplung zwischen efferenten postganglionären sympathischen Neuronen und afferenten nozizeptiven Neuronen. Diese Verbindung der sonst völlig getrennten Nervensysteme kommt über eine »sympathisch-afferente Kopplung« zustande. Nozizeptive Fasern exprimieren α-adrenerge Rezeptoren, deren Aktivierung durch Noradrenalinfreisetzung bei der tonischen Aktivität des sympathischen Nervensystems zur Schmerzverstärkung führen. Zusätzlich werden neuroplastische Prozesse auf Rückenmarkebene und komplexe Umbauprozesse in der Formatio reticularis diskutiert. Die Pathogenese des sympathisch unterhaltenen Schmerzes (SMP) zeigt ◘ Abb. 7.2.

> **SMP ist keine Diagnose! Grundsätzlich kann jeder neuropathische Schmerz durch das sympathische Nervensystem unterhalten werden. Daher sind frühzeitig diagnostische Sympathikusblockaden sinnvoll.**

Ein sympathisch unterhaltener Schmerz ist nicht nur bei komplexem regionalem Schmerzsyndrom (CRPS) vorherrschend, sondern auch bei folgenden Schmerzsyndromen beteiligt:
— Zosterneuralgie und Postzosterneuralgie
— Trigeminusneuralgie
— Phantomschmerzen
— Postlaminektomiesyndrom

7.6.1 Schmerzqualität

— Brennender, ziehender, einschießender Schmerz
— Allodynie, Hyper-, Hyp- oder Dysästhesie
— Trophische Störungen, gestörte Schweißsekretion
— Reduzierte Motorik, eingeschränkte Beweglichkeit

7.6.2 Diagnosesicherung

Diagnostische Sympathikusblockaden beweisen das Vorliegen einer sympathischen Beteiligung am neuropatischen Schmerz. Eine diagnostische Blockade gilt als erfolgreich, wenn sie eine Reduktion der VAS/NRS um >50 % ermöglicht (Schmerztagebuch führen lassen!).

Bei technisch korrekt durchgeführter Sympathikusblockade kann ein Restschmerz bestehen bleiben. Dieser Anteil am Gesamtschmerz wird als **»sympathisch nicht unterhaltener Schmerz«** (SIP = »sympathetically independend pain«) bezeichnet.

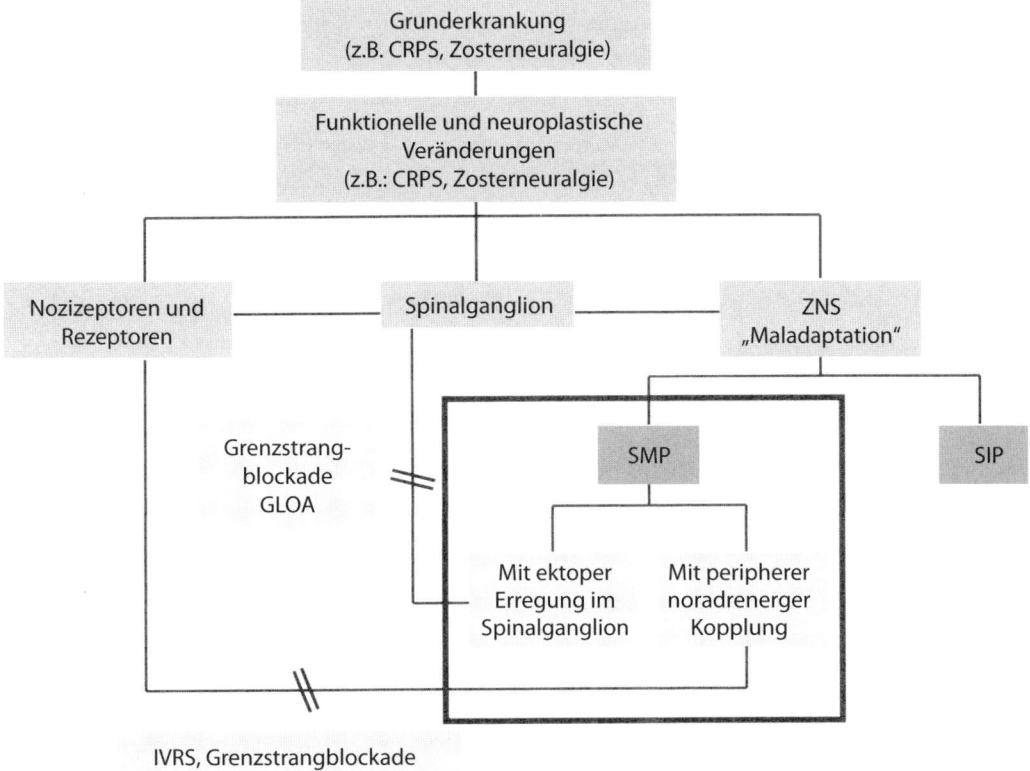

Abb. 7.2 Pathogenese des sympathisch unterhaltenen Schmerzes (»sympathically maintained pain«; SMP) und Möglichkeit der Therapie durch Unterbrechung der »sympathisch-afferenten Kopplung«

Diagnostische Sympathikusblockaden

Zur Diagnose des sympathisch unterhaltenen Schmerzes (SMP) können je nach Lokalisation folgende Blockaden durchgeführt werden (Details in ▶ Abschn. 4.4):

- Ganglion cervicale superius
- Ganglion stellatum
- Lumbaler Sympathikusgrenzstrang
- Plexus coeliacus

> Verifizierung des *Temperaturanstiegs* in der betroffenen Körperregion zum sicheren Nachweis der Sympathikusblockade (ein Horner-Syndrom beweist z. B. bei einer Stellatumblockade nicht sicher die Blockade der sympathischen Fasern der oberen Extremität!)

> Zum Ausschluss eines sympathisch unterhaltenen Schmerzes sind meist 2 diagnostische Blockaden erforderlich!

7.6.3 Therapie

Die interventionelle Therapie des SMP zeigt ▢ Tab. 7.5.

- **Medikamentöse Therapiemöglichkeiten:**
  - Antidepressiva
  - Antikonvulsiva
  - Capsaicin-Applikation
  - Lidocain-Infusionen
- **Therapeutische Sympathikusblockaden:** die therapeutischen Sympathikusblockaden sind in ▶ Abschn. 4.4 detailliert dargestellt (»Sympathikusblockaden«)

◻Tab. 7.5 Invasive Verfahren zur Beeinflussung des sympathisch unterhaltenen Schmerzes (SMP): Sympathikusblockaden

Bezeichnung		Verfahren	Wirkung
Grenzstrangblockade	Zervikal: Stellatumblockade Lumbal: lumbale Sympathikusblockade	Injektion von LA an den sympathischen Grenzstrang	Prä- und postganglionäre Blockade sympathischer Efferenzen
Ganglionäre lokale Opioidanalgesie (GLOA)	Am Ganglion cervicale superius Am Ganglion stellatum	Injektion von niedrig dosiertem Buprenorphin an Ganglien mit sympathischen Fasern	Vermutl. Blockade von ganglionären Opiatrezeptoren, keine efferente Blockade
Sympathektomie		Operative Entfernung oder medikamentöse Neurolyse der Grenzstrangganglien	Prä- und postganglionäre Ausschaltung sympathischer Efferenzen

7.7   Zentraler neuropathischer Schmerz

7.7.1 Definition

Nach IASP: Schmerzen, die nach einer primären Läsion oder Dysfunktion im zentralen Nervensystem initiiert oder verursacht werden. Das Rückenmark, der Hirnstamm oder das Gehirn können betroffen sein. Beginn der Schmerzsymptomatik meist 2–6 Wochen nach der Läsion; Auftreten auch nach Jahren möglich.

7.7.2 Ätiologie

- **Thalamusläsion bedingt durch:**
  - Ischämischen Insult
  - Intrazerebrale Blutung
  - Hirntumor
  - Hirnabszess
  - Zerebrale Toxoplasmose
  - Multiple Sklerose (bis zu 40 % der Patienten)
- **Extrathalamische Ursachen:**
  - Ischämischer Insult
  - Intrazerebrale Blutung
  - Rückenmarktrauma
  - Rückenmarktumor, -infarkt, -blutung
  - Syringobulbie, Syringomyelie

> Ungefähr 1–3 % der Schlaganfallpatienten entwickelt einen zentralen Schmerz.

7.7.3 Leitsymptome

- **Störung der Sensibilität** in Form eines **Hemisyndroms**
- Veränderung der Berührungsempfindung in Form von **Parästhesie, Dysästhesie, Hyperalgesie**
- Störung der Temperaturwahrnehmung und Nozizeption; oft »Schraubstockgefühl« und Gefühl der »angeschwollenen Körperhälfte oder Extremität«
- Schmerzqualität: Dauerschmerz brennend, bohrend, stechend, schneidend oder einschießender Schmerz
- Schmerz triggerbar durch bestimmte Körperhaltung, Bewegung, viszerale Stimuli (gefüllte Blase) oder seelische Komponenten (Angst)

7.7.4 Diagnostik

Neurologische Prüfung von:
- Schmerzschwellen (QST)
- Berührungs- und Vibrationsempfinden
- Lagesinn, 2-Punkt- und Spitz-/stumpf-Diskrimination

- Apparative neurologische Untersuchung
- Bildgebende Verfahren (CT, MRT)

7.7.5 Differenzialdiagnosen

Unterscheidung zwischen neu aufgetretenem Schmerz nach zentraler Schädigung und sekundärer Verschlechterung einer Schmerzsymptomatik, die schon vor dem Trauma bestand (Suche nach primärer Schmerzursache).
- **Schulterschmerz nach Schlaganfall:**
  - Lokaler, nozizeptiver Schulterschmerz auf der Seite der Parese, ggf. bekannte Arthrose
  - *Diagnose:* klinisch-neurologischer Befund, Röntgen
- **Gesichtsschmerz bei multipler Sklerose:**
  - Einschießende, neuropathische Schmerzen im Versorgungsgebiet eines oder mehrerer Trigeminusäste
  - *Diagnose:* neurologischer Befund, SEP des N. trigeminus, Blinkreflex
- **Muskelschmerz bei multipler Sklerose:**
  - Schmerzhafte Spasmen der Beinmuskulatur
  - *Diagnose:* neurologischer Befund, EMG
- **Spinale Raumforderung, spinales Rückenmarktrauma:**
  - Paraparese der Beine, bilaterale Sensibilitätsstörung, Blasen- und Mastdarmstörung
  - *Diagnose:* Anamnese, neurologischer Befund, MRT
- **Syringomyelie, Syringobulbie:**
  - Bilaterale, asymmetrisch verteilte dissoziative Sensibilitätsstörung
  - Beginn häufig an Armen und Händen
  - Atrophische Parese der Arme
  - Zentrale Paraparese der Beine
  - Horner-Syndrom
  - Hirnnervenausfälle
  - Über Jahre hinweg progrediente Symptomatik
  - *Diagnosesicherung* mittels MRT

7.7.6 Therapie

Oft kann keine vollständige Schmerzfreiheit, sondern lediglich eine Linderung der Schmerzen erzielt werden!
- **Medikamentöse Therapie:**
  - Antidepressivum, z. B. Amitriptylin, evtl. in Kombination mit Antikonvulsivum
  - Bei Dysästhesie oder einschießendem Schmerz: Antikonvulsivum, z. B. Carbamazepin, Gabapentin oder Pregabalin
  - Opioide und NSAR sind nicht indiziert!
- **Nichtmedikamentöse Therapie:**
  - Verhaltenstherapie
  - Ultima ratio: Möglichkeit der »deep brain stimulation« (DBS) oder Motorkortexstimulation (MCS; ► Abschn. 4.7)

Tumorschmerztherapie

8.1   Tumorschmerztherapie beim Erwachsenen

»Tumorschmerz« per se existiert nicht! Tumorschmerz ist die Folge verschiedener Ursachen, wobei man die *psychologischen* und *emotionalen Aspekte* der Schmerzgenese immer berücksichtigen muss. Dies bedeutet, den Patienten *und* sein soziales Umfeld in die Therapieplanung zu integrieren. Mit diesen Überlegungen besteht ein fließender Übergang zur Palliativmedizin, deren Hauptanliegen die Optimierung der Lebensqualität ist. Auch diese wird umfassend gesehen, nämlich im Hinblick auf den Patient mit seinen Bedürfnissen in seinem Umfeld.

Jeder Tumorschmerz verpflichtet zur Behandlung. Die Behandlung des Tumorschmerzes ist eine Notfallbehandlung. Etwa 50–80 % aller Krebspatienten leiden im fortgeschrittenen Stadium an Schmerzen. Über 80 % der Tumorpatienten kann durch eine effektive Schmerztherapie (= akzeptable Schmerzreduktion oder sogar Schmerzfreiheit) geholfen werden! Wichtige Fragen, die zu Beginn der Behandlung zu klären sind:

- Ist der Patient über seine Erkrankung adäquat aufgeklärt?
- Was sind die Therapieziele?
- Welche Erwartung stellt der Patient an seinen Therapeuten?
- Wie reagiert die Familie auf diese Erkrankung?

8.1.1   Grundregeln der Tumorschmerztherapie

> **Unabdingbare Voraussetzung für die Tumorschmerztherapie ist die Eruierung der Ätiologie und der zugrunde liegenden Pathogenese des Schmerzes.**

- Daher sollte eine *Abklärung der Symptome* vor der Behandlung erfolgen (aber: keine belastende Diagnostik bzw. nur dann, wenn sich hieraus therapeutische Konsequenzen ergeben)
- Bestimmte Schmerzarten haben ursächlich nichts mit dem Tumor zu tun (z. B. Migräne, Bandscheibenvorfall)

- Wenn möglich, *kausale Therapie* anstreben (Chemo-, Hormon- und Strahlentherapie, Radionuklidtherapie, palliative operative Eingriffe)
- Besprechen aller Behandlungsmöglichkeiten mit dem Patienten und der Familie
- Ausnutzen aller *nichtmedikamentösen Therapien,* wie z. B. physikalische Maßnahmen, Massagen, Physiotherapie, Wärme-/Kälteanwendungen
- *Symptomatische, medikamentöse Therapie* mit *langwirksamen Analgetika* auf oralem Weg (»by the mouth«), nach festem Zeitschema (»by the clock«), gemäß dem WHO-Schema an die Schmerzsituation angepasst (»by the ladder«), mit *zusätzlicher, schnellwirksamer Bedarfsmedikation* bei »breakthrough pain«. Dabei ist auf größtmögliche *Selbstbestimmung* des Patienten zu achten. Vorsicht vor Umsetzung starrer Schemata oder Protokolle. Immer sind individuelle Therapien anzustreben
- Prophylaktische Therapie von zu erwartenden medikamentösen Nebenwirkungen wie z. B. Übelkeit, Obstipation durch geeignete Kotherapeutika (Antiemetika, Laxanzien). Regelmäßige Kontrolle des Analgesieniveaus bzw. des Therapieerfolgs und evtl. Dosisanpassung bei Ineffektivität. Ausarbeitung eines schriftlichen Therapieplans für Patient und Angehörige
- *Therapieoptionen immer abwägen.* Wie groß ist der Nutzen, wie groß ist die Belastung für den Patienten?

Reaktive Depressionen folgen oder begleiten oft die Schmerzsymptomatik. Die Bewusstwerdung der Krankheit wird oft durch den Schmerz eingeleitet und emotionale Bewältigungsprobleme oft durch Schmerzäußerungen ausgedrückt. Nicht die Änderung der Schmerzmedikation ist die notwendige Konsequenz, sondern das *ausführliche, einfühlsame Gespräch mit dem Patienten.* Erst wenn diese unterstützenden Gespräche erfolglos bleiben, sollten Anxiolytika und Antidepressiva eingesetzt werden.

Durch adäquate Schmerztherapie kann nach Zech (1995) bei 76 % der Patienten ein guter, bei 12 % ein ausreichender und bei nur 12 % ein unzureichender Erfolg erreicht werden!

Wesentliche Gründe für die Unterversorgung von Tumorpatienten

- Schmerzdiagnose unkorrekt
- Schmerzintensität unterschätzt
- Dosierungsintervall zu lang
- Dosierung zu niedrig
- Bevorzugung niedrigpotenter Opioide
- Falsche Angst vor Toleranz und Entzug
- Falsche Angst vor Abhängigkeit
- Unsicherheit im Umgang mit der BtMVV
- Keine Koanalgetika eingesetzt
- Keine Kotherapeutika eingesetzt
- Spezielle schmerztherapeutische Verfahren, z. B. intrathekale Opioidapplikation, nicht bedacht

8.1.2 Ätiologie des Tumorschmerzes

- **Tumorbedingte Schmerzen (60–90 %):**
  - Infiltration oder Kompression von Nervengewebe
  - Weichteilinfiltration
  - Knochenmetastasen
  - Tumornekrosen an Schleimhäuten mit Ulzerationen und Perforation
  - Ausbildung eines Hirnödems
  - Pathologische Frakturen
  - Obstruktion von Hohlorganen
- **Therapiebedingte Schmerzen (10–25 %):**
  - Schmerzen als Folge der Chemotherapie (Stomatitis, periphere Neuropathie, steroidbedingte Osteonekrose)
  - Schmerzen durch Folgen der Strahlentherapie (Osteoradionekrose, Myelopathie, Plexopathie)
  - Postchirurgische Schmerzsyndrome (Postmastektomiesyndrom, Postthorakotomiesyndrom, Stumpf- und Phantomschmerzen)
- **Tumorassoziierte Schmerzen (5–20 %):**
  - Myofasziale Schmerzen bedingt durch statische Fehlhaltung nach Osteolysen oder Bestrahlung
  - Pilzinfektionen
  - Postzosterneuralgie (infolge geschwächter Immunabwehr)
  - Paraneoplastische Syndrome (Arthralgien, M. Raynaud)
  - Venenthrombose und Dekubitusulzera

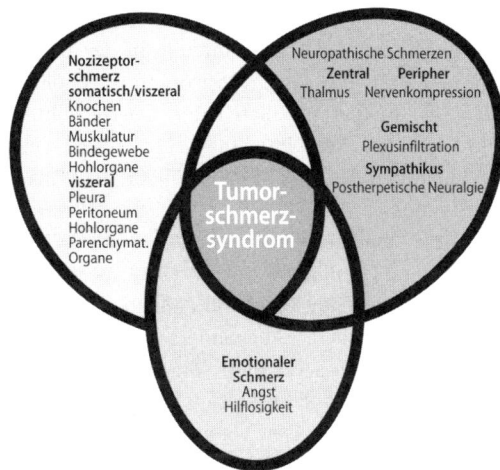

☐ **Abb. 8.1** Pathophysiologische Klassifikation der Schmerzursachen

- **Tumorunabhängige Schmerzen (3–10 %):**
  - Migräne, Spannungskopfschmerz
  - Trigeminusneuralgie
  - »Hexenschuss«
  - Arthritis etc.

Die pathophysiologische Klassifikation der Schmerzursachen zeigt ☐ Abb. 8.1.

8.1.3 Pathogenese

- »Emotionale« Schmerzen
- Nozizeptorschmerzen
- Neuropathische Schmerzen
- Paraneoplastische Schmerzphänomene

Emotionale Schmerzen

Nicht immer bedeutet die Äußerung von Schmerz eine zunehmende Gewebeschädigung oder Irritation des Nervensystems durch den Tumor. Oftmals drückt der Patient unbewusst seine Hilflosigkeit und Ohnmacht gegenüber der Tumorerkrankung durch Schmerzäußerungen aus. Dies muss vom Schmerztherapeuten erkannt werden!

Es ist leichter, wegen Schmerzen als vor Hilflosigkeit zu weinen. Es ist leichter, Tabletten zu schlucken, als sich der Realität der finalen Erkrankung und all ihrer Auswirkungen zu stellen.

Der Patient und sein soziales Umfeld benötigen dann maximale Unterstützung in der Bewältigung dieser Probleme (Seelsorger, Psychologe, Mensch). In diesen Fällen keine Dosiserhöhung von Opioiden, kein Präparatewechsel, kein Umsteigen auf eine höhere WHO-Stufe oder auf invasive Techniken.

Diese Aspekte werden auch in einer WHO-Empfehlung (1990 Report des WHO Expert Committee: Cancer Pain Relief and Palliative Care) zur Tumorschmerztherapie besonders hervorgehoben: »Die Therapie anderer Symptome wie psychologischer, sozialer und seelischer Probleme ist von größter Bedeutung. Der Versuch, die Schmerzen zu therapieren, ohne sich den nicht physischen Bedürfnissen der Patienten zuzuwenden, wird voraussichtlich zu Frustrationen führen und scheitern.«

Nozizeptorschmerzen

Nozizeptorschmerzen entstehen durch direkte Irritation der Nervenendigungen (Nozizeptoren) im Gewebe, durch mechanische, thermische oder chemische Reize. Sie sind durch den Einsatz von Nichtopioiden und Opioiden (WHO-Stufenschema) eigentlich immer beherrschbar.

Neuropathische Schmerzen (▶ Kap. 7)

Neuropathische Schmerzen entstehen durch Erkrankung oder Schädigung des peripheren oder zentralen Nervensystems. Sie sind nicht gut opioidsensibel und erfordern zwingend den Einsatz von Koanalgetika.

Paraneoplastische Schmerzphänomene

Sie sind durch pathophysiologische Erkenntnisse allein nicht zu erklären. Angenommen wird eine zentrale oder humorale Ursache.

8.1.4 Diagnostik

Grundlage der Tumorschmerztherapie ist eine gezielte *Schmerzanamnese* und *Diagnostik*. Ziel ist es, das aktuelle Tumorstadium zu erfassen (Knochenmetastasen, Harnstau usw.). Nur so können die Schmerzsymptome bzw. neue Schmerzereignisse der Tumorerkrankung ursächlich zugeordnet

und kausal oder symptomatisch behandelt werden. Nach einer gezielten Untersuchung können Schmerzen nach ihrer Genese behandelt werden. Wichtigstes differenzialdiagnostisches Instrument ist dabei die *exakte Schmerzanamnese,* die Fragen nach *Art, Dauer, Länge und Charakter* des Schmerzes beinhaltet. Eine ausführliche Anamnese allein kann belastende Untersuchungen vermeiden. Es ist jedoch grob fahrlässig, bei Schmerzpatienten mit einer Tumoranamnese auf eine klärende bildgebende Diagnostik oder klärende Untersuchungen zu verzichten.

> **! Cave**
> In der Finalphase einer Tumorerkrankung sollte auf überflüssige belastende Diagnostik ohne therapeutische Konsequenz verzichtet werden. Spätestens in der Finalphase müssen reflexartig ablaufende Diagnosevorgänge kritisch hinterfragt werden.

8.1.5 Allgemeines zur Tumorschmerztherapie

Man unterscheidet *kausale* und *symptomatische* Therapien. Zu den kausalen Therapien zählen die *Chemo-/Hormontherapie,* die *Operation,* die *Bestrahlung* und die *Radionuklidtherapie.* Symptomatische Therapien beschränken sich auf die Linderung der Symptome. Um alle kausalen Therapieoptionen auszuschöpfen, ist ein umfangreiches Spezialwissen nötig. Hier wird deutlich, dass Tumorschmerztherapie eine *interdisziplinäre Aufgabe* darstellt.

WHO-Stufenschema

- Von der WHO im Jahre 1989 veröffentlicht
- Prinzipiell sollte mit der niedrigsten Stufe begonnen werden, ggf. muss bei bereits initial starken Schmerzen auf einer höheren WHO-Stufe eingestiegen und somit einzelne Stufen übersprungen werden (Abb. 8.2)
- Das WHO-Schema orientiert sich nur an der Schmerzstärke und nicht an der Schmerzätiologie
- Koanalgetika sollten sehr früh und parallel eingesetzt werden

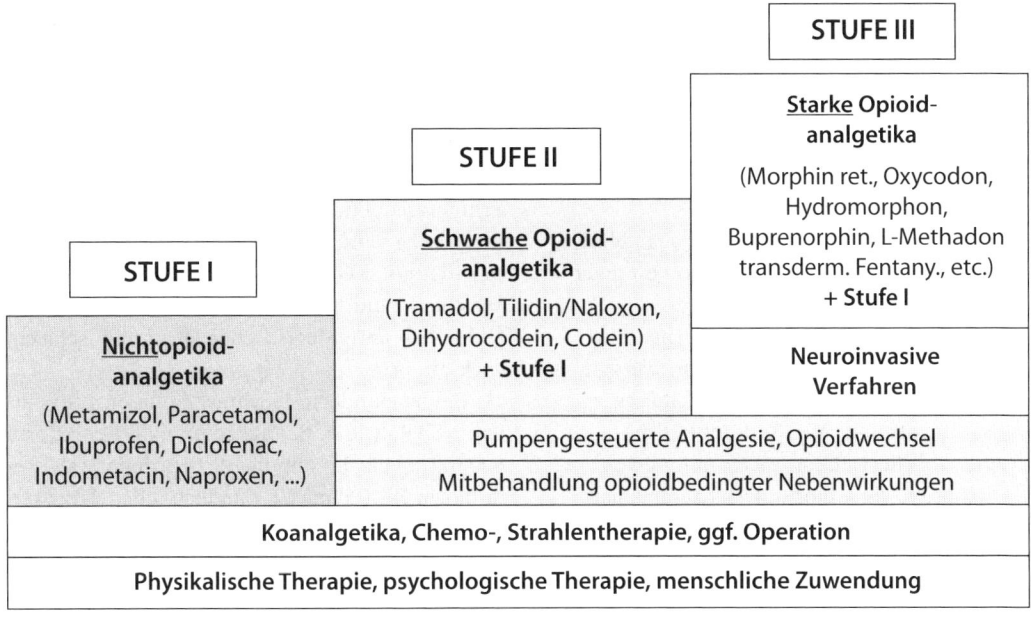

STUFE III

Starke Opioid-
analgetika

(Morphin ret., Oxycodon,
Hydromorphon,
Buprenorphin, L-Methadon
transderm. Fentany., etc.)
+ Stufe I

STUFE II

Schwache Opioid-
analgetika

(Tramadol, Tilidin/Naloxon,
Dihydrocodein, Codein)
+ Stufe I

Neuroinvasive
Verfahren

STUFE I

Nichtopioid-
analgetika

(Metamizol, Paracetamol,
Ibuprofen, Diclofenac,
Indometacin, Naproxen, ...)

Pumpengesteuerte Analgesie, Opioidwechsel

Mitbehandlung opioidbedingter Nebenwirkungen

Koanalgetika, Chemo-, Strahlentherapie, ggf. Operation

Physikalische Therapie, psychologische Therapie, menschliche Zuwendung

◻ **Abb. 8.2** WHO-Stufenschema

— Die WHO-Stufe II sollte häufig übersprungen werden
— Nutzung aller Möglichkeiten der physikalischen Therapie für den Patienten

❯ **Die Anwendung physikalischer Therapien sowie der gezielte Einsatz von Begleitmedikation und Analgetika, eingebettet in eine ganzheitliche Patientenbetreuung, sind die tragenden Fundamente des WHO-Stufenschemas.**

Viel zu oft werden die psychologischen und verhaltenstherapeutischen Möglichkeiten vernachlässigt. Die WHO weist in ihrem oben zitierten Artikel ausdrücklich darauf hin, dass erfolgreiche Schmerztherapie sich nicht nur um physische Schmerzen kümmert, sondern immer nicht physische, *emotionale, soziale, psychologische Aspekte* mit behandeln muss. Dies ist nicht alleine Aufgabe von Spezialisten wie Psychologen und Seelsorgern, sondern die Aufgabe und der *Auftrag an jede Berufsgruppe*, die Tumorpatienten betreut. *Wir müssen den Patienten in seiner Gesamtheit und in seiner komplexen Ausnahmesituation begreifen und betreuen. Dabei ist menschliche Zuwendung* speziellem medizinischem Wissen *gleichwertig.*

Anmerkung: Neuerdings werden invasive schmerztherapeutische Techniken auch einer neu definierten WHO-Stufe IV zugeordnet.

Der offene, einfühlsame und ehrliche kommunikative Umgang mit dem Patienten, der auch eine »schlechte Nachricht« mit einschließt, ist langfristig bei der Betreuung des Tumorpatienten der aufrichtigere und bessere Weg und wird meist vom Patienten akzeptiert (sonst sekundär tiefe Depression und Vertrauensverlust beim Patienten). Gleiches gilt auch für die Angehörigen des Patienten.

8.1.6 Nichtmedikamentöse Therapie

Physikalische Therapie

Myogelosen als Folge übertragener viszeraler Schmerzen oder als Folge primär ossärer Ursachen sind meist nicht durch Opioide oder Muskelrelaxanzien beeinflussbar. Hier helfen Wärmeanwendungen (»heiße Rolle«, warme Wickel o. ä.) oder bei Lymphödemen eine Lymphdrainage und keine Diuretikatherapie.

Psychoonkologische Betreuung

Spezielle Verarbeitungsstrategien, Visualisierungsübungen, Krisenintervention durch qualifiziertes Personal.

Nichtmedikamentöse, adjuvante Tumorschmerztherapie

- **Chemo- und Hormontherapie:** auch ohne morphologische Tumorregression oft guter analgetischer Effekt
- **Perkutane Radiatio:** nach 3 Wochen Eintritt des analgetischen Effekts, primär ggf. Schmerzzunahme durch Ödembildung
- **Radioisotopengabe/Radionuklidtherapie:** üblicherweise mit Anwendung von Strontium-89-Chlorid. Die Therapie hat eine Ansprechrate von bis zu 80 %, evtl. initiale Schmerzzunahme (gutes Zeichen) mit Schmerzreduktion nach 3–4 Wochen, die ca. 6 Monate anhält, evtl. Wiederholung
- **Antibiotikatherapie:** bei superinfizierten Haut- und Weichteilmetastasen

8.1.7 Medikamentöse Therapie

Koanalgetika

In der Tumorschmerztherapie spielen Koanalgetika eine große Rolle. Oftmals kann nur durch den Einsatz dieser Medikamente eine adäquate Schmerzreduktion erzielt werden (z. B. bei neuropathischen Schmerzen).

Häufig eingesetzt werden *Antidepressiva, Antikonvulsiva, Antiarrhythmika* und *Clonidin* (▶ Kapitel Pharmakotherapie). Biphosphonate und Kortison haben einen festen Platz in der Schmerztherapie von Knochenmetastasen (▶ Kap. 2 Pharmakotherapie).

Nichtopiod- und Opioidanalgetika
WHO-Stufe I

WHO-Stufe I bei leichten Schmerzen (<VAS 3): Nichtopioidanalgetika isoliert oder später additiv in Kombination mit Opioiden.

Welche der zu Verfügung stehenden Medikamente eingesetzt werden, hängt von der Erfahrung des Anwenders und von den speziellen Vor-

teilen einer Substanz ab. Entscheidungskriterien sind die Anschlagszeit, antiphlogistische, spasmolytische oder auch antipyretische Begleitwirkungen der einzelnen Substanzen, z. B. hat **Metamizol** (0,5–1,0 g, 4-stündlich) bei nicht entzündlicher Schmerzgenese neben seiner signifikanten Schmerzreduktion auch eine hervorragende spasmolytische Wirkung, während **Paracetamol** (initial 40 mg/kgKG, dann 0,5–1,0 g, 4-stündlich) bei Weichteil- und Knochenschmerzen wegen seiner fehlenden antiphlogistischen Wirkung schlecht wirksam ist.

Bei entzündlicher Schmerzkomponente sollten NSAR, wie z. B. **Ibuprofen** (als Retardform 800 mg 8- bis 12-stündlich), **Diclofenac** (als Retardform 50–100 mg 12-stündlich) oder **Naproxen** (250–500 mg 12-stündlich), zur kurzfristigen Anwendung kommen. Die nicht vom Markt genommenen Cox-2-Hemmer (Parecoxib, Etoricoxib, Celecoxib) zeigen ebenfalls positive Effekte und sind für die Behandlung chronischer (Etoricoxib, Celecoxib) und akuter Schmerzen (Parecoxib) zugelassen.

Nichtopioide bewirken bei Nozizeptorschmerzen *immer eine Schmerzreduktion* und sind insofern auch bei stärksten Schmerzen in Kombination mit hochpotenten Opioiden indiziert.

WHO-Stufe II

Erreicht man durch den Einsatz von WHO-Stufe-I-Medikamenten binnen 24 h keine zufriedenstellende Schmerzreduktion (VAS<2–3) mit erholsamem Nachtschlaf bzw. bei initial mittelgradiger Schmerzstärke (VAS 3–5), sollte auf *WHO-Stufe II* mit *niederpotenten Opioiden* in Kombination mit Nichtopioidanalgetika übergegangen werden.

Bevorzugung von Retardpräparaten dieser Gruppe, wie z. B. **Dihydrocodein** (60–120 mg, 8- bis 12-stündlich), **Tilidin/Naloxon** (100–200 mg, 8- bis 12-stündlich), **Tramadol** (100–200 mg, 8- bis 12-stündlich), **Codein** (allerdings nur in nichtretardierter Form mit 60 mg, 3- bis 4-stündlich) sowie das seltener eingesetzte **Dextropropoxypen** 150 mg, 8- bis 12-stündlich.

Tramadol und Tilidin/Naloxon stehen auch in nichtretardierter Darreichungsform mit einer Wirkdauer von 4 h zur Verfügung.

> ⊘ **Cave**
> Bei zu erwartender Schmerzprogression ist
> es sinnvoll, die WHO-Stufe II zu überspringen
> und direkt mit hochpotenten Opioiden, nied-
> rig dosiert, zu beginnen.

WHO-Stufe III

Bei initialer Schmerzstärke VAS>7 oder bei nicht
zufriedenstellender Schmerzreduktion unter
WHO-Stufe II (VAS>2–3) und schmerzbedingt
eingeschränkter Nachtruhe sollten direkt Medikamente der *WHO-Stufe III*, d. h. hochpotente

Opioide, zur Anwendung kommen (◘ Tab. 8.1 und
◘ Tab. 8.2).

Anmerkung: Bei Therapieerfolg, d. h. VAS 0–2,
kann man abweichend von der Empfehlung der
WHO versuchen, auf die peripheren Analgetika zu
verzichten, um die Nebenwirkungen dieser Subs-
tanzgruppe zu vermeiden. Sind in diesem Auslassversuch die Schmerzen mit Opioiden allein nicht
beherrschbar, sollte das periphere Analgetikum
wieder gegeben werden, die alternativ oft durchgeführte Dosissteigerung des Opioids ist dann oft
nicht ausreichend.

◘ **Tab. 8.1** Übersicht über nichtretardierte Morphinpräparate mit kurzer Wirkdauer

Applikationsweg	Präparate	Dosierung
Oral	Morphin Merck Tropfen 0,5 %	1 ml (16 Trpf.) = 5 mg
	Morphin Merck Tropfen 2 %	1 ml (16 Trpf.) = 20 mg
	Sevredol 10, Sevredol 20	Tabl. à 10 mg, 20 mg
	Oramorph	Tbl. bis 100 mg
Rektal	MSR 10, 20, 30 Supp.	Supp. à 10, 20, 30 mg
s.c., i.m., i.v.	MSI 10, MSI 20 Injektionslösung	1 ml à 10 mg, 20 mg
	Morphin Merck 10 mg, 20 mg	
Für Pumpen und Portsysteme	MSI 100, MSI 200 Amp.	5 ml à 100 mg
	Morphin Merck 100 mg Amp.	10 ml à 200 mg

◘ **Tab. 8.2** Übersicht über retardierte Morphinpräparate mit langer Wirkdauer

Applikationsweg	Präparate	Einnahmeintervall [h]	Dosierung [mg]
Oral	MST Tbl.	8–12	10, 30, 60, 100, 200
	Morphin Merck Retardtbl.	8–12	10, 30, 60, 100
	Kapanol Tbl.	8–12	10, 50, 100
Sonde	M-long Retardkps.	8–12	10, 30, 60, 100
	M-dolor Retardkps.	8–12	10, 30, 60, 100
	Capros Kps.	8–12	10, 30, 60, 100, 200
	MST-Continus Kps.	12–24	30, 60, 100, 200
	MST-Retardgranulat (Trink-suspension)	12	Beutel à 20, 30, 60, 100, 200

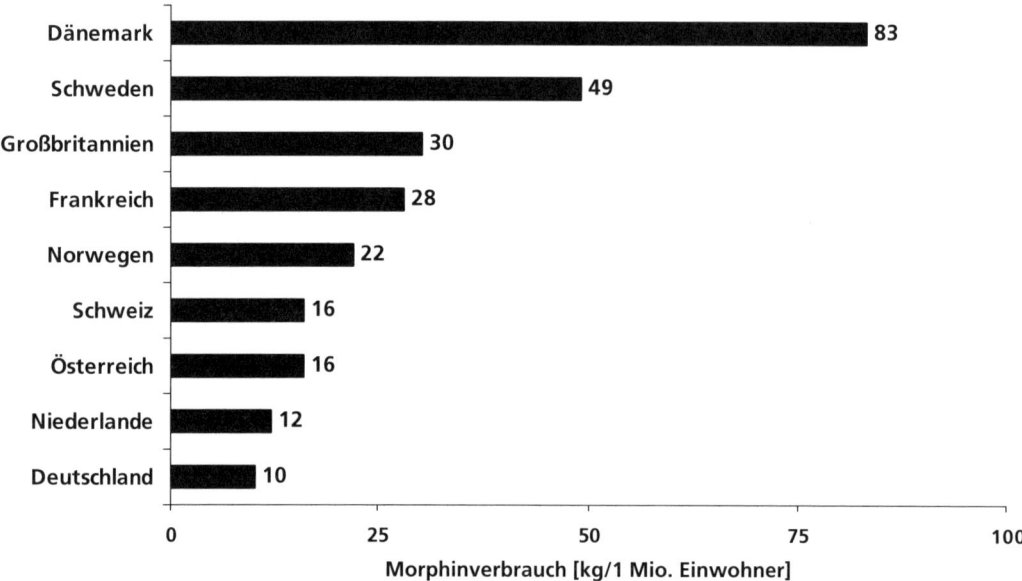

◘ Abb. 8.3 Morphinverbrauch im Jahr 2000 im europäischen Vergleich. Angaben lt. International Narcotics Control Board 2002

Insgesamt ist der Morphinverbrauch im internationalen Vergleich in Deutschland eher gering (◘ Abb. 8.3).

Applikationsformen der Opioide
- Grundsätzlich ist die *orale* Applikationsform zu bevorzugen
- Umsteigen auf andere Applikationsart, wenn:
  - Orale Applikation nicht mehr möglich (anhaltendes Erbrechen, Tumor im Oropharynx, Ösophaguskarzinom; Dysphagien oder Passagestörungen, Mukositis, Aversion gegen Opioide)
  - Orale Applikation nicht mehr sinnvoll bzw. zuverlässig (hohe Dosis mit starken Nebenwirkungen, psychomimetische Veränderungen)
  - Nebenwirkungen der oralen Applikation (persistierende therapierefraktäre Übelkeit)
- Alternativen sind folgende Applikationsformen:
  - Subkutan
  - Transkutan/Tagermal
  - Intravenös
  - Peridural
  - Intrathekal
  - Intraventrikulär

Andere stark wirksame Opioide (◘ Tab. 8.3)
- Hydromorphon (Palladon) und Oxycodon (Oxygesic) verursachen weniger psychomimetische Nebenwirkungen und sind damit bei älteren Patienten von Vorteil
- Fentanyl ist eine weitere Substanz, die in transdermal applizierbarer Form in verschiedenen Pflastergrößen zur Verfügung steht (Durogesic-SMAT von Jansen-Cilag, Generika von Ratiopharm, Hexal usw.)
- Buprenorphin ist ein weiteres hochpotentes Opioid, es ist als Temgesic oral und i.v. verfügbar und auch transdermal mit 3,5 Tagen (TransTec) und 7 Tagen (Norspan) Wirkdauer

❗ Cave
Fentanyl-Generikum-Pflaster sind zum Teil ohne Beschriftung, d. h. verbunden mit Dosisunsicherheit und Verwechslungsgefahr mit anderen transdermalen Therapiesystemen (z. B. Hormonpflaster).

◻ **Tab. 8.3** Auswahl stark wirksamer Opioide

Wirkstoff	Präparat	Darreichungsform	Applikations-weg	Dosierungs-intervall	Äquipotenzdosierung
Buprenorphin	Temgesic	Amp. à 0,3 mg	s.c., i.m., i.v.	6–8 h	0,3 mg Temgesic i.v. = 10 mg Morphin i.v.
		Tbl. à 0,2 mg	s.l.	6–8 h	1 Tbl. Temgesic = 10 mg Morphin p.o.
		Forte-Tbl. à 0,4 mg	s.l.	Bei Bedarf	1 Tbl. Forte = 20 mg Morphin p.o.
	Transtec	Pflaster à 35, 52,5 und 70 µg/h	Transdermal	72 h	Buprenorphin = 70–100 × Morphin
Levomethadon	L-Polamidon	Tbl. à 2,5 mg	p.o.	6–8 h	5 mg L-Polamidon = 10 mg Morphin p.o.
		Trpf.: 1 ml = 5 mg			
Oxycodon	Oxygesic	Tbl. à 10, 20, 40 und 80 mg	p.o.	12 h	10 mg Oxycodon p.o. = 20 mg Morphin p.o.
Hydromorphon	Palladon	Retardkaps. à 4, 8, 16, 24 mg	p.o.	12 h	7,5-fache Potenz im Vergleich zu Morphin
	Palladon	Amp. à 2 mg	s.c., i.m.	Bei Bedarf	
Fentanyl	Durogesic, Matrifen	12, 25, 50, 75 und 100 µg/h	Transdermal	(48–) 60–72 h	90 mg Morphin oral = 25µg/h; dann je weitere 60 m g Morphin plus 25 µg/h

— **Keine psychische Abhängigkeit** (d. h. Sucht) durch stark wirksame Opioide bei Tumorpatienten

— **Keine Toleranzentwicklung** gegenüber der analgetischen und obstipierenden Wirkung der Opioide, d. h. die oft notwendige Dosissteigerung ist meist durch Tumorprogression bedingt, und die Obstipationsprophylaxe muss dauerhaft eingenommen werden. Eine Toleranzentwicklung besteht jedoch bezüglich der sedierenden und atemdepressiven Wirkung der Opioide

— **Physische Abhängigkeit bei längerer Einnahme** (>4–6 Wochen) von Opioiden, darum langsame Dosisreduktion entsprechend der HWZ des eingesetzten Opioids: 10–20 % Dosisreduktion pro 1–3 Tage

8.1.8 Therapie des Durchbruchschmerzes

Nahezu alle Patienten berichten über Durchbruchschmerzen, d. h. nicht vorhersehbare, heftigste Schmerzattacken, die eine dramatische Verschlechterung der Lebensqualität bedeuten. Tumordurchbruchschmerzen treten unabhängig von der Tumorart und der Basismedikation auf, besonders häufig sind jedoch Patienten mit Knochenmetastasen betroffen. Obwohl es bisher keine allgemein gültige Definition gibt, zeichnen sich diese extrem schmerzhaften Episoden durch gut abgrenzbare Charakteristika aus:

— Plötzliches, überwiegend unvorhersehbares Einsetzen

— Schnell ansteigende Schmerzintensität innerhalb von 3–5 min bis zum Maximum

— Schmerzintensität stark bis sehr stark, häufig bei 6–7 auf der visuellen Analogskala (VAS)

— Durchschnittliche Dauer 30–60 min

— Durch Opioidbasistherapie nicht kontrollierbar

— Bis zu 7 Attacken pro Tag

Entscheidend für die effektive Therapie von Tumordurchbruchschmerzen ist die Abgrenzung zu neuropathischen Schmerzattacken sowie zu Schmerzen, die am Ende eines Einnahmeinter-

valls auftreten (»end of dose failure«). Letztere
erfordern keine Bedarfsmedikation, sondern eine
bessere Verteilung der Retardpräparate zur Abde-
ckung des Bedarfs über den Tag und in der Nacht.
Ursache neuropathischer Schmerzen sind Läsionen
an oder Erkrankungen des peripheren oder zentralen Nervensystems. Diese Schmerzen können sich
als schneidende, brennende oder dumpfe Dauerschmerzen oder als blitzartig einschießende, elektrisierende Schmerzattacken für wenige Sekunden
bis einige Minuten Dauer äußern. Auch neuropathische Schmerzattacken sind mit Bedarfsopioiden
nicht ausreichend behandelbar, sondern erfordern
die Therapie mit Koanalgetika.

73 % der Durchbruchschmerzen sind kürzer
als 30 min und 93 % der Durchbruchschmerzen
sind kürzer als 60 min. Um eine unnötige Über-
therapie zu vermeiden, sollte eine adäquate Therapie dieser Durchbruchschmerzen mit »rapid onset
opioids« (ROO) erfolgen (▶ Kap. 2). Zudem sollte
das ideale Medikament sehr rasch wirken und einfach anwendbar sein.

8.1.9 Therapie der Opioidnebenwirkungen

Nebenwirkungen von Opioiden

- Sehr häufig (>10 %):
  - Obstipation bis zu 100 % (keine Toleranz);
    Gabe von Laxanzien obligat
  - Übelkeit und Erbrechen (ca. 20 %)
  - Sedierung (initial bis zu 20 %)
  - Verwirrtheit (ca. 2 %) und Halluzinationen
    (bis zu 1 %), dann Dosisreduktion und
    Opioidrotation, langsame Dosiserhöhung
- Häufig (1–10 %):
  - Schwitzen: Anticholinergika (Neuroleptika,
    Antidepressiva), Antihyperhydrotikum
    (Salbeitee, Tbl., Ganzköperwaschung: 2 EL
    Salbei auf 4–5 l Wasser)
  - Harnverhalt: Absetzen von anticholinerg
    wirkenden Substanzen, Carbachol 2 mg p.o.
    oder 0,25 mg s.c., ggf. Opioidrotation

Therapie-/Prophylaxemöglichkeiten
Antiemetika

Bei Übelkeit Gabe von Antiemetika, z. B.:

- **Metoclopramid** (MCP ratiopharm, Paspertin):
  3- bis 6-mal 20–30 Trpf. vor der Opioidein-
  nahme
- **Domperidon** (Motilium): 3- bis 4-mal 20 mg
  p.o.
- **Haloperidol** (Haloperidol ratiopharm
  Trpf., Haldol Janssen): 3-mal 0,5–1 mg
  (5–10 Trpf.) vor dem Essen bzw. 0,5–2,5 mg
  alle 8–12 h
- **Dimenhydrinat** (Vomex Supp. 150 mg):
  Jugendliche ab 14 Jahre und Erwachsene
  1- bis 3-mal 1 Supp. pro Tag oder notfalls
  unter stationären Bedingungen 1 Amp.
  (= 62 mg) i.v.
  - *Nebenwirkungen:* leicht sedierend, extrapy-
    ramidale Dyskinesien, irreversible Spätdys-
    kinesien, Parkinsonoidsyndrom
- **Glukokortikoide: Dexamethason** (Fortecortin) 2- bis 3-mal 4–8(–16) mg/Tag oder **Prednison** (Decortin) 3-mal 50–250 mg i.v.
- **Dronabinol**: initial 3 Tropfen (= 0,1 ml =
  2,5 mg) 2-mal täglich, langsame Steigerung
  sinnvoll

Bei Erbrechen während der Tumorschmerztherapie und der Bestrahlung empfiehlt sich auch ein
Therapieversuch mit Serotoninantagonisten:

- **Tropisetron** (Navoban): 1- bis 2-mal 5 mg p.o.
- **Granisetron** (Kevatril): 2- bis 3-mal 3 mg p.o.
- **Alizaprid** (Vergentan): 4-mal 50–200 mg p.o.
  bzw. i.m.

Bei therapierefraktärem Erbrechen Versuch mit:

- **Promethazin** (Atosil): 2- bis 3-mal 25 mg
- **Triflupromazin** (Psyquil): 2- bis 3-mal
  10–20 mg

Obstipationstherapie/-prophylaxe mit Laxanzien

Bei **Obstipation** Gabe z. B. von:

- **Laktulose** (Bifiteral):
  - Granulat oder Sirup initial 3-mal 1 EL,
    dann nach Stuhlkonsistenz und Frequenz
  - Kinder <3 Jahre 3-mal 2 ml initial
  - Kinder >3 Jahre 3-mal 5 ml initial
- **Natriumpicosulfat** (Laxoberal):
  - 1–2 Tbl. bzw. 10–20 Trpf. (= 5–10 mg)
  - Kinder ab dem 4. Lebensjahr 4–8 Trpf./Tag

- **Macrogol** 3350 (Movicol): biologisch inerte Substanz, deshalb kein Abbau im Darm, keine Resorption, keine Fermentation durch die Darmflora
    - Wird nach Auflösung in 125 ml Wasser getrunken
    - Bindung von Wasser, verhärtete Fäzes werden aufgeweicht
    - Erwachsene und Kinder ab dem 14. Lebensjahr initial 2- bis 3-mal 1 Beutel/Tag, dann 1 Beutel/Tag bzw. je nach Stuhlkonsistenz bis 3 Beutel/Tag
- **Bisacodyl** (Dulcolax):
    - 1–2 Drg. (= 5–10 mg) abends, Wirkungseintritt nach etwa 10 h; nüchtern eingenommen erfolgt der Wirkungseintritt nach etwa 5 h
    - 1 Supp. (= 10 mg) führt kurzfristig – nach 15–30 min – zu einer Entleerung des Darms
- Trockenextrakt aus **Alexandriner-Sennesfrüchten** (Liquidepur N): ab dem 12. Lebensjahr 1 TL/Tag abends; bei hartnäckiger Obstipation ausnahmsweise 3-mal 1 TL/Tag
- **Paraffin** (Obstinol M):
    - 1–2 Messbecher (= 30–60 ml) bei Bedarf, Gleitmittel
    - *Nebenwirkungen:* Fremdkörpergranulome, Resorptionsstörungen von fettlöslichen Vitaminen, Gefahr der Aspirationspneumonie
- **CO2-produzierende Suppositorien** (Lecicarbon): 1 Supp. bei Bedarf
- **Einlauf, Klysma**
- **Amidotrizoat** (Gastrografin): 50–100 ml p.o., jodhaltiges Röntgenkontrastmittel (Ultima ratio!)
- **Manuelles Ausräumen**

Durch die orale Einnahme von Naloxon p.o. 10–20 mg/Tag kann der darmparalytische Effekt der Opiate gezielt antagonisiert werden. Der Opiatantagonist Naloxon wird enteral schlecht resorbiert und antagonisiert lokal im Plexus myentericus und Plexus submucosus den paralytischen Effekt der Opiate. Die resorbierte Naloxonfraktion wird durch den hohen First-pass-Effekt in der Leber fast vollständig abgebaut, sodass bei suffizienter Leberfunktion keine systemische Naloxonwirkung auftritt.

> ❗ **Cave**
> **Bei Leberinsuffizienz und zu hoher Naloxondosis (>30 mg) mit systemischem Naloxoneffekt und massiver Schmerzverstärkung rechnen.**

- **Relistor** (Methylnaltrexoniumbromid, MNTX): 1 Amp á 12 mg/0,6 ml
    - Körpergewicht 38–61 kg: 0,4 ml = 8 mg alle 48 h s.c.
    - Körpergewicht 62–114 kg: 0,6 ml = 12 mg alle 48 h s.c.
    - Indikation: opiatbedingte Darmparalyse

MNTX ist ein selektiver peripherer μ-Rezeptor-Antagonist und kann somit eine opioidinduzierte Obstipation erfolgreich therapieren. Eine Interferenz mit der zentralen Analgesie findet dabei nicht statt, da die Blut-Hirn-Schranke aufgrund des Ladungszustands Moleküls nicht passiert wird. Bei gewichtsadaptierter Dosierung wird eine verringerte Effizienz der Opioidtherapie oder die Entstehung von Entzugssymptomen vermieden.

> **Laxanzien in der Opstipationstherapie/ -prophylaxe**
> - Laxanzien der 1. Wahl:
>   - Antiresorptiv und hydragog wirkende Laxanzien: Natriumpicosulfat, Bisacodyl
>   - Peristaltikfördernder Effekt am Plexus myentericus, Hemmung der Na^+- und H_2O-Resorption: Antraglykoside
> - Laxanzien der 2. Wahl:
>   - Laxanzien mit Wirkung auf den Defäkationsreflex: Supp. zur Stuhlaufweichung (Glycerin) und Förderung der Peristaltik (Bisacodyl) oder Dehnung (Lecicarbon)
>   - Osmotisch wirksame Laxanzien (Laktulose)
> - Stufenschema:
>   1. Laxoberal, evtl. Laktulose
>   2. Macrogol + Laxoberal
>   3. Macrogol + Laxoberal + Obstinol M
>   4. Macrogol + Laxoberal + Obstinol M + Lecicarbon-Supp./Klysma/Einlauf

Die Therapie der unter Opioiden auftretenden Nebenwirkungen zeigt ◻ Tab. 8.4

◻ Tab. 8.4 Therapie der Opioidnebenwirkungen

Symptome	Differenzialdiagnose	Therapie	Besonderheiten
Sedierung	Sedierende Medikamente, Hyperkalzämie, Niereninsuffizienz, Tumorprogredienz, Hirnmetastasen, Sepsis	Reduktion der Opioiddosis, evtl. Änderung des Behandlungsintervalls, Arzneimittel überprüfen, Opioidrotation	–
Verwirrtheit, Halluzinationen, Alpträume	Bei progredienter Tumorerkrankung zahlreiche Gründe für Verwirrtheit vorhanden (organisch, septisch, medikamentös, metabolisch, psychisch etc.)	Dosisreduktion bzw. Opioidrotation, Nichtopioide, Neuroleptika (z. B. Haloperidol 2- bis 3-mal 1 mg), spinale Opioidapplikation selten erforderlich, da Symptome oft nachlassen	Die genannten Symptome treten nur selten unter Opioidtherapie auf (<1 %), werden von Patienten und Angehörigen jedoch sehr gefürchtet, besonders bei rascher Dosissteigerung
Schwitzen	Fieber, Angst, körperliche Anstrengung, differenzialdiagnostisch auch an paraneoplastische Syndrome denken	Anticholinergika; Neuroleptika, z. B. Thioridazil (Melleril) oder Antidepressiva; Antihyperhydrotikum auf Salbeibasis (Sweatosan), schweißreduzierende Ganzkörperwäsche (1 l Salbeitee [2 EL Salbei] auf 5 l Wasser, 4 min ziehen lassen), Opioidrotation bzw. -reduktion	Symptom kann nachts stärker auftreten; häufiger in Zusammenhang mit Lebermetastasen
Juckreiz	Hauterkrankungen, Lebererkrankung, Niereninsuffizienz, paraneoplastisch, Hautmetastasen, Allergie usw.	Antihistaminika (H1-Rezeptor-Antagonist), Hitze und heißes Baden vermeiden, Hautpflege, Ganzkörperwäsche mit Essigwasser (3 EL Obstessig auf 5 l Waschwasser); Opioidrotation, wenn Juckreiz nach einigen Tagen nicht sistiert	Häufig bei rückenmarknaher Opioidapplikation
Harnverhalt	Prostatahyperplasie, akute Prostatitis, Prostatakarzinom, Narben nach Entzündungen	Trizyklische Antidepressiva und anticholinerg wirkende Substanzen reduzieren oder absetzen, Cholinergika, z. B. Carbachol (Doryl 2 mg oral oder 0,25 mg s.c.), evtl. Opioidrotation, Opioiddosierung reduzieren	Meist ältere Männer (ca. 5 %), Auftreten auch bei rückenmarknaher Applikation (in bis zu 14 % der Fälle)
Myoklonien	Selten bei extrapyramidalen, zerebellaren und kortikalen Läsionen (multiple Sklerose etc.)	Dosisreduktion, antikonvulsive Benzodiazepine, z. B. Clonazepam (Rivotril), Baclofen als Myotonolytikum	Oft Hinweis auf Niereninsuffizienz (bei Morphintherapie)
Mundtrockenheit	Geringe Flüssigkeitsaufnahme, Infektionen, Soor, Chemotherapie, Radiatio, orale Tumoren, Nebenwirkungen anderer Medikamente	Mundpflege und lokale Maßnahmen (kein Glycerin, keine Kamille, führt zum Austrocknen), Stimulation der Salivation (Eisstückchen mit Ananas, Kaugummi, saure Drops), anticholinerge Medikamente reduzieren (Antidepressiva, Neuroleptika etc.)	–

WHO-Stufe IV

Ein unter oraler medikamentöser Therapie refraktärer Tumorschmerz oder bei therapierefraktären Nebenwirkungen der Opioidtherapie sollte auf die WHO-Stufe IV übergegangen werden. Hierunter versteht man invasive Techniken der Schmerztherapie (▶ Kap. 4).

Am erfolgreichsten ist die *parenterale Verabreichung von Opioiden*, wobei der subkutane Weg den intravenösen Zugangsweg (über Port) abgelöst hat (kein Schmerzpatient braucht zur parenteralen Schmerztherapie einen Port).

> ! **Cave**
> Opiate, Haloperidol, Metamizol, Dexametason, Benzodiazepine, Butyl-Scopolamin und Metoclopramid können suffizient subkutan appliziert werden.

Weitere Methoden sind Applikation von *Lokalanästhetika* bei muskulärem Schmerztrigger, *periphere Regionalanästhesieverfahren, Sympathikusblockaden* und die *rückenmarknahe Applikation* von Medikamenten wie z. B. Morphin, Clonidin, Baclofen.

Anmerkung zur subkutanen Opioidapplikation

- Über spezielle subkutane Verweilkanülen oder normale subkutan positionierte, intravenöse Verweilkanülen oder »butterflys«
- Subkutane Applikation ist äquipotent zur intravenösen Applikation, d. h. Wechsel jederzeit möglich (Anschlagzeit bei Bolusgabe verlängert, ca. 10–15 min)
- Einsatz von PCA-Systemen möglich; häusliche Versorgung meist unproblematisch; Bolusfunktion bei Durchbruchschmerzen programmierbar. Eventuell gleichzeitige Applikation von Metamizol, Butyl-Scopolamin, Metoclopramid und/oder Dexamethason
- Intravenöse Applikation zu bevorzugen, wenn subkutane Resorption nicht sicher erfolgt (z. B. in lymphatisch gestauten Körperregionen) oder häufig lokale Infektionen an der Punktionsstelle auftreten

Anmerkung zur rückenmarknahen (intrathekalen/periduralen) Opioidapplikation

- **Indikation:**
  - Inakzeptable systemische Nebenwirkungen von hoch dosierten Opioiden sowie nicht zufriedenstellende Analgesie
  - Neuropathische Schmerzen bei Plexusinfiltration
  - Notwendigkeit einer Kombination von Lokalanästhetika oder von Clonidin

> ! **Cave**
> Vor der Durchführung einer invasiven Therapie muss eine Opioidrotation versucht werden.

Pharmakokinetik der rückenmarknahen Opioidapplikation: Peridural verabreichte Opioide diffundieren über die Dura mater in den Liquor cerebrospinalis, von dem sie je nach Applikationsort die Nervenwurzeln und das Rückenmark erreichen. Parallel dazu werden sie v. a. im Periduralraum in Abhängigkeit von ihrer Lipophilie sehr schnell resorbiert. Vom hydrophilen Morphin gelangen ca. 20 % in den Liquor, vom lipophilen Fentanyl hingegen nur ca. 0,1 %, d. h. nur beim Morphin erreicht man einen deutlichen lokalen Effekt bzw. eine deutlich höhere Konzentration vor Ort. Lipophile Opioide müssen im Periduralraum nahezu in systemischen Dosen verabreicht werden, wodurch die unerwünschte Nebenwirkungsrate dieser Opioide nicht reduziert wird. Morphin erreicht als einzige Substanz bei periduraler Applikation im Rückenmark deutlich höhere Konzentrationen als bei systemischer Gabe. Daher kann die peridural applizierte Dosis im Vergleich zur oral applizierten Dosis um ca. 90 % auf 1/10 reduziert werden.

Auch intrathekal verabreichte Opioide werden entsprechend ihrer Lipophilie sehr rasch in den Systemkreislauf resorbiert.

Lipophile Opioide (Fentanyl, Buprenorphin, Sufentanil) binden fast nur am Applikationsort, bewirken also nur eine eng umschriebene regionale Analgesie. Ein Periduralkatheter sollte daher möglichst exakt platziert werden. Morphin als hydrophile Substanz bindet im Liquor, was auf der einen Seite zu einer ausgedehnten übersegmentalen Analgesie führt, auf der anderen Seite die

Gefahr einer supraspinalen Wirkung mit später Atemdepression (nach 12–24 h) birgt.

━ **Nebenwirkungen:**
  ▪ Frühe Atemdepression nach 30–60 min durch systemische Resorption
  ▪ Späte Atemdepression nach 12–24 h durch rostralen Morphintransport im Liquor (mindestens 24-h-Überwachung bei spinaler Applikation)
  ▪ Harnverhalt
  ▪ Pruritus (bis 90 %)
  ▪ Übelkeit/Erbrechen
  ▪ Ödembildung
  ▪ Sekundäre Amenorrhö

❗ **Cave**
Nur Morphin und Sufentanil sind derzeit für eine rückenmarknahe Anwendung zugelassen (❏ Tab. 8.5).

8.1.10 Neurochirurgische und neuroinvasive Verfahren

Neurochirurgische und neuroinvasive Verfahren verlieren mehr und mehr an Bedeutung, weil retardierte Morphine sowie parenterale Opioidapplikation und rückenmarknahe Opioidapplikationsformen diese Methoden ersetzt haben. Lediglich die Plexus-coeliacus-Blockade hat einen unbestrittenen Stellenwert bei Tumoren des oberen Gastrointestinaltrakts, insbesondere bei Pankreastumoren.

8.1.11 »Notfalltherapie« bei schwersten Schmerzzuständen

Schwerste Schmerzzustände mit vegetativen Komponenten wie Tachykardie, Tachypnoe, Schwitzen und Hypertonus sind sofort zu behandeln. Oftmals wird eine notwendige Diagnostik oder Therapie (Bestrahlung von Knochenmetastasen) erst durch eine solche Schmerztherapie möglich. Vital bedrohliche Komplikationen, wie z. B. eine Darm- oder Magenperforation, sind trotz suffizienter Schmerztherapie sicher diagnostizierbar. Darum: Zuerst symptomatische Therapie, danach (bzw. parallel) Diagnostik durchführen.

❏ **Tab. 8.5** Dosierungsrichtwerte für Morphin bei rückenmarknaher Applikation

	Bolusgabe [mg]	Dauerapplikation/Tag [mg]
Peridural	3–5	5–30
Intrathekal	0,2–0,5	2–6(–20)

Bei schwersten Schmerzzuständen empfiehlt sich die Durchführung einer Morphintitration bzw. die Anwendung eines »Schmerztropfes«. Hierbei wird die applizierte Morphinmenge anhand der Schmerzintensität austitriert, d. h. man reguliert unter Monitoring der Vitalparameter die Infusionsgeschwindigkeit bzw. repetiert die Gabe kleinerer bis mittlerer Morphindosen bis zur Einstellung eines zufriedenstellenden Analgesieniveaus.

Nachfolgende Infusionen werden unter Monitoring der Vitalparameter (Atemfrequenz) über 30–60 min langsam i.v. appliziert, bis der gewünschte Therapieeffekt (VAS 0–2) oder Nebenwirkungen auftreten. Aus der notwendigen Morphinmenge lässt sich der Opioidtagesbedarf errechnen. Bei Auftreten von Nebenwirkungen ohne ausreichende Schmerzreduktion ist die getestete Medikamentenkombination *nicht* geeignet.

Beispiel Knochenschmerz
Morphinnaiver Patient
━ Infusionszusatz:
  ━ 30 mg MSI
  ━ 75 mg Voltaren-Injektionslösung
  ━ 20 mg Psyquil
━ Beispiel: Bei VAS 0–2 nach Gabe von 15 mg i.v. errechnet sich ein oraler Tagesbedarf von ca. 270 mg Morphin oder 150 µg/h Fentanyl als Pflaster
━ **Anmerkung:** i.v. appliziertes Morphin ist unretardiert und wirkt ca. 4 h, sodass der Tagesbedarf der 6-fachen Bolusmenge entspricht (im Beispiel: 15 mg × 6 = 90 mg).
  ━ Bei i.v.-Testung und späterer oraler Morphingabe ist zu berücksichtigen, dass die
▼   Bioverfügbarkeit von oralem Morphin

nur ca. 30 % beträgt (im Beispiel: 90 mg i.v. = 270 mg oral)
- Bei transdermaler Dauertherapie mit Fentanyl entsprechen 25 μg/Fentanyl/h einem Tagesbedarf von 15 mg i.v. (im Beispiel: 90 mg/24 h i.v. = 150 μg/h Fentanyl transdermal)

Morphinvorbehandelter Patient
- Infusionszusatz: Verdopplung der Morphintagesdosis:
  - 75 mg Voltaren-Injektionslösung
  - 20 mg Psyquil

Beispiel viszeraler Schmerz

Tumorbedingter abdomineller Schmerz
- Infusionszusatz:
  - 30 mg MSI
  - 2000 mg Novalgin
- Bei Koliken zusätzlich 40 mg Buscopan
- 5 mg Haldol

Beispiel neuropathischer Schmerz:
- Infiltration der Nervenwurzel: Infusionszusatz 30 mg MSI
- Infiltration eines peripheren Nervs: Infusionszusatz 3 mg Clonazepam
- Bei Wirbelkörperfraktur: Infusionszusatz 50–100 mg Dexamethason

8.2 Tumorschmerztherapie in der Pädiatrie

Die folgenden Angaben basieren auf den Empfehlungen der WHO »Cancer Pain Relief and Palliative Care in Children«. Streng wissenschaftsbasierte Therapieempfehlungen im Sinne einer »evidence-based medicine« sind nicht möglich, da bei kindlichen Tumorschmerzen keine prospektiven, randomisierten, plazebokontrollierten Studien vorliegen.

Die Probleme der Medikamentenzulassung für Kinder sind hinreichend bekannt. So bestehen für die meisten vorgestellten etablierten Medikamente keine Zulassung für Neugeborene oder Kinder, sodass ein Off-label-Gebrauch nötig wird. Die hier vorgestellten Medikamente und Empfehlungen orientieren sich an der Übersetzung der WHO-Empfehlung »Schmerztherapie und palliative Versorgung krebskranker Kinder« (»Cancer Pain Relief and Palliative Care in Children«) der deutschen GPOH (Gesellschaft für Pädiatrische Onkologie und Hämatologie), der DGSS (Deutsche Gesellschaft zum Studium des Schmerzes) und der DGP (Deutsche Gesellschaft für Palliativmedizin) und sind somit mehr als »good clinical practice«.

8.2.1 Schmerzursachen

- Schmerzhafte Eingriffe (Details zu postoperativer Schmerztherapie bei Kindern ▶ Kap. 6)
- Phantomschmerzen
- Mukositiden im Rahmen zytostatischer Therapien
- Tumorbedingte Schmerzen

8.2.2 Schmerzmessung

Mindestens 2-mal täglich Schmerzmessung mit kindgerechten Schmerzmessskalen:
- KUSS = kindliche Unbehagen- und Schmerzskala nach Büttner (geeignet zur Schmerzmessung bei Kindern von 0–4 Jahren sowie bei nonverbalen Patienten)
- Die Smiley-Analogskala nach Bieri kann Kindern ab 2,5–4 Jahren präsentiert werden (❑ Abb. 8.4)

Durchführung und Beurteilung von KUSS

Für jede Variable ist nur eine Aussage zulässig. Die Dauer der Beobachtung beträgt 15 s. Es sind nur Daten aus dieser Zeit festzuhalten, auch wenn sich das Verhalten des Kindes danach ändert. Wiederholte Beobachtungen in festen Zeitabständen sind aussagekräftiger als eine Einzelbeobachtung. Zu jeder Beobachtung gehört die Kontrolle des Wachheitsgrades. Ein schlafendes Kind hat keinen akuten analgetischen Therapiebedarf. Eine Schmerzmedikation ist ab einem summierten Wert von >4 erforderlich. Mit steigender Punktzahl nimmt die Dringlichkeit zu.

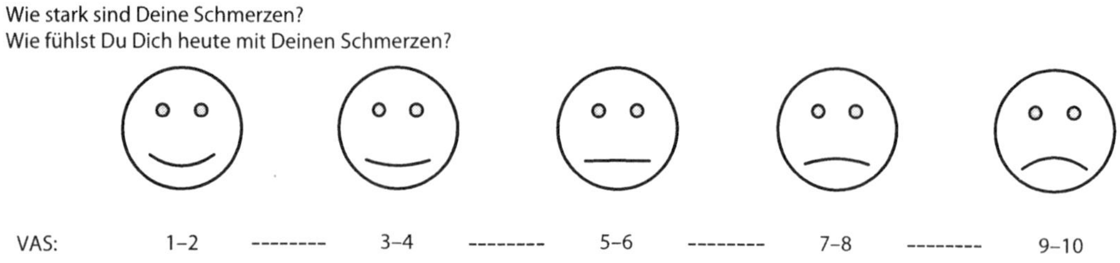
Wie stark sind Deine Schmerzen?
Wie fühlst Du Dich heute mit Deinen Schmerzen?
VAS:
1–2
3–4
5–6
7–8
9–10

Abb. 8.4 Smiley-Analogskala. (Aus: Pioch 2005)

8.2.3 Nichtmedikamentöse Therapie

- Kinder mit Schmerzen brauchen Aufmerksamkeit, d. h. möglichst viel Zeit mit dem Kind verbringen; dadurch wird eine Schmerzeinschätzung auch besser möglich
- Kindgerechte Informationen über den zu erwartenden spezifischen Schmerz mitteilen. Information auch an die Eltern
- Kontroll- und Wahlmöglichkeiten dem Kind überlassen (z. B. Bestimmung der Punktionsstelle oder der Person, die das Kind zur Lumbalpunktion festhalten darf, durch das Kind selbst)
- Vorbereitung von Eltern und Kind auf schmerzhafte Eingriffe
- Kindgerechte Umgebung
- Alternative Therapie, z. B. Hypnose bei Lumbalpunktion

8.2.4 Medikamentöse Schmerztherapie

Grundprinzipien

- Berücksichtigung des WHO-Stufenschemas
- Ein frühzeitiges Umsteigen auch auf starke Opioide ist oft erforderlich weil:
  - Starke Schmerzen in der Kinderonkologie häufig sind
  - Nebeneffekte der Nichtopioidanalgetika (Fiebersuppression und Gerinnungshemmung) vermieden werden müssen
- Bei Nebenwirkungen der Opiode (Übelkeit, Obstipation) ist auch die Kombination von 2 Nichtopioidanalgetika möglich
- Möglichst nichtinvasive Applikation der Analgetika (oral/transdermal)
- Dauermedikation für Dauerschmerz und zusätzlich Bedarfsmedikation verordnen
- Prophylaktische Therapie der Obstipation
- Berechnung der Dosis in mg/kgKG bis zu einem Körpergewicht von 50 kg
- Neugeborene und Säuglinge haben eine besondere Empfindlichkeit hinsichtlich der atemdepressiven Nebenwirkung von Opioiden

WHO-Stufe I

Die Dosierungsempfehlungen der einzelnen Präparate sind in Tab. 8.6 dargestellt.

Paracetamol

- **Vorteile:**
  - Keine Beeinflussung der Plättchenaggregation
  - Keine gastrointestinalen Mukosaschäden
  - p.o., als Suppositorium und i.v. applizierbar
- **Nachteile:**
  - Geringe therapeutische Breite
  - Lebertoxizität ab 150 mg/kgKG pro Tag bzw. ab 100 mg/kgKG Einzeldosis (Antidot: Acetylcystein)

Acetylsalicylsäure (ASS)

Aufgrund der irreversiblen Thrombozytenaggregationshemmung und der Gefahr eines Reye-Syndroms nur mit sehr strenger Indikationsstellung einsetzbar.

Ibuprofen und Diclofenac

- **Vorteile:**
  - Gute Analgesie durch antiphlogistischen Effekt, v. a. bei Knochenschmerzen

◻ Tab. 8.6 WHO-Stufe I: Dosierungsempfehlungen der einzelnen Präparate

Medikament	Applikation	Einzeldosis	Dosisintervall [h]	Tageshöchstdosis[a] [mg/kgKG]
Paracetamol	p.o., Supp.	15 mg/kgKG »loading dose« zu Beginn der Therapie: 30 mg/kgKG	(4–)6	<2 Jahre: 60 >2 Jahre: 90
	i.v. als Kurz-infusion	15 mg/kgKG Keine »loading dose«	6	60
Diclofenac	p.o., Supp.	1 mg/kgKG	(6–)8	3
Ibuprofen	p.o., Supp.	10 mg/kgKG	6(–8)	40
Metamizol	p.o., Supp., i.v. als Kurzinfusion über 15 min	15 mg/kgKG	4(–6)	75

[a] Bis 50 kgKG

- Ibuprofen hat weniger gastrointestinale Nebenwirkungen als Diclofenac
- **Nachteile:**
  - Passagere Thrombozytenaggregationshemmung
  - Serumspiegelerhöhung von Digoxin und Methotrexat

Metamizol

- **Vorteile:**
  - Spasmolytischer Effekt
  - Keine Beeinflussung der Thrombozytenaggregation
  - p.o. und i.v. applizierbar
- **Nachteile:**
  - Antipyretische Wirkung (lässt Infektionen in der Aplasie schwerer erkennen)
  - Kreislaufdepression bei schneller intravenöser Gabe
  - Absinken des Ciclosporin-Spiegel

WHO-Stufe II
Tramadol

- Weniger Übelkeit als beim Erwachsenen
- Ab 10 mg/kgKG/Tag ist ein Wechsel auf ein hochpotentes Opioid sinnvoll
- p.o. und i.v. applizierbar.

Dihydrocodein, Tilidin, Dextropropoxyphen

- Nur oral verfügbar
- Seltener Einsatz in der Pädiatrie

WHO-Stufe III

- Der primäre Einsatz starker Opioide ist bei starken Schmerzen die Regel
- Morphin ist das Standardopioid
- Säuglinge unter 6 Monaten erhalten primär nur ⅓ der angegebenen Startdosis mit nachfolgender Dosistitration
- Die Bedarfsmedikation beträgt ⅙ der Tagesdosis
- Dosisreduktion bei Therapiedauer über 5 Tage: langsame Dosisreduktion über 4 Tage um jeweils 25 %
- Dosisreduktion bei längerer Therapiedauer: langsame Dosisreduktion über bis zu 2 Wochen, jeweils 20 % in den ersten 2 Tagen, danach jeweils 10 % täglich

Die Dosierungsempfehlungen der einzelnen Präparate sind dargestellt in ◻ Tab. 8.7

Morphin

- **Vorteile:**
  - Keine obere Dosisgrenze, Titration nach Wirkung
  - Rektale Bioverfügbarkeit schwer vorhersehbar (30–70 %)
  - Oral, rektal, parenteral (s.c., i.v.) applizierbar
  - Oral retardierte Substanzen (bis 24 h Wirkung)
  - PEG-gängiges Granulat

— Spinal 100-fache Wirkung, peridural 10-fache Wirkung im Vergleich zur intravenösen Gabe

— **Nachteile:**
  — Kumulation von Morphin-6-Glukuronid bei Niereninsuffizienz
  — Transdermal nicht applizierbar

Hydromorphon

— **Vorteile:**
  — Keine aktiven Metaboliten
  — Alternativpräparat zu Morphin bei Niereninsuffizienz oder Morphinnebenwirkungen
  — p.o. und i.v. applizierbar (retardierte Substanzen verfügbar)

◻ Tab. 8.7 WHO-Stufe III: Dosierungsempfehlungen der einzelnen Präparate

Medikament	Applikation	Übliche Startdosis <50 kgKG	Übliche Startdosis >50 kgKG	Dosisverhältnis i.v. : p.o.
Morphin	i.v.	Bolus 0,05–0,1 mg/kgKG alle 2–4 h	5–10 mg alle 2–4 h	1 : 3
		PCA-Bolus: 0,02 mg/kgKG	PCA-Bolus: 1 mg	
		DTI: 0,02–0,03 mg/kgKG/h	DTI: 1 mg/h	
	p.o.	Unretardiert: 0,15–0,3 mg/kgKG alle 4 h	Unretardiert: 5–10 mg; alle 4 h	
Hydromorphon	i.v.	0,015 mg/kgKG alle 4–6 h	1–2 mg alle 4–6 h	1 : 2
		PCA-Bolus: 0,003 mg/kgKG	PCA-Bolus: 0,15	
		DTI: 0,005 mg/kgKG/h	DTI: 0,25 mg/h	
	p.o.	Unretardiert: 0,04 mg/kgKG alle 6 h	Unretardiert: 1,3–2,6 mg alle 6 h	
		Retardiert: 0,06 mg/kgKG alle 8–12 h	Retardiert: 4 mg alle 8–12 h	
Piritramid	i.v.	0,05–0,1 mg/kgKG alle 4–6 h	5–10 mg alle 4–6 h	–
		PCA-Bolus: 0,025 mg/kgKG	PCA-Bolus: 1,0 mg	
		DTI: 0,01–0,02 mg/kgKG/h	DTI: 1 mg/h	
Buprenorphin	i.v.	0,003–0,006 mg/kgKG; alle 6–8 h	0,2–0,3 mg; alle 6–8 h	–
	s.l.	0,003–0,006 mg/kgKG alle 6–8 h	0,2–0,3 mg alle 6–8 h	
Tramadol	i.v.	1 mg/kgKG alle 3–4 h	50–100 mg alle 3–4 h	1 : 1
		DTI: 0,3 mg/kgKG/h	DTI: 15 mg/h	
	p.o.	Unretardiert: 1 mg/kgKG; alle 3–4 h;	Unretardiert: 50–100 mg alle 3–4 h;	
		Retardiert: 2 mg/kgKG alle 8–12 h	Retardiert: 100–300 mg alle 8–12 h	

— Retardierte Substanz PEG-gängig (die Pellets der Palladon-Kapseln behalten ihre retardierte Wirkung)

Piritramid

— **Nachteile:**
  — Nur i.v. applizierbar
  — Lässt sich nicht mit anderen Substanzen in Infusionslösungen mischen

Levomethadon

— **Vorteil:**
  — Eventuell besserer Effekt bei neuropathischen Schmerzen
— **Nachteile:**
  — Lange Halbwertszeit, deshalb schlechte Steuerbarkeit (β-Halbwertszeit 13–100 h!)
  — Opioidrotation auf Levomethadon braucht viel Erfahrung

Fentanyl

— **Vorteile:**
  — Transdermal applizierbar
  — Transmukosal applizierbar: »Fentanyl-Lolly« Actiq, Abstral, Effentora,
  — Transnasal applizierbar: Instanyl, PecFent

Buprenorphin

— **Vorteile:**
  — Transdermal, transmukosal und i.v. applizierbar
  — Metabolisierung unabhängig von der Nierenfunktion
— **Nachteile:**
  — μ-Agonist und κ-Antagonist, deshalb mögliche Kompatibilitätsprobleme mit reinen μ-Agonisten (klinisch eigentlich nicht zu beobachten)
  — Fraglicher Ceilingeffekt (für die Klinik nicht sicher nachgewiesen)
  — Höchste Rezeptoraffinität, Buprenorphin kann nur mit höchsten Dosen von Naloxon (5–10 Amp. Naloxon à 0,4 mg) antagonisiert werden

Therapie der Opioidnebenwirkungen und Koanalgetika

Die Therapie der Opioidnebenwirkungen zeigt ◨ Tab. 8.8. Adjuvante Schmerzmedikamente sind in ◨ Tab. 8.9 dargestellt.

◨ **Tab. 8.8** Therapie der Opioidnebenwirkungen in der pädiatrischen Tumorschmerztherapie

Medikament	Dosis	Applikationsform
Übelkeit		
Dimenhydrinat	1–2 mg/kgKG alle 6–8 h	i.v.
	5 mg/kgKG alle 6–8 h	p.o., Supp.
	Tageshöchstdosis: 2–6 Jahre: 75 mg; 6–12 Jahre: 150 mg	
Domperidon	0,3 mg/kgKG = 1 Trpf./kgKG alle 6–8 h; maximal 33 Trpf./Dosis	p.o.
Ondansetron	0,17 mg/kgKG alle 12 h; Höchstdosis 8 mg	i.v./ p.o.
Obstipation		
Laktulose	<3 Jahre: 3-mal 2–5 ml >3 Jahre: 3-mal 5–10 ml	p.o.
Macrogol	0,8 g/kgKG/Tag	p.o.
Natriumpicosulfat	>4 Jahre: 4–8 Trpf. in 24 h >12 Jahre: 10–18 Trpf. in 24 h	p.o.

◨ **Tab. 8.9** Koanalgetika in der pädiatrischen Tumorschmerztherapie

Medikament	Dosis	Indikationen
S-Ketamin	0,5–3 mg/kgKG/Tag i.v.	Neuropathischer Schmerz
		Schmerzhafte Eingriffe
		Terminale Analgosedierung (in Kombination mit Midazolam)
Gabapentin	Schrittweise aufdosieren innerhalb von 3–7 Tagen auf 15–30 mg/kgKG/Tag p.o. in 3 ED Maximal 60 mg/kgKG/Tag Maximale Erwachsenendosis: 3600 mg/Tag	Einschießende neuropathische Schmerzen
Amitriptyllin	Therapiebegin mit 0,2 mg/kgKG/Tag p.o. abends Steigern über 2–3 Wochen (alle 2–3 Tage um 25 %) Zieldosis: 1 mg/kgKG/Tag bzw. geringst wirksame Dosis	Brennende neuropathische Schmerzen Phantomschmerzen Schmerzbedingte Schlafstörungen
Promethazin	0,2–0,5 mg/kgKG p.o. oder i.v. alle 6 h	Starke Übelkeit, Erbrechen Dyspnoe Akute Agitiertheit
Lorazepam	0,01–0,02 mg/kgKG alle 8–12 h p.o. Maximale ED 0,05 mg/kgKG	Schlafstörungen Krampfanfälle Angst Dyspnoe

Kopf- und Gesichtsschmerzen

9.1   Einteilung

- **Primärer Kopfschmerz** (92 %, ohne organische Ursache):
  - Migräne
  - Clusterkopfschmerz
  - Episodischer oder chronischer Kopfschmerz vom Spannungstyp (früher bezeichnet als Spannungskopfschmerz, Muskelkontraktionskopfschmerz, stressinduzierter Kopfschmerz oder gewöhnlicher Kopfschmerz)
  - Chronische paroxysmale Hemikranie
- **Sekundärer Kopfschmerz** (8 %, zugrunde liegende organische Erkrankung)

Der Kopfschmerz (KS) wird nach der International Headache Society (IHS) in *14 Hauptgruppen* mit insgesamt *212 Kopfschmerzformen* eingeteilt (International Classification of Headache ICHD-2)
- **Teil 1: Primäre Kopfschmerzerkrankungen**
  - Migräne
  - Kopfschmerz vom Spannungstyp
  - Clusterkopfschmerz und andere trigeminoautonome Kopfschmerzerkrankungen
  - Andere primäre Kopfschmerzen
- **Teil 2: Sekundäre Kopfschmerzerkrankungen**
  - Kopfschmerz zurückzuführen auf ein Kopf- und/oder HWS-Trauma
  - Kopfschmerz zurückzuführen auf Gefäßstörungen im Bereich des Kopfes oder des Halses
  - Kopfschmerz zurückzuführen auf nicht vaskuläre intrakraniale Störungen
  - Kopfschmerz zurückzuführen auf eine Substanz oder deren Entzug
  - Kopfschmerz zurückzuführen auf eine Infektion
  - Kopfschmerz zurückzuführen auf eine Störung der Homöostase
  - Kopf- oder Gesichtsschmerz zurückzuführen auf Erkrankungen des Schädels sowie von Hals, Augen, Ohren, Nase, Nebenhöhlen, Zähnen, Mund oder anderen Gesichts- oder Schädelstrukturen
  - Kopfschmerz zurückzuführen auf psychiatrische Störungen

- **Teil 3: Kraniale Neuralgien, zentraler und primärer Gesichtsschmerz und andere Kopfschmerzen**
  - Kraniale Neuralgien und zentrale Ursachen von Gesichtsschmerzen
  - Andere Kopfschmerzen, kraniale Neuralgien, zentrale oder primäre Gesichtsschmerzen

9.2   Erfassung der Kopf- bzw. Gesichtsschmerzform

- **Kopfschmerzkalender:** Jeder Kopfschmerzpatient sollte zu Beginn der Behandlung einen Kopfschmerzkalender ausgehändigt bekommen und einige Wochen bis zur Diagnosesicherung und Therapieeinleitung führen. Auf der Homepage der Dt. Migräne- und Kopfschmerzgesellschaft (DMKG) werden 3 unterschiedliche Kopfschmerzkalender angeboten:
  - Für Migräne: www.dmkg.de/dmkg/sites/default/files/ks_kal.pdf
  - Für Clusterkopfschmerz: www.dmkg.de/sites/default/files/kal_clusterks09.pdf
  - Für Trigeminusneuralgie: www.dmkg.de/dmkg/sites/default/files/kal_trigeminus_neuralgie09.pdf
- **Kopfschmerzanamnese:**
  - Erstbeginn
  - Dauer des Kopfschmerzes
  - Dauer einer Schmerzattacke
  - Stärke des Kopfschmerzes
  - Lokalisation und Ausstrahlung
  - Schmerzcharakter bzw. dessen Änderung
  - Begleitsymptome (Übelkeit, Erbrechen, Phono- und Photophobie, Augentränen und -rötung)
  - Familiäre Belastung
  - Warnsymptome (Fieber, Nackensteifigkeit, zunehmende Müdigkeit, Schwindel, Ataxie)
  - Voruntersuchungen

9.3   Migräne

- **Definition:** hemikranieller pulsierender KS mittlerer bis starker Intensität mit einer Dauer von 4–72 h, der sich durch körperliche Aktivität verstärkt, begleitet von vegetativen Symptomen (Photo- und/oder Phonophobie, Übelkeit bis Erbrechen)

- **Prävalenz**: ca. 6–8 % der Männer und 12–14 % der Frauen in den westlichen Industrieländern; vor der Pubertät ca. 4–5 % mit gleicher Geschlechterverteilung
- Beginn meist zwischen dem 10. und 20. Lebensjahr, Maximum bezüglich Häufigkeit und Intensität zwischen dem 30. und 45. Lebensjahr, bei Frauen Abnahme der Häufigkeit mit der Menopause
- Migräne im Kindesalter persistiert bei 50 % der Betroffenen in der Pubertät
- Weltweit etwa gleiche Migräneinzidenz (nur China und Japan haben geringere Inzidenzen)
- Migräneattacken geht in 20–60 % der Fälle ein Prodromalstadium von 8–48 h Dauer voraus. **Prodromi** sind Hypo- und Hyperaktivität, Heißhunger, depressive Verstimmung, Konzentrationsstörungen

9.3.1 Einteilung

- Rund 85 % Migräne **ohne Aurasymptomatik (einfache Migräne)**
- Rund 15 % Migräne **mit Aurasymptomatik (komplizierte bzw. klassische Migräne)**

Eine **Aura** ist eine neurologische Reiz- bzw. Ausfallserscheinung, die sich innerhalb von 5–20 min entwickelt und maximal 60 min anhält und typischerweise 60 min vor dem Migräneanfall beendet ist. **Aurasymptome** sind, auch in Kombination: unspezifische Sehstörungen, Lichtblitze, Flimmerskotome, Fortifikationen (gezackte Lichtlinien), auch Gesichtsfeldausfälle, Sprach- und Gleichgewichtsstörungen (◘ Abb. 9.1).

- **Migräneauslöser** sind Stress, Ruhe nach Stress, hormonelle Schwankungen (menstruationsassoziiert), Alkoholgenuss, Veränderung des Schlaf-Wach-Rhythmus, Hunger
- **Anmerkung:** Es gibt insgesamt 17 verschiedene Migränetypen, die z. T. einer unterschiedlichen Behandlung bedürfen

9.3.2 Pathogenese

Derzeit werden 4 verschiedene Theorien der Migräneentstehung diskutiert.

- **Neurogene, aseptische Entzündung** infolge Freisetzung von diversen Substanzen aus den Nervenendigungen des N. trigeminus im Migräneanfall: Substanz P, *CGRP* (»calcitonin gene-related peptide«), Neurokinin A, Neuropeptid Y, vasoaktives intestinales Peptid (VIP) und PGE2 (Prostaglandin E2). Folge: Sensibilisierung von Schmerzrezeptoren und Vasodilatation
- Störungen des **Serotoninstoffwechsels:** Der klinische Effekt von Serotonin-1B/1D-Agonisten untermauert diese Theorie
- Störung der sog. **P/Q-Kalziumkanäle** und damit veränderte neuronale Erregbarkeit
- Die Ausbreitung der kortikalen **Aktivitätsminderung** von okzipital her (Spreading-depression-Theorie nach Leao) verursacht die Auraphänomene. Zusätzlich mit **vaskulärer Komponente** (Welle der Minderperfusion) gekoppelt

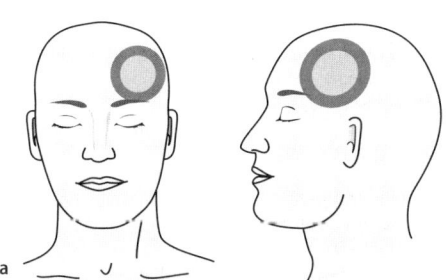
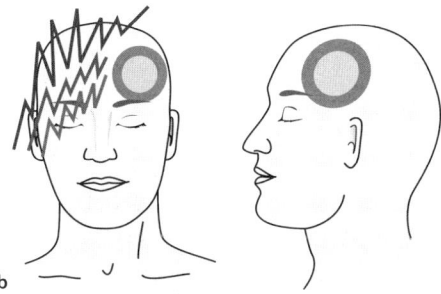

◘ Abb. 9.1 a, b **Schematische Schmerzlokalisation bei Migräne. a** Ohne Aura, **b** mit Aura

- **Anmerkung:** Der Migränegenerator befindet sich, wie in PET-Untersuchungen nachgewiesen werden konnte, im Hirnstamm.

Es gibt eine hohe **Komorbidität** mit:
- Kardio- oder zerbrovaskulären Ereignissen: hohes Risiko für Apoplex bei Patientinnen <55 Jahre, Rauchen, orale Kontrazeptiva
- Kongenitalen Herzfehlern
- Psychiatrischen Erkrankungen: deutliche Assoziation (28 %) mit Depression!

9.3.3 Klinik

- Meist *einseitiger Attackenkopfschmerz* (⅔ aller Fälle) mit/ohne Aura (Sensibilitäts-, Sprach- und Sehstörungen wie z. B. Flimmerskotome oder Fortifikationen [sternförmige Figuren]), der meist zwischen *4–72 h* anhält
- Bei ca. ⅓ der Patienten ist ein *holokranieller Kopfschmerz* vorhanden!
- Von Attacke zu Attacke sowie innerhalb der Attacke kann es zu einem *Seitenwechsel* kommen
- *Pulsierender* Schmerzcharakter von mäßiger bis starker Intensität
- *Verstärkung durch körperliche Aktivität* (im Gegensatz zum Kopfschmerz vom Spannungstyp)
- Begleitet von vegetativen Symptomen: Photo- und/oder Phonophobie, Übelkeit bis Erbrechen (im Gegensatz zum KS vom Spannungstyp)
- Kopfschmerzen, die länger als 7 Tage anhalten, lenken den Verdacht auf zusätzlichen KS vom Spannungstyp oder medikamenteninduzierten KS
- Status migraenosus: >7 Tage anhaltender KS oder anfallfreies Intervall <4 h

9.3.4 Begleitsymptome

- Fast immer Appetitlosigkeit (>90 %), Übelkeit (80–90 %), Erbrechen (40–50 %)
- Photo- oder Phonophobie (60 %)
- Neurologische Reiz- und Ausfallerscheinungen
- Geruchsempfindlichkeit (ca. 10 %)

9.3.5 Sonderformen der Migräne

- *Autosomal dominate, familiäre hemiplegische Migräne* mit Defekt auf Chromosom 19p13 (kodiert neurogenen P/Q-Kalziumkanal) oder Chromosom 1
  - **Anmerkung:** Diese Tatsache gibt erste Hinweise, dass die Migräne eine Ionenkanalkrankheit sein könnte
- *Basilarismigräne:* bilaterale Parästhesie, Parese, Diplopie, Vertigo, Tinnitus, Dysarthrie, Bewusstseinsstörungen (DD Apoplex!)
- *Menstruelle Migräne:* längere und schwieriger zu behandelnde Migräneattacken, ausschließlich oder fast ausschließlich in Zusammenhang mit der Monatsblutung
- *Retinale Migräne:* monokuläres Skotom oder Erblindung des Auges für <1 h in Begleitung von Kopfschmerz
- *Opthalmoplegische Migräne* mit Augenmuskelparesen und Doppelbildern

9.3.6 Diagnostik

- Rein klinisch, durch *Anamnese* und Analyse des Kopfschmerzkalenders (◘ Tab. 9.1)
- Bildgebende Verfahren nur notwendig, wenn sich die Migräne erstmals im »höheren« Lebens-

◘ **Tab. 9.1** Diagnosekriterien der Migräne (IHS 2004)

A	Mindestens 5 Anfälle, die die Kriterien B–D erfüllen
B	Kopfschmerzattacken dauern unbehandelt oder erfolglos behandelt zwischen 4–72 h
C	Kopfschmerz weist mindestens 2 der folgenden Charakteristika auf: – Unilaterale Lokalisation – Pulsierende Qualität – Mittlere bis starke Intensität – Verstärkung durch körperliche Routineaktivität wie Gehen oder Treppensteigen
D	Während des Kopfschmerzes wenigstens eine der folgenden Begleiterscheinungen: – Übelkeit und/oder Erbrechen – Photophobie oder Phonophobie
E	Nicht auf eine andere Krankheit zurückzuführen

alter manifestiert oder an Häufigkeit und Intensität zunimmt (kranielles CT meist ausreichend)
— Paroxysmale oder generalisierte Dysrhythmien im EEG (auch im anfallsfreien Intervall)

9.3.7 Akuttherapie

Allgemeine Maßnahmen

— Reizabschirmung (dunkler, kühler und lärmfreier Raum)
— Lokale Eisbehandlung im Nacken und auf dem Kopf (analgetisch wirksam)

Medikamente

S3-Leitlinie der DGN (Dt. Gesellschaft für Neurologie) und der DMKG (2009): »Die Wirksamkeit der Selbstmedikation bei einer Migräneattacke ist für folgende Substanzen oder Substanzkombinationen wissenschaftlich belegt: Fixe Kombination aus Acetylsalicylsäure, Paracetamol und Koffein sowie die Monotherapie mit Acetylsalicylsäure oder Ibuprofen oder Naratriptan oder Paracetamol oder Phenazon. Zur Selbstmedikation im Rahmen der Migräneprophylaxe kann die Wirksamkeit bei keiner der rezeptfrei erhältlichen Substanzen als wissenschaftlich eindeutig belegt eingestuft werden.«
— **Metoclopramid** (Paspertin): 10–20 mg i.v. oder p.o. ca. 20–30 min vor der Analgetikagabe; neben der antiemetischen Wirkung fördert Metoclopramid die Peristaltik und die Medikamentenresorption. *Oder*
— **Domperidon** (Motilium): 10–30 mg (= 1–3 ml oder 1–3 Tbl.) p.o. (besonders bei Kindern wegen fehlendem Blut-Hirn-Schranken-Transfer empfohlen)
— **Anmerkung:** Metoclopramid besitzt eine direkte, signifikante Effektivität in der Migränekupierung infolge einer Bindung an Dopamin- und Serotoninrezeptoren

Bei **leichter oder mittelschwerer Attacke** nach 20–30 min:
— Hochdosierte **Acetylsalicylsäure** >1,0–1,2 g als Brausetabletten (Aspirin plus C = 0,4 g pro Tablette) oder i.v. (alle 4–6 h; maximal 4,0 g/Tag); *Cave:* Bei Kindern wegen der Gefahr des Reye-Syndroms kein ASS!

Weitere alternativ einsetzbare Nichtopioidanalgetika:
— **Paracetamol** (Ben-u-ron Supp.): ≥1,0 g rektal oder ggf. p.o. oder i.v. (maximal 100 mg/kgKG/Tag)
— **Naproxen** (Proxen): 2-mal 250–500 mg (maximal 1000 mg/Tag)
— **Ibuprofen** (Aktren, Anco, Dolormin): 400–600 mg p.o. (maximal 2400 mg/Tag)
— **Metamizol** (Novalgin): 500 mg i.v. oder p.o. bei anamnestisch positivem Effekt (Effektivität sonst durch Studien nicht belegt)
— **Phenazon** (Migräne-Kranit): 1-bis 4-mal 500–1000 mg (maximal 4000 mg/Tag)

Kombinationsanalgetika

ASS + Paracetamol + Koffein (z. B. Thomapyrin, Neuralgin, DolopyrinAl etc.) sind wirksamer als die Einzelsubstanzen und die Zweierkombinationen, bergen jedoch ein Abhängigkeitspotenzial und können zu medikamenteninduziertem KS führen! Nicht selten haben Migränepatienten beide KS-Diagnosen!

Bei schwerer Attacke: Gabe von selektiven Serotoninagonisten = Triptane

— Triptanpräparate sind Agonisten am Serotonin-5-HT1B/1D-Rezeptor (◘ Abb. 9.2); Wirkung durch:
  – Hemmung der Freisetzung von Neuropeptiden (Neurokinin A, Substanz P, CGRP) aus den trigeminalen Ästen
  – Reduktion der erhöhten Trigeminusaktivität im ZNS
  – Blockierung der neurogenen Entzündung der meningealen Gefäße
  – Vasokonstriktion der großen zerebralen arteriellen Gefäße
  – Neuere Triptane hemmen zusätzlich die Weiterleitung von Afferenzen nach zentral

❯ **Ergotamine wie Dihydroergotamin, Ergotamin oder Ergotamin + Koffein sind in der modernen Migränetherapie wegen ihrer Nebenwirkungen und Risiken obsolet. Die spezifische Migränetherapie erfolgt mit Triptanen**

▣ Tab. 9.2 Übersicht über die Triptane. (Mod. nach Ferrari et al. 2001)

Substanz	Wirkbeginn	HWZ [h]	Bioverfüg-barkeit [%]	Effektivität[a] [%]	Wiederauftreten der Kopfschmerzen nach 2 h [%]
Sumatriptan p.o. (z. B. Imigran)	Schnell (30 min)	2	14	ca. 30 (nach 100 mg)	32
Sumatriptan s.c. (Imigran Inject mit Pen)	Extrem schnell (10 min)	k.A.	96	85	k.A.
Sumatriptan nasal (Imigran Nasenspray)	Sehr schnell (15 min)	k.A.	16	65	k.A.
Zolmitriptan (AscoTop oder Zomig)	Oral: verzögert (45–60 min)	2	48	25 (nach 2,5 mg)	31
	Nasal: sehr schnell (15 min)	3	k.A.	32 (nach 5 mg)	28
Rizatriptan (Maxalt)	Schnell (30 min)	2,5	45	31 (nach 5 mg)	40
				40 (nach 10 mg)	
Naratriptan (Formigran oder Naramig)	Verzögert (45–60 min)	6	70	23	25
Eletriptan (Relpax)	Schnell (30 min)	5	ca. 50	31 (nach 40 mg)	31
				35 (nach 80 mg)	24
Almotriptan (Almogran)	Schnell (30 min)	3,5	70	35	28
Frovatriptan (Allegro oder Tigreat)	Verzögert (30–120 min)	26	22–30	12	17

[a] Schmerzreduktion von schwer nach mittelschwer bzw. mittelschwer nach leicht

Anmerkung: Einnahme von Triptanen
- Möglichst früh aber nach Abklingen der Auraphase
- Nicht mehr als 2-mal pro Tag
- Maximal an 3 aufeinanderfolgenden Tagen
- Maximal 10-mal pro Monat. **Cave: Medikamentenübergebrauchs-KS!**
- Zugelassene Altersgruppe: Patienten zwischen 18 und 65 Jahren
- **Nebenwirkungen** mit 2–5 % gering: Hitzegefühl, Müdigkeit, Nackenschmerzen, Parästhesien der Extremitäten, Engegefühl des Thorax

Derzeit gibt es 7 Triptane auf dem deutschen Markt:

Sumatriptan (Imigran)
- Ältestes Präparat, seit 1993 zugelassen
- Dosis im akuten Anfall: 50–100 mg p.o. bei Beginn der Kopfschmerzphase und *nicht* während der Auraphase (bei *Wiederkehrkopfschmerz* Repetition nach 4 h möglich, maximal 300 mg/Tag!)
- Alternativ 25 mg rektal *oder*
- 6 mg s.c. mithilfe des Glaxopen (frühestens nach 2 h erneute Medikamenteneinnahme

möglich, maximal 12 mg/Tag!) rascherer Wirkungseintritt als bei oraler Applikation, aber höchstes Nebenwirkungspotenzial, daher Ultima ratio! *Oder*
- Als *Nasenspray* 20 mg (Repetition nach 2 h möglich; maximal 40 mg/Tag)
- **Nebenwirkungen** in einer Häufigkeit von 1:1 Mio.: Angina pectoris bis Herzinfarkt (auch Patienten ohne Risikofaktoren), schwere Herzrhythmusstörungen, Vasospasmen
- **Kontraindikation:** KHK, Risikofaktoren für KHK (Hypertonie, Hyperlipidämie etc.)
- **Anmerkung:** Effektivität bezüglich einer bedeutsamen Besserung nach 1 h: 85 % nach subkutaner bzw. 60–65 % nach nasaler Applikation; Rückfallquote (Wiederauftreten des Kopfschmerzes) von durchschnittlich 32 %

Zolmitriptan (Ascotop)
- Dosis im akuten Anfall: 2,5–5,0 mg (= 1–2 Tbl.) p.o. (maximal 10 mg/24h) oder 5,0 mg nasal
- **Anmerkung:** Die nasale Applikation hat einen schnelleren Wirkeintritt als die orale Gabe!

Naratriptan (Naramig)
- Dosis im akuten Anfall: 2,5 mg (= 1 Tbl.) p.o.; ggf. bei Rückkehr des Kopfschmerzes nach vorangegangener Besserung nochmals 1 Tbl. (frühestens nach 4 h, nicht mehr als 2-mal 2,5 mg/Tag!)
- **Anmerkung:** hat von allen Triptanen die geringste Migränerezidivrate innerhalb von 24 h und zeigt die geringsten Nebenwirkungen von allen Triptanen; nachteilig ist allerdings der sehr späte Wirkbeginn (nach 4–5 h) der Substanz. Effektivität bezüglich einer bedeutsamen Besserung nach 4 h: 60 %

> **!** **Cave**
> Die Präparate *Naratriptan, Sumatriptan und Zolmitriptan* können zu QT-Verlängerungen mit der Gefahr einer »torsade de pointes« führen. Vor Verschreibung ist daher eine EKG zum Ausschluss einer bestehenden QT-Verlängerung sinnvoll.

Rizatriptan (Maxalt)
- Seit 1998 auf dem Markt
- Dosis im akuten Anfall: 5–10 mg als Tablette oder Schmelztablette p.o.; Repetition frühestens nach 2 h in gleicher Dosierung
- **Nebenwirkungen:** Müdigkeit, Benommenheit

> **!** **Cave**
> **Bei simultaner Einnahme von Rizatriptan mit Propranolol sollten aufgrund einer Hemmung der Triptanelimination (gleicher enzymatischer Abbau) nur 5 mg Rizatriptan eingenommen werden.**

Eletriptan (Relpax)
- Dosis im akuten Anfall: 20–40–80 mg p.o., geringere vasokonstriktorische Potenz, bessere Resorption aus dem Gastrointestinaltrakt
- Effektives Triptan mit schneller Resorption, aber hoher Nebenwirkungsrate

Almotriptan (Almogran)
- Dosis im akuten Anfall: 12,5–25 mg p.o.
- Höchste orale Bioverfügbarkeit von allen oralen Triptanen
- Metabolisierung: 40 % von Almotriptan werden unverändert über die Niere und 50 % nach vorangegangener Metabolisierung hauptsächlich durch die Monoaminoxidase A (MAO-A) sekundär über die Niere ausgeschieden

Frovatriptan (Allegro)
- Dosis im akuten Anfall: 2,5 mg p.o.
- Frovatriptan bindet am 5-HAT-7-Rezeptor mit koronardilatierendem Nebeneffekt
- Verzögerter Wirkbeginn, allerdings geringste Kopfschmerzrückkehrrate (17 %)

9.3.8 Prophylaxe

Indikationen zur Migräneprophylaxe bei hohem Leidensdruck und:
- 3 oder mehr schwere Attacken pro Monat innerhalb von 3 Monaten
- Migräneattacke länger als 72 h
- Migräneattacke aufgrund mangelnder Medikamentenwirkung oder aufgrund von Nebenwir-

kungen der medikamentösen Therapie nicht adäquat behandelbar

- 2-maliges Auftreten eines Status migraenosus
- 1-maliges Auftreten eines migränösen Infarktes
- Komplizierte Migräneattacken (neurologische Defizite >7 Tage)
- Drohender Kopfschmerz bei Medikamentenübergebrauch (6–9 Migränetage/Monat)
- Manifester Kopfschmerz bei Medikamentenübergebrauch (mind. 10 Medikamententage/Monat)
- Komplizierte Migräne mit lang anhaltender Aura
- Zunahme der Attackenfrequenz mit Einnahme der Analgetika an mehr als 10 Tagen

Anmerkung: Die Prophylaxe wird als erfolgreich erachtet, wenn durch die medikamentöse Therapie *Anfallsfrequenz, -intensität* oder *-dauer* um mindestens 50 % reduziert werden.

Nur 1–8 % der Migränepatienten erhalten eine Prophylaxetherapie, obwohl nach den oben genannten Kriterien 53 % der Patienten eine medikamentöse Prophylaxe benötigen (Rizolli u. Loder 2011).

Grundprinzipien der Migräneprophylaxe

- Ziel: Halbierung der Migräneattackenzahl
- Niedrige Anfangsdosierung und langsame Steigerung der Dosis
- Angemessene Einnahmedauer zur Wirksamkeitsbeurteilung
- Führen eines Kopfschmerzkalenders zur Therapieobjektivierung, Motivation des Patienten
- Prophylaxe 2 Monate durchführen bis zur Entscheidung, ob diese als wirksam eingestuft werden kann
- Nach 6–9 Monaten erfolgreicher Migräneprophylaxe Auslassversuch unternehmen
- Patientenaufklärung mit realistischen Therapiezielen und Erwähnen der Nebenwirkungen
- Schwangerschaft während der Prophylaxe vermeiden

Nichtmedikamentöse Maßnahmen

- Einhaltung einer strengen *Tagesrhythmik* (auch am Wochenende!), regelmäßige Nahrungsaufnahme, Einplanung von adäquaten Pausen im Tagesablauf, Kontrolle der Trigger-

faktoren, Vermeidung von Nikotin, Koffein und Alkohol, sportliche Ausdaueraktivität (2-mal pro Woche für 1 h, z. B. Jogging)
- *Akupunktur*
- *Kognitiv-verhaltenstherapeutische Verfahren*
- *Biofeedback-* bzw. Gefäßtraining (Erfolgsquote bis zu 60 %), Entspannungstechniken, Stress- und Reizverarbeitungstraining, Schmerzbewältigungstraining
- *Kopfschmerzkalender* als »therapeutisches Instrument«: 50 % der Patienten erlangen durch das Führen eines Kopfschmerzkalenders bereits eine Reduktion der Migräneanfälle

Medikamente

S3-Leitlinie der DGN und der DMKG (2009): »Zur Selbstmedikation im Rahmen der Migräneprophylaxe kann die Wirksamkeit bei keiner der rezeptfrei erhältlichen Substanzen als wissenschaftlich eindeutig belegt eingestuft werden.«

Empfehlungen der **DGN** und **DMKG** (2008) im Rahmen der **Migräneprophylaxe:**
- Medikamente der **1. Wahl:** β-Blocker (A) und Flunarizin (A), Valproinsäure (A, Off-label-Gebrauch) und Topiramat (A)
- Medikamente der **2. Wahl:** Bisoprolol (A), Naproxen (B), Pestwurz (B), Amitriptylin (B), Mutterkraut (C), Acetylsalicylsäure (C), Magnesium (C)

Medikamente der 1. Wahl

- **β-Rezeptoren-Blocker:**
  - **Kardioselektives Metoprolol** (Metomerck, Metoprolol AL; 100 mg/Tbl.): 1. Woche 0–0–50 mg, 2. Woche 50–0–50 mg, 3. Woche 50–0–100 mg (= Enddosis für Frauen), ab 4. Woche 100–0–100 mg (= Enddosis für Männer) *oder*
  - **Propranolol** (Dociton): 40–240 mg/Tag; ebenfalls einschleichen
  - **Anmerkungen:** Die Effektivität dieser β-Blocker ist frühestens nach 6-wöchiger Therapie beurteilbar
  - Andere β-Blocker (mit Ausnahme von Bisoprolol) sind ineffektiv
  - Zu Beginn der Behandlung nichtretardierte Darreichungsformen, später Retardtabletten bevorzugen

— Immer einschleichend dosieren

— β-Blocker sollten bevorzugt werden bei: arterieller Hypertonie, Schweißneigung, Nervosität, Angst, Panikattacken und Tremor

— **Kontraindikationen** für β-Blocker beachten: arterielle Hypotonie, M. Raynaud, Potenzstörungen, Muskelkrämpfe, Leistungssportler

— **Kalziumantagonist Flunarizin (Sibelium):**

— **Dosierung:** >70 kgKG **10 mg p.o.** für Männer und Frauen, bei 50–70 kgKG **5 mg p.o.** und bei <50 kgKG **5 mg p.o. alle 2 Tage**

— **Nebenwirkungen:** Appetitsteigerung (Gewichtszunahme), Müdigkeit, Depression, Schwindel, selten Tremor, Hyperkinesie, Parkinsonoidsyndrom (HWZ 1–3 Wochen!)

— Die Einnahme von Flunarizin sollte bevorzugt werden bei: Anorexia, Schlafstörungen und anderen paroxysmalen Erkrankungen, wie z. B. Epilepsie und M. Menetrière

— **Kontraindikationen** beachten: Müdigkeit, Übergewicht und depressive Phasen

— **Antiepileptikum:**

— **Valproinsäure** (Ergenyl chrono)

— **Dosierung:** beginnend mit 150–200 mg und Steigerung auf 500–600 mg als Retardpräparat für die Daueranwendung

— **Nebenwirkungen:** Gewichtszunahme, Haarausfall, Exanthem, Tremor, Leberwerterhöhungen (γ-GT), selten Agranulozytose

❗ Cave
Durchführung einer sicheren Antikonzeption während der Einnahme, da Valproinsäure zu Neuralrohrdefekten führen kann.

— **Anmerkung:** Derzeit keine offizielle Zulassung zur Migränetherapie (Off-label-Gebrauch).

— **Topiramat (Topamax Migräne):**

— **Dosierung:** initial in der 1. Woche 25 mg p.o. abends, 2. Woche 25–0–25 mg, 3. Woche 50–0–25 mg, Enddosis 75–100 mg p.o.

— **Dauer:** mindestens 3 Monate, bei guter Effektivität frühestens nach 6–8(–12) Monaten Therapie absetzen bzw. ausschleichen

— **Wirkmechanismus:** Normalisierung der Übererregbarkeit des Kortex und des trigeminovaskulären Systems gegenüber Reizen

— **Nebenwirkungen:** Parästhesien in der Einstellphase bei >10 % der Patienten (kann durch kaliumreiche Kost wie Bananen und Aprikosen positiv beeinflusst werden), Wortfindungsstörungen (insbesondere bei Überdosierung), Konzentrationsstörungen, Gewichtsabnahme (durchschnittlich 2,7 %)

— **Kontraindikationen:** Anorexie, Nierensteine, vorbestehende kognitive Einschränkungen

— **Anmerkungen:** gute Effektivität (bei jedem 2. Patienten kommt es zu einer 50%igen Reduktion der Attackenhäufigkeit und bei jedem 3. Patienten zu einer 75%igen Reduktion)

— Topiramat sollte bevorzugt eingesetzt werden bei: Adipositas, Komorbidität mit Epilepsie, arterieller Hypotonie

— Bis zu einer Dosis von 200 mg/Tag wird die Wirkung von Kontrazeptiva nicht beeinflusst

Medikamente der 2. Wahl

— **Acetylsalicylsäure** (Aspirin): 300 mg/Tag

— **Pestwurzextrakt** (Petadolex) als Phytotherapeutikum zur Migräneprophylaxe:

— Dosierung: 1. Monat 2-mal 3 Kaps./Tag, 2.–6. Monat 2-mal 2 Kaps./Tag

— Wirkmechanismus: Endzündungshemmung über die Cyclooxygenase-2 und die Lipooxygenase

— **Anmerkung:** Reduktion der Anzahl der Attacken um über 50 % nach 8 Wochen Einnahme von 2-mal 75 mg Pestwurzelextrakt (Lipton 2004). Bei längerer Einnahme (>4 Wochen): Kontrolle der Leberwerte

»Kurzzeitprophylaxe« bei menstrueller Migräne

— **Naproxen** (Proxen): 2-mal 250 (–500) mg p.o. bei an den Menstruationszyklus gebundener Migräne, beginnend 3 Tage vor der Regelblutung bis 4 Tage nach Periodenbeginn bzw. bis Ende der Regelblutung. Gegebenenfalls Gabe von Östrogenpflaster (Estraderm TTS 50–100 µg/Tag) über 7 Tage, oder Östradiol-Gel (wurde jedoch in klinischen Studien als ineffektiv eingestuft!)

- Bei Therapieversagen konventionelle Migräneprophylaxe mit β-Blockern, Flunarizin und evtl. Cyclandelat
- Alternativ: Kurzzeitprophylaxe mit **Methysergid** (Deseril retard) 2-mal 1/2 Tbl. oder niedrig dosiertem **Bromocriptin** (Pravidel) 2,5 mg/Tag

9.3.9 Migräne in der Schwangerschaft

Bis zu 70 % der Migränepatientinnen erfahren in der Schwangerschaft eine deutliche Besserung der Migräne, insbesondere in den letzten 2 Schwangerschaftsdritteln. Bei 17 % sistiert sie völlig; nur bei ca. 5 % nimmt die Migränehäufigkeit zu.

Attackentherapie

- **Metoclopramid** 20 mg p.o.
- **Paracetamol** 1000 mg Supp.
- Gegebenenfalls Acetylsalicylsäure 1000 mg. *Cave:* nicht im 1. Trimenon!

! **Cave**
Keine Triptane, da keine ausreichende Erfahrung vorliegt!

Prophylaxe

- **Magnesium** (Magnesium Diasporal Granulat): 600 mg/Tag (=2-mal 1 Briefchen)
- Gegebenenfalls in schweren Fällen **Propranolol** (bis 240 mg/Tag)

9.3.10 Status migraenosus

Definition: Über 72 h bestehende, therapierefraktäre Migräne

Attackentherapie

- **Metoclopramid** 10–20 mg + **Lysinacetylsalicylat** (Aspisol) 1000 mg über 3 min i.v.
  Sedierung mit **Levomepromacin** (Neurocil) ˙mal 25 mg p.o. oder **Diazepam** 3-mal 10 mg ˙über 2 Tage
  ˙matöse Therapie mit **Dexamethason**: ˙s und 6 mg alle 6 h für 3–4 Tage

- **Solu-Decortin** 100 mg und tägliche Reduktion um 20 mg
- Gegebenenfalls **Furosemid** 0,5–2 mg/kgKG i.v. oder p.o.
- Gegebenenfalls **Phenobarbital** (Luminal) mg/kgKG initial und 3–5 mg/kgKG /Tag i.v. oder p.o. für 48 h
- **Magnesiumsulfat** (Magnesium Verla) 25–50 mg/kgKG ED i.v.

! **Cave**
Keine Gabe von Triptanen; meist massiver Abusus mit Ergotamin vorausgegangen.

9.3.11 Migräne bei Kindern

Mehr als 10 % der Schulkinder haben Erfahrung mit Kopfschmerzen. Meist stehen im Kindesalter vegetative/abdominelle Symptome im Vordergrund. Die Kopfschmerzen kommen oft bifrontal vor. Die Attackendauer beträgt 2–48 h. Medikamente zur Migränetherapie bei Kindern sind in ☐ Tab. 9.3 dargestellt.

Attackentherapie
Nichtmedikamentöse Maßnahmen

- **Unterbrechung der ursprünglichen Tagesaktivität**
- Reizabschirmung (Raumabdunklung, kühles Tuch, Ruhe)
- Entspannung (autogenes Training, progressive Muskelrelaxation nach Jakobson)
- Ätherische Öle (Eukalyptus und/oder Pfefferminze)

Medikamente

- Bei Übelkeit und Erbrechen **Domperidon** (Motilium) 10 mg p.o. oder rektal bzw. 1 Trpf./kgKG (maximal 33 Trpf.), **Metoclopramid** erst ab dem 14. Lebensjahr
- <12 Jahre: **Paracetamol** 500 (–1000) mg
- Ab 12 Jahre: **Dihydroergotamin** (Dihydergot) 2 mg (Tbl.)
- Gegebenenfalls **Sumatriptan**-Nasenspray bei schwerer Migräne 10–20 mg/ED nasal (maximal 40 mg/Tag) bzw. 0,3–0,6 mg/kgKG ED s.c. (maximal 6 mg Einzeldosis, maximal 12 mg/Tag)

◻ Tab. 9.3 Medikamente zur Migränetherapie bei Kindern

Wirkstoff	Präparat	Initialdosis [mg/kgKG]	Dosisintervall [h]	Erhaltung [mg/kgKG]	Maximaldosis pro Tag [mg/kgKG]	Applikations-form
Paracetamol	Ben-u-ron	35–45	6–8	15–20	100	Rektal
		15–20	6–8	10–20	100	p.o.
Acetylsalicyl-säure	Aspirin	10–15	4–6	10–15	60–80	p.o.
Ibuprofen	Nurofen	10–15	6–8	10	40	p.o.
Ketoprofen	Orudis	2–3	6–8	1–2	6–9	p.o, rektal
Naproxen	Proxen	5–10	8–12	5–10	30	p.o., rektal
Metamizol	Novalgin	10–20	4–6	10–20	80	p.o., rektal

◻ Tab. 9.4 Elemente des kognitiv-behavioralen Trainings »Stopp den Kopfschmerz«

Zeit	Anamnese/Therapiegespräch
Erstge-spräch	Anamnesegespräch mit Kind und Eltern
Woche 1	Was passiert in meinem Kopf? Information über den Schmerz
Woche 2	Relax! Erlernen einer Entspannungsübung
Woche 3	»Nicht schon wieder...« Identifikation und Vermeiden von Kopf-schmerzauslösern
Woche 4	Schwarzmalen und Hellsehen Umwandlung »schwarzer Gedanken« in »bunte Gedanken«
Woche 5	Der Aufmerksamkeitsscheinwerfer Aufmerksamkeit und Kopfschmerz
Woche 6	Ich bin o.k. Selbstsicherer Umgang mit Freunden und Familie
Woche 7	Problemlösetreppe Problembewältigung
Woche 8	Was ein Kopfschmerzexperte tun kann Abschlussgespräche mit Kind und Eltern

- **Anmerkung:** Nur für Sumatriptan ist eine Wirksamkeit bei Kindern nachgewiesen.
- Eventuell Sedativa:
  - **Lorazepam** (Tavor pro injectione) 0,5 mg/kgKG i.v.
  - **Diazepam** (Valium) 0,2–0,5 mg/kgKG i.v.
  - **Levopromethazin** (Neurocil) 1 mg/kgKG/Tag i.v. oder p.o.

Prophylaxe

- Verhaltenstherapie (◻ Tab. 9.4), Sporttherapie, regelmäßiger Schlaf-Wach-Rhythmus und Vermeidung längerer Hungerperioden mit Hypoglykämien
- **Metoprolol** 1,5 mg/kgKG oder **Propranolol** 2 mg/kgKG
- **Pestwurzelextrakt** (Petadolex):
  - Für Kinder von 6–9 Jahren: initial 2-mal 1 Kaps./Tag, ab dem 2. Monat 3-mal 1 Kaps./Tag
  - Für Kinder von 10–12 Jahren: initial 2-mal 2 Kaps./Tag, ab dem 2: Monat 2-mal 3 Kaps./Tag

9.4 Kopfschmerz vom Spannungstyp

Der Kopfschmerz vom Spannungstyp ist die häufigste Kopfschmerzform überhaupt!

Einteilung

- *Episodischer* Spannungskopfschmerz (<180 Tage im Jahr)
- *Chronischer* Spannungskopfschmerz (>180 Tage im Jahr)

Klinik

Immer *holokranieller Dauerkopfschmerz von dumpf-drückendem Charakter,* der wie eine Haube oder ein Ring dem Kopf anliegt (◘ Abb. 9.2) und bereits beim morgendlichen Aufstehen vorhanden ist. Im Laufe des Tages nimmt die Schmerzintensität noch zu. Leichte tägliche Verrichtungen sind noch möglich, allenfalls besteht eine leichte Begleitsymptomatik.

Diagnose

Anhand der Diagnosekriterien (◘ Tab. 9.5) wird der Unterschied zur Migräne deutlich.

◘ Tab. 9.5 Diagnosekriterien für den Kopfschmerz vom Spannungstyp (IHS 2004)	
A	KS hält 30 min bis 7 Tage an
B	KS weist mindestens 2 der folgenden Charakteristika auf: – Beidseitige Lokalisation – Schmerzqualität drückend oder brennend, nicht pulsierend – Leichte bis mittlere Intensität – Keine Verstärkung durch körperliche Routineaktivität wie Gehen oder Treppensteigen
C	Folgende Punkte sind erfüllt: – Höchstens eines ist vorhanden: milde Übelkeit oder Photophobie oder Phonophobie – Weder Erbrechen noch mittlere bis starke Übelkeit
D	Nicht auf eine andere Krankheit zurückzuführen

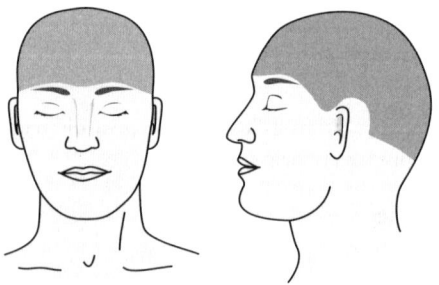

◘ Abb. 9.2 Schematische Schmerzlokalisation bei Kopfschmerz vom Spannungstyp

Akuttherapie

Die Therapie erfolgt meist durch Selbstmedikation, Kombinationspräparate sind den Monosubstanzen überlegen.

S3-Leitlinie der DGN und der DMKG (2009): »Zur Selbstmedikation bei Kopfschmerzen vom Spannungstyp können folgende fixe Kombinationen oder Monosubstanzen empfohlen werden: Fixe Kombination aus Acetylsalicylsäure, Paracetamol und Koffein bzw. aus Paracetamol und Koffein sowie die Monotherapien mit Ibuprofen oder Acetylsalicylsäure oder Diclofenac.«

- **Acetylsalicylsäure** >1,0–1,2 g als Brausetabletten (Aspirin plus C = 0,4 g pro Tablette). *Cave:* Bei Kindern wegen der Gefahr des Reye-Syndroms kein ASS!
- **Diclofenac** (Voltaren): 2-mal 75 mg (maximal 150 mg/Tag)
- **Ibuprofen** (Aktren, Anco, Dolormin): 400–600 mg p.o. (maximal 2400 mg/Tag)
- **Paracetamol** (Ben-u-ron Supp.): ≥1,0 g rektal oder ggf. p.o. oder i.v. (maximal 100 mg/kgKG/Tag)
- **Metamizol** (Novalgin): 500 mg i.v. oder p.o. bei anamnestisch positivem Effekt (Effektivität sonst durch Studien nicht belegt)

Kombinationsanalgetika

ASS + Paracetamol + Koffein (z. B. Thomapyrin, Neuralgin, Dolopyrin AI etc.) sind wirksamer als die Einzelsubstanzen und die Zweierkombinationen, bergen jedoch ein Abhängigkeitspotenzial und können zu medikamenteninduziertem KS führen! Nicht selten haben Migränepatienten beide KS-Diagnosen!

Prophylaxe
Nichtmedikamentöse Maßnahmen

Vorrangig beim KS vom Spannungstyp, Beginn zusammen mit medikamentöser Prophylaxe
- Entspannungsverfahren
- EMG-Biofeedback
- Progressive Muskelrelaxation nach Jakobson

Effektivität einer Stressbewältigungstherapie mit Amitriptylin zusammen 64 %, statt alleine 38 %!

Medikamente
- **Trizyklische Antidepressiva:**
  - **Amitriptylin** (Saroten, Laroxyl): 1. Woche abends 10 mg (bei älteren Patienten evtl. mit 5 mg beginnen), 2. Woche abends 25 mg, 3. Woche: 25–0–25 mg/Tag, Steigerung bis 75 mg ED (maximal 150 mg) *oder*
  - **Doxepin** (Aponal) 25–150 mg/Tag
  - **Imipramin** (Tofranil) 30–150 mg/Tag
  - **Clomipramin** (Anafranil) 10–10–0 bis 25–25–0 mg/Tag
  - **Mirtazapin** (Remergil) 15–45 mg/Tag
- Nicht wirksam: SSRI

Prinzipiell sollte die Therapie mindestens 9–12 Monate beibehalten und dann ein Absetzversuch durch langsame Reduktion vorgenommen werden.

9.5 Trigeminoautonomer Kopfschmerz

Zusammenfassung primärer Kopfschmerzen, die unilateral lokalisiert sind und von ipsilateralen autonomen Symptomen (Rhinorrhö, Horner-Syndrom, Lakrimation, konjunktivale Injektion) begleitet werden:
- Clusterkopfschmerz
- Paroxysmale Hemikranie
- SUNCT-Syndrom (SUNCT: »short-lasting unilateral neuralgiform headache attacks with conjunctional injection and tearing«)
- Hemicrania continua

9.5.1 Clusterkopfschmerz

Einteilung
- *Chronischer* Clusterkopfschmerz (10–20 %): >1 Jahr mit Schmerzremission <14 Tage
- *Episodischer* Clusterkopfschmerz (80–90 %): 7 Tage bis 1 Jahr, Schmerzremission >14 Tage
- Beginn meist im 3.–6. Lebensjahrzehnt
- Männer sind deutlich häufiger betroffen (Verhältnis Männer zu Frauen = 16 : 1 bis 8 : 1)
- Die Prävalenz beträgt ca. 0,3 %, die Inzidenz 9,8/100.000 Personen/Jahr

- Jahreszeitliche Betonung im Frühjahr und Herbst (»Cluster«)

Provokation ist möglich durch Alkohol in geringen Mengen, Nitroglyzerin (Nitro-Provokationstest zur Auslösung einer Attacke während einer Anfallsperiode: 1 mg s.l. führt innerhalb von 30–60 min zum Anfall; Testvoraussetzung: keine Attacke innerhalb von 8 h vor dem Test, keine Applikation von vasokonstriktorisch wirksamen Substanzen innerhalb von 24 h), Kalziumantagonisten, Histamin und Nikotin.

> **! Cave**
> Die Notwendigkeit eines Provokationstests wird sehr kontrovers diskutiert.

Pathogenese
In der Pathogenese scheint die *aseptische Entzündung* und Vasodilatation im *Sinus cavernosus* oder im Bereich der V. opthalmica superior eine Rolle zu spielen. Erhöhte Aktivität des trigeminovaskulären Systems (CRGP), erhöhte Aktivität des Parasympathicus (VIP).

Klinik
Anfallsartiger (von 1 Attacke alle 2 Tage bis 1–8 Anfälle/Tag), streng einseitiger, peri- oder retrobulbärer bzw. temporal lokalisierter heftigster Kopfschmerz (brennend, bohrend) mit Schmerzverstärkung im Liegen (reduzierter venöser Abfluss aus den Sinus cavernosus); meist *ipsilaterale Lakrimation* (in 80 % der Fälle) oder Rhinorrhö, *konjunktivale Injektion* (in 50–80 % der Fälle) und/oder ipsilaterales Lidödem, Miosis, Ptosis, vermehrtes Schwitzen im Bereich von Stirn und Gesicht (☐ Abb. 9.3).

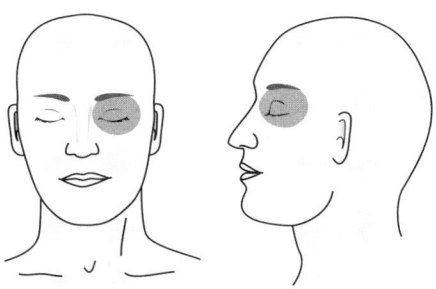

☐ **Abb. 9.3** Schematische Schmerzlokalisation bei Clusterkopfschmerz

- Die Anfälle treten meist nächtlich oder in den frühen Morgenstunden auf mit typischerweise schnellem Beginn, einer Dauer von 30–180 min und abruptem Ende
- *Bewegungsdrang* während der Attacke (im Gegensatz zur Migräne)
- **Anmerkung:** Vor Therapiebeginn symptomatischen Clusterkopfschmerz (Neurinom, Meningeom, zentrale Zysten, ateriovenöse Malformation der A. cerebri media) ausschließen

Diagnose (◘ Tab. 9.6)
Differenzialdiagnose

- Migräne
- Trigeminusneuralgie
- Akutes Glaukom

❗ Cave
Gefäßmalformationen oder Metastasen im Bereich der vorderen Schädelgrube → zerebrales MRT bei jeder Neudiagnose indiziert.

Therapie

Die orale Triptantherapie ist sinnlos, da bis zum Wirkeintritt die Clusterattacke meist von selbst sistiert.

◘ **Tab. 9.6** Diagnosekriterien für den Clusterkopfschmerz (IHS 2004)

A	Mindestens 5 Attacken, die die Kriterien B–E erfüllen
B	Starke oder sehr starke einseitig orbital, supraorbital und/oder temporal lokalisierte Schmerzattacken, die unbehandelt 15–180 min anhalten
C	Begleitend tritt wenigstens eines der nachfolgenden Charakteristika auf: – Ipsilaterale konjunktivale Injektion und/oder Laktrimation – Ipsilaterale nasale Kongestion und/oder Rhinorrhö – Ipsilaterales Lidödem – Ipsilaterales Schwitzen im Bereich der Stirn oder des Gesichts – Ipsilaterale Miosis und/oder Ptosis – Körperliche Unruhe oder Agitiertheit
D	Attackenfrequenz liegt zwischen 1 Attacke jeden 2. Tag und 8 Attacken/Tag
E	Nicht auf eine andere Krankheit zurückzuführen

- Inhalation von **Sauerstoff** (>7 l/min) in sitzender, leicht nach vorn gebeugter Position (15–20 min) – Sauerstoffkonzentrator für die häusliche Akutbehandlung bei der Krankenkasse beantragen
- **Sumatriptan** (Imigran) 6 mg s.c. über Autoinjektor (maximal 12 mg/Tag) oder Nasenspray 20 mg (Repetition nach 2 h möglich; maximal 40 mg/Tag)
- Gegebenenfalls intranasale Instillation von 1 ml **Lidocain** 4 % unter 30 Grad Rotation zur betroffenen Seite und 45 Grad Reklination, das Ergebnis ist jedoch z. T. unbefriedigend

Prophylaxe

Eine Prophylaxe ist bei lang anhaltendem Cluster (>2 Wochen), therapierefraktärem Anfall oder >2 Anfällen/Tag generell sinnvoll.

Bei episodischem Clusterkopfschmerz

- **Prednison** (Decortin): 100 mg in 2 ED für 5 Tage, anschließend Dosisreduktion um 20 mg alle 2 Tage
- **Verapamil** (Isoptin) in ansteigender Dosierung:
  - 1./2. Tag 0–0–80 mg
  - 3./4. Tag 80–0–80 mg
  - Ab 5. Tag 4-mal 80 mg p.o.
  - Fortführung über 14 Tage hinaus nach letzter Attacke
- **Lithium** (Quilonum ret. oblong.): 1-mal 1 Tbl. à 450 mg für die ersten 3 Tage, ab dem 4. Tag ggf. 2 Tbl. (Dosierung nach Serumspiegel 0,4–1,2 mmol/l)
  - **Nebenwirkungen:** Tremor, Hypothyreose, Polyurie

Bei chronischem Clusterkopfschmerz

Medikamente der 1. Wahl:
- **Verapamil** (Isoptin), Dosierung s.o. *oder*
- **Lithium** (Quilonum ret. oblong.)

9.5.2   Paroxysmale Hemikranie

- Kopfschmerzen ähnlicher Charakteristik wie beim Clusterkopfschmerz, allerdings mit kürzeren Attacken (2–30 min) und mindestens 5-maligem täglichen Auftreten

- Therapie ausschließlich präventiv mit **Indometacin:** aufdosieren bis 150 mg/Tag, dann 3–4 Tage beibehalten

9.5.3 SUNCT-Syndrom

- Sehr seltenes Kopfschmerzsyndrom mit extrem kurzen (5–240 s), aber sehr häufigen (3–200/Tag) Attacken, sehr selten
- Therapie ausschließlich präventiv mit **Lamotrigen:** langsames Aufdosieren, Beginn mit 25 mg/Tag über 14 Tage, dann 50 mg/Tag über weitere 14 Tage, bis zur Wirkung, Erhaltungsdosis 100–200 mg/Tag

9.5.4 Hemicrania continua

- Kontinuierlicher, streng unilateraler KS mittlerer Intensität; extrem selten. Therapie siehe paroxysmale Hemicranie.

9.6 Medikamenteninduzierter Kopfschmerz

- Inzidenz: 5–10 % aller Kopfschmerzpatienten einer Spezialambulanz leiden an medikamenteninduziertem Kopfschmerz
- Durchschnittliche Dauer der Einnahme: 5 Jahre
- Auftreten bevorzugt bei Frauen (Verhältnis Frauen zu Männer: 3 : 1 bis 5 : 1) zwischen dem 40. und 50. Lebensjahr
- Der zervikogene Kopfschmerz ist ein sekundärer KS

9.6.1 Klinik

- Dumpf-drückender, auch pulsierender Dauerkopfschmerz, meist bilateral (besonders bei Ergotaminen), bereits beim Aufstehen bzw. Akzentuierung in den frühen Morgenstunden
- Rückfallrate von 25 % nach erfolgtem Entzug
- Typische Beleitsymptome: Anämie (Blutverlust), Magenschmerzen (Gastritis durch Antirheumatika), bei Ergotamin/Sumatriptanabusus

kalte Akren, abgeschwächte periphere Pulse, abdominelle Beschwerden mit Wechsel von Diarrhö und Obstipation

9.6.2 Diagnose

Anhand der Anamnese und eines Kopfschmerzkalenders muss diagnostiziert werden, ob vor/neben dem medikamenteninduzierten KS ein zweiter KS besteht, der zu hoher Medikamenteneinnahme geführt hat. Dies ist oftmals erst nach einem Medikamtenentzug möglich. Die Diagnosekriterien sind in ◘ Tab. 9.7 dargestellt.

9.6.3 Therapie

Medikamentenentzug

Voraussetzungen für *ambulanten* Entzug:
- Bestehender KS mit <2 Jahren Dauer
- Kein Abusus von psychotropen Substanzen
- Hohe Motivation zur Entzugsbehandlung
- Unterstützung durch Freunde und Familie
- Konsequente und umfassende Nachbetreuung (Verhaltenstherapie)

Notwendigkeit zum *stationären* Entzug:
- Langjähriger medikamenteninduzierter Dauerkopfschmerz (>5 Jahre)
- Einnahme von Kombinationspräparaten bzw. psychotropen Substanzen (Schlafmittel, Tranquilizer, Anxiolytika)

◘ **Tab. 9.7** Diagnosekriterien für den medikamenteninduzierten Kopfschmerz (IHS 2004)

A	≥15 Kopfschmerztage/Monat
B	Medikamenteneinnahme über mindestens 3 Monate
C	Ergotamine, Triptane, Opiate, Mischpräparate: ≥ 10 Einnahmetage/Monat
D	Analgetika: ≥ 15 Einnahmetage/Monat
E	Zunahme der Kopfschmerzen unter Analgetikatherapie
F	Besserung 2 Monate nach Analgetikaentzug

- Mehrere erfolglose Selbstentzüge
- Angst des Patienten vor dem ambulanten Entzug
- Begleitdepression
- Ungünstige soziale Verhältnisse

Erfolgsquote für ambulanten oder stationären Entzug 75 %! Rückfallquote 40–60 % nach 4–6 Jahren.

Medikamentös unterstützend

- **Topiramat** (Topamax): Beginn mit 1-mal abends 25 mg, dann alle 2 Wochen um 25 mg steigern bis 100 mg/Tag; Beginn bereits vor dem Medikamentenentzug scheint hilfreich
- **Naproxen** (Proxen): 2- bis 3-mal 500 mg p.o. über 10 Tage
- Gegebenenfalls plus **Metoclopramid** (Paspertin) 20 mg p.o.

9.7   Zervikogener Kopfschmerz

- Kopfschmerz mit stechend-drückendem Charakter, vom Nacken ausgehend und über die Parietalregion ins Gesicht einstrahlend, ggf. nicht radikulärer Schulter-/Armschmerz
- Mechanische Auslösung durch bestimmte Kopfhaltungen oder Halsbewegungen
- Erkrankungsalter: >40. Lebensjahr
- Nach Blockade der Wurzel C2 mit einem Lokalanästhetikum verschwindet der Schmerz für 1–2 Tage
- Der zervikogene Kopfschmerz ist ein sekundärer KS

9.7.1   Pathophysiologie

Erregung der Nozizeptoren der kleinen Wirbelgelenke, deshalb muskuläre Verspannung (chronische Form) oder Irritation der oberen zervikalen Wurzel durch Gefäße und Narbengewebe.

9.7.2   Diagnose

Die Diagnosekriterien für den zervikogenen Kopfschmerz sind in ❏ Tab. 9.8 dargestellt.

❏ **Tab. 9.8** Diagnosekriterien für den zervikogenen Kopfschmerz (IHS 2004)

A	Schmerz, der von seinem zervikalen Ursprung in einen oder mehrere Bereiche des Kopfes und/oder des Gesichts projiziert wird und die Kriterien C und D erfüllt
B	Eine Störung oder Läsion in der Halswirbelsäule oder den Halsweichteilen, die als valide Ursache von Kopfschmerzen bekannt oder allgemein akzeptiert ist, wurde klinisch, laborchemisch und/oder mittels Bildgebung nachgewiesen
C	Der Nachweis, dass der Schmerz auf eine zervikogene Störung oder Läsion zurückzuführen ist, beruht auf wenigstens einem der folgenden Kriterien: – Nachweis klinischer Zeichen, die eine zervikale Schmerzquelle nahelegen – Beseitigung des Kopfschmerzes nach diagnostischer Blockade einer zervikalen Struktur bzw. des versorgenden Nervs unter Verwendung einer Placebo- oder anderer adäquater Kontrolle
D	Der Kopfschmerz verschwindet innerhalb von 3 Monaten nach erfolgreicher Behandlung der ursächlichen Störung oder Läsion

9.7.3 Therapie

- **Krankengymnastik, Wärme-/Kälteapplikation, TENS** *plus*
- **Ibuprofen** (Optalidon, Opturem, Ibuprofen): 800 ret. 1–2 Tbl./Tag (800–1600 mg/Tag)
- **Naproxen** (Proxen): 1- bis 2-mal 250 mg bis 2-mal 500 mg p.o.
- **Diclofenac** (Voltaren): 3-mal 50–100 mg p.o. oder rektal *oder*
- **Flupirtin** (Katadolon): 3- bis 4-mal 100 mg p.o., 3- bis 4-mal 150 mg rektal (maximal 900 mg/Tag)

9.8   Trigeminusneuralgie

- Streng einseitiger, für Sekunden bis maximal 2 min Dauer einschießender heftigster Schmerz, durch Trigger (Essen, Trinken, Sprechen, Rasieren, Rauchen, Wind, Berührung) auslösbar, selten auch spontan auftretend
- Meist N. maxillaris (35 %) oder N. mandibularis (44 %), gelegentlich mit Kontraktionen der mimischen Muskulatur (=»tic douloureux«; ❏ Abb. 9.4)

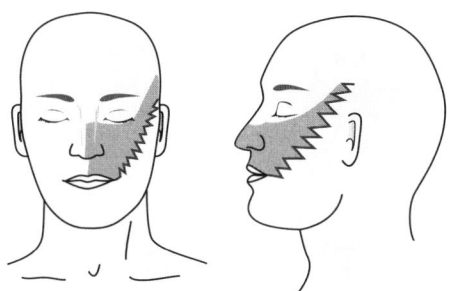

Abb. 9.4 Schematische Schmerzlokalisation bei Trigeminusneuralgie V2

9.8.1 Pathophysiologie

Demyelinisierung von benachbarten trigeminalen und nozizeptiven Fasern am mechanischen Kontaktort von pulsierendem Gefäß und Trigeminuswurzel. Nach Reizung peripherer sensibler Afferenzen (Trigger) werden Aktionspotenziale auf nozizeptive Fasern übertragen (→ einschießender Schmerz).

9.8.2 Diagnose

Die Diagnosekriterien für die Trigeminusneuralgie sind in ☐ Tab. 9.9 dargestellt.

☐ Tab. 9.9 Diagnosekriterien für die Trigeminusneuralgie (IHS 2004)

A	Paroxysmale Schmerzattacken von Bruchteilen einer Sekunde bis zu 2 min Dauer, die einen oder mehrere Äste des N. trigeminus betreffen und die Kriterien B und C erfüllen
B	Der Schmerz weist wenigstens eines der folgenden Charakteristika auf: – Starke Intensität, scharf, oberflächlich, stechend – Ausgelöst über eine Triggerzone oder durch Triggerfaktoren
C	Die Attacken folgen beim einzelnen Patienten einem stereotypen Muster
D	Klinisch ist kein neurologisches Defizit nachweisbar
E	Nicht auf eine andere Erkrankung zurückzuführen

9.8.3 Differenzialdiagnose

> **Die primäre Trigeminusneuralgie geht nie einher mit:**
> - **Dauerschmerz (DD atypischer Gesichtsschmerz)**
> - **Schmerzen außerhalb des Versorgungsgebietes des Trigeminus (DD atypischer Gesichtsschmerz)**
> - **Sensiblem Defizit (DD sekundäre Trigeminusneuralgie!)**

Ursachen sekundärer Trigeminusneuralgien:
- Demyelinisierung bei MS (jüngere Patient/innen)
- Raumforderungen im Bereich der hinteren Schädelgrube oder des Hirnstamms → kraniales CT indiziert!
- Entzündungen: Herpes zoster, *Cave:* Zoster sine herpete!

9.8.4 Therapie

Medikamente

- **Medikamente der 1. Wahl:**
  - **Carbamazepin** (Tegretal): Dosierung: 2-mal (100–)200–400 mg, ggf. bis maximal 1800 mg/Tag in 3–4 Einzeldosen ermöglicht anfangs bis zu 90%ige Schmerzfreiheit, allerdings zunehmender Wirkverlust (50 % haben nach 10 Jahren wieder einschießenden Schmerz)
  - **Oxcarbazepin** (Trileptal): aufdosieren auf 2-mal (100–)200–400 mg
- **Medikamente der 2. Wahl:**
  - **Gabapentin** (Neurontin): ca. 900–1500 mg/Tag in 3 Einzeldosen
  - **Baclofen** (Lioresal): 3-mal 5–10 mg; Steigerung um 5–10 mg an jedem 3. Tag bis auf ca. 60 mg/Tag; maximal 75 mg/Tag; Wirkung über $GABA_B$-Rezeptoren

Nichtmedikamentöse Maßnahmen

- **GLOA** (ganglionäre lokale Opioidanalgesie) am Ganglion cervicale superius: 5–10 Infiltrationen bei Erfolgseinstellung bis zum 4. Mal
- **Buprenorphin:** 45 µg in 1–2 ml NaCl 0,9 %

- Eventuell operative Verfahren: Blockade des Ganglion Gasseri mittels Lokalanästhetikum
  - Perkutane selektive kontrollierte Thermoläsion im Ganglion trigeminale Gasseri nach Sweet (70–80 % Erfolgsaussichten)
  - Parapontine mikrovaskuläre Dekompression des N. trigeminus (*Operation nach Janetta*) bei jüngeren Patienten: mikrovaskuläre Entlastung des meist durch die A. cerebelli superior komprimierten N. trigeminus; Erfolgsquote 80–90 %

9.9   Atypischer Gesichts-/Kopfschmerz

9.9.1   Charakteristik

- Gesichtsschmerz ohne organische Ursache im Sinne einer Ausschlussdiagnose
- Hohe Komorbidität mit Ängstlichkeit und Depression
- In 90 % Frauen zwischen 30 und 60 Jahren betroffen

9.9.2   Klinik

- Persistierende, orofasziale, überwiegend unilaterale *Dauerschmerzen* ohne Dermatomzuordnung (70 % der Fälle)
- Mittlere Schmerzstärke ohne neuralgiformen (einschießenden) Charakter, vielmehr dumpf-drückender oder brennender, schlecht lokalisierbarer Schmerz

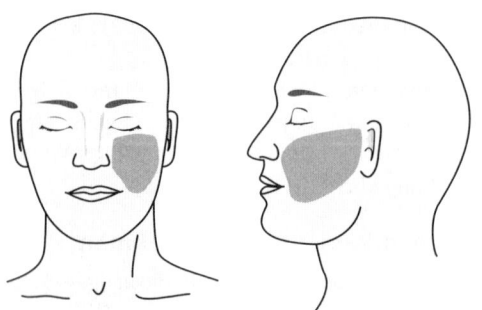

Abb. 9.5 Schematische Schmerzlokalisation bei atypischem Kopfschmerz

- Meist gleichbleibende Intensität und Punctum maximum im Wangenbereich (**Abb. 9.5**)
- Meist spontan, gelegentlich nach Trauma (Operation, Infektion, Verletzung etc.) auftretend
- Symptomfreie Phasen möglich (Wochen bis Monate)
- Begleitsymptome:
  - Niedergeschlagenheit, Ängstlichkeit, Dys- und Parästhesien im Gesichtsbereich (Schwellungsgefühl, Überwärmung, Prickeln, Taubheitsgefühl), Hauttemperaturdifferenz
  - In 50–70 % Plussymptome (Hyperalgesie am Nervenaustrittspunkt, Berührungs- oder Kälteallodynie)
  - Kein sensibles oder motorisches Defizit!

9.9.3   Differenzialdiagnose

Multidisziplinärer Ansatz nötig, um somatische, aber auch psychiatrische Ursachen auszuschließen. Es muss an alle Kopfschmerzarten gedacht sowie eine anhaltende somatoforme Schmerzstörung ausgeschlossen werden.

9.9.4   Therapie

Ziel der Therapie sind die Schmerzlinderung und die Schmerzbewältigung. Insgesamt schlechte Prognose, geringe Spontanremission.

Medikamente
- Trizyklische Antidepressiva (Amitriptylin, Doxepin)
- Carbamazepin, Gabapentin oder Baclofen

Nichtmedikamentöse Maßnahmen
- TENS
- Psychotherapie
- Invasive Maßnahmen (möglichst vermeiden): GLOA, Sympathikusblockaden

> **Cave**
> Invasive Maßnahmen jeder Art sollten möglichst vermieden werden (Gefahr der Verschlechterung der Symptomatik und der Somatisierung).

Nacken- und Rückenschmerzen

10.1   Nackenschmerzen

Synonyme: Zervikalsyndrom; zervikales, zerviko-brachiales oder zervikomedulläres Syndrom.

Nackenschmerzen sind meist dumpfe, drü-ckende, manchmal brennende Schmerzen zwi-schen Hinterhaupt und Rumpf, der Schultergürtel ist meist mitbetroffen. Der Beginn ist schleichend, auch das Fortschreiten wird als schleichend ange-geben. Es handelt sich um Spannungsschmerzen der Muskulatur.

10.1.1   Einteilung

90 % der Nackenschmerzen sind unspezifisch, d. h. es lassen sich keine organischen Ursachen finden.
- *Myofaszial* bedingte Schmerzsyndrome (ca. 90 %)
- *Radikulär* bedingte Schmerzsyndrome:
  - Diskogen (Bandscheibenprotrusion oder Bandscheibenvorfall)
  - (Knöcherne) Stenose des Wirbelkanals oder der Zwischenwirbelforamina
  - Vaskuläre Kompression C2/C3
- *Mechanisch* bedingte Schmerzsyndrome:
  - In den Zwischenwirbelgelenken (sehr sel-ten)
  - Diskogene, nicht radikuläre Schmerzen
- *Primär* infolge direkter Schädigungen (Tumor, Spondylodiszitis, Fraktur, Trauma)
- *Sekundär* infolge radikulärer oder mechanisch bedingter Schmerzsyndrome

10.1.2   Diagnostik

- Schmerzspezifische Anamnese (dumpfe, drü-ckende Schmerzen, langsamer Beginn und langsames Fortschreiten)
- Manualdiagnostische Befunderhebung mit In-spektion und Palpation (Muskelverhärtungen sind häufig, aber nicht spezifisch, daher nicht überbewerten)
- Segmentale Funktionsuntersuchung mit Bewe-gungsausmaß der HWS
- Neurologische Untersuchung (zum Ausschluss radikulärer Ursachen)

- Radiologische Diagnostik (nicht spezifisch, daher nur in Ausnahmefällen wichtig und zielführend)

10.1.3   Schmerztypen

Zervikogene mechanische Schmerzen

- Schmerzen bei fehlender pathologischer Neu-rologie, Schmerzprojektion eher proximal (Kopf/Schulter), pseudoradikuläre Ausbrei-tung
- Häufig schmerzbedingte Bewegungsein-schränkung der HWS
- Irritationszonen über den zervikalen Gelenken
- Schmerzfreiheit nach Facettenblockade

Radikulärer Schmerz

- Schmerzprojektion entlang eines Dermatoms mit Verstärkung durch Bewegungen des Kopfes
- Eventuell Schmerzen, Parästhesien im Bereich der Hand
- Kraftgradminderung
- Reduktion der Muskeldehnungsreflexe
- **Diagnose:** pathologischer neurologischer Be-fund, Röntgen, CT, MRT

Sonderformen

- **Thoracic-outlet-Syndrom** evtl. mit Plexus-brachialis-Parese, Kompression der A. subcla-via (Adson-Manöver positiv; Adson-Manöver: Verschwinden des Radialispulses bei Reklina-tion und Drehen des Kopfes auf die betroffene Seite in tiefer Inspiration, dadurch Anspannen der Mm. scaleni mit nachfolgender Gefäß-kompression), Halsrippe, evtl. untere Armple-xuskompression (Nachweis durch Dopplerso-nographie)
- **Pancoast-Tumor** mit sehr intensivem Schmerz, evtl. rasche Ausbildung von Paresen, klassisch Störung des Sympathikus (Horner-Syndrom) und der Schweißsekretion, patholo-gische neurologische Untersuchungsbefunde, pathologisches CT und MRT der oberen Tho-raxapertur
- **Karpaltunnelsyndrom** mit nächtlichen Schmerzen und distalen Parästhesien in den

Händen, Schwellungs- und Steifheitsgefühl der Hand, klinisch spät auftretende neurologische Zeichen einer N.-medianus-Schädigung (Bestätigung durch NLG)

- **Neuralgische Schulteramyotrophie** mit akut stärksten Schmerzen, z. T. nach Infekt auftretend, relativ rasch Paresen (gutartiger Verlauf) im Bereich des Schultergürtels und Oberarms (oder Plexusparese), Liquoruntersuchung und Röntgen normal
- **CRPS** mit brennenden oder dumpfen Schmerzen bei Hypo- oder Hyperthermie, distal generalisiert, mit distalen sensorischen und autonomen Störungen, trophischen Störungen und Bewegungseinschränkung der Finger, Schwellung, anamnestisch meist Trauma vorausgehend
- **Supraspinatustendinopathie** mit Schmerzen im Bereich der unteren Schulter, Verstärkung bei Bewegung, unauffälliger Röntgenbefund und unauffällige Neurologie, muskuläre Tests positiv (meist Abduktion gegen Widerstand schmerzhaft bzw. schmerzhafter Bogen)
- **Arthropathie des Schultergelenks** mit Schmerzen im Bereich der unteren Schulter, keine Verstärkung bei Bewegung gegen Widerstand, Röntgen z. T. negativ (bei Entzündung), z. T. positiv (Arthrose), Kapselmuster, Bewegungseinschränkung: Außenrotation – Abduktion – Innenrotation
- **Postdiskotomiesyndrom** nach Bandscheibenoperation und in Zusammenhang mit postoperativer Instabilität und narbiger Verziehung der Nervenwurzel

10.1.4 Therapie

50 % der Nackenschmerzen verschwinden innerhalb von 6 Monaten, egal welches therapeutische Konzept verfolgt wird!

Akuttherapie
- Verbesserung der körperlichen Bewegung! Patienteninformation und Patientenschulung!
- Veränderung der Lebensführung, Erhöhung des Aktivitätsniveaus, Abbau inadäquaten

Krankheitsverhaltens, Abbau von Angst und Depressivität
- Erst passive, dann aktivierende physikalische Maßnahmen
- Medikamentös nach Stufenplan:
  - NSAR (WHO-Stufe I)
  - Evtl. WHO-Stufe II oder III
  - Evtl. Opioide plus Myotonolytika; z. B. Baclofen, Flupirtin, Methocarbamol, Tetrazepam (*Cave*: Abhängigkeitspotenzial!), Tizanidin, Tolperison
- Partavertebrale Lokalanästetikainfiltration (*Cave*: hohes iatrogenes Chronifzierungspotenzial!)

Langzeittherapie
- Veränderung der Lebensführung, Erhöhung des Aktivitätsniveaus, Abbau inadäquaten Krankheitsverhaltens, Abbau von Angst und Depressivität
- Physiotherapie
- TENS
- Chirotherapie
- Akupunktur
- Biofeedback

 Cave
Bei chronischem HWS-Syndrom multimodalen Therapieansatz wählen.

10.2   Rückenschmerzen

10.2.1 Inzidenz

80 % aller Menschen haben irgendwann einmal in ihrem Leben Rückenbeschwerden. 7–10 % der Rückenpatienten bleiben trotz intensiver Diagnostik und Therapie längere Zeit arbeitsunfähig. Die sozialmedizinische Bedeutung dieser Erkrankungen lässt sich allein daran messen, dass Rückenschmerzen in Deutschland derzeitig hinsichtlich
- Arbeitsunfähigkeitstagen bei GKV-Versicherten an erster Stelle stehen,
- 17 % aller Neuzugänge der Berufs- und Erwerbsunfähigkeitsrenten und
- 26 % aller Fälle stationärer Rehabilitationsmaßnahmen ausmachen.

❯ **Nur 50 % der chronischen Rückenschmerzpatienten (>6 Monate bestehende Schmerzsymptomatik) werden wieder in ihren Arbeitsprozess eingegliedert. Hierdurch entstehen für das Gesundheitssystem durch Produktionsausfall immense Kosten: 16–17 Mio. € pro Jahr an Gesamtkosten in Deutschland. Eine adäquate Behandlung von Rückenbeschwerden muss früh einsetzen.**

10.2.2 Einteilung

A. Nach der Ursache:
— *Unspezifische Rückenschmerzen,* bei denen sich im Gegensatz zu den *spezifischen* keine Hinweise auf ursächliche Erkrankungen, wie z. B. Frakturen, Tumoren oder Entzündungsprozesse, finden lassen. Die meisten Rückenbeschwerden beruhen auf keiner strukturellen, sondern einer *funktionellen Störung des Stütz- und Bewegungsapparats.* Eine vorübergehende akute Lumbalgie/Lumboischialgie bedarf daher nur in Ausnahmesituationen einer intensiven Diagnostik: Schmerzanamnese und klinische bzw. symptomorientierte neurologische Untersuchung zum Ausschluss von Warnsymptomen aufgrund spezifischer Erkrankungen im Bereich der WS, welche eine intensivere Abklärung bedürften, reichen völlig aus.
— Spezifische bzw. *somatische Rückenschmerzen* (meist mit Ausstrahlung) aufgrund degenerativer Veränderungen vertebraler und/oder extravertebraler (Muskel- und Bindegewebe) Strukturen sowie spezifische Erkrankungen, wie z. B. Frakturen, entzündliche Prozesse und primäre oder sekundäre Knochentumoren. Letztere sind selten (<1 %), sollten jedoch zu Therapiebeginn anamnestisch (Gewichtsverlust etc.), laborchemisch oder radiologisch (Knochendestruktionen) ausgeschlossen werden.

B. Bei degenerativen Veränderungen nach der Lokalisation:
— *Zervikal-, Thorakal- und Lumbalsyndrome:* Die Lokalisation von Rückenschmerzen verteilt sich wie folgt: 65 % im lumbalen, 35 % im zervikalen und 2 % im thorakalen Bereich. Das lokale *Lumbalsyndrom* entspricht dem »simple backache« und bedeutet einfacher, *unkomplizierter Rückenschmerz.*
— Strahlen die Schmerzen durch Wurzelkompression in die unteren Extremitäten aus, so bezeichnet man dies als *lumbales Wurzelsyndrom* bzw. *Ischialgie,* wobei je nach Anzahl der betroffenen Nervenwurzeln weiterhin zwischen einem mono- und polyradikulären Syndrom unterschieden werden kann. Auch ohne Wurzelkompression kann es jedoch zu ausstrahlenden Schmerzen kommen, häufig sind *pseudoradikuläre* Schmerzen, deren Ausbreitung nicht den Dermatomen beteiligter Nervenwurzeln entspricht.
— Das *Kaudasyndrom* stellt eine besonders schwere Form des polyradikulären lumbalen Wurzelsyndroms mit unterschiedlichen neurologischen Ausfällen dar.

C. Nach der Dauer und somatischen sowie psychosozial komplizierenden Faktoren:
— *Akute* Rückenschmerzen (Dauer < 4 Wochen)
— *Subakute* Rückenschmerzen (Dauer 4 Wochen bis 3 Monate)
— *Rezidivierende* und *chronische* bzw. *chronifizierte* Rückenschmerzen (Dauer >3–6 Monate)

❯ **Die *Chronifizierung von Rückenschmerzen* bedeutet Übergang vom akuten zum chronischen Rückenschmerz, wenn das Schmerzgeschehen mehr als 3 Monate anhält, seine Alarmfunktion verloren hat und zunehmend psychologische Begleiterscheinungen mit veränderter Schmerzwahrnehmung und Schmerzverarbeitung aufweist.**

Möglicher iatrogener Beitrag zur Chronifizierung der Schmerzen

▬ Mangelhafte Information des Patienten über den gutartigen Verlauf der Erkrankung
▬ Überbewertung radiologischer Befunde
▬ Krankschreibung über zu lange Zeit
▬ Verordnung, Anwendung und Empfehlung vorwiegend passiver therapeutischer Maßnahmen
▼

- Mangelhafte Differenzierung der Schmerzen in Diagnostik und Therapie
- Vernachlässigung prophylaktischer Maßnahmen (z. B. Rückenschule)
- Unreflektierte Verschreibung von Medikamenten über längere Zeiträume
- Übermäßige und ungezielte lokale Injektionen, insbesondere beim unspezifischen Kreuzschmerz
- Nichtbeachtung psychosozialer Faktoren (geringe Arbeitsplatzzufriedenheit ist der höchste prognostische Faktor für die Chronifizierung von Rückenschmerzen)
- Vernachlässigung der kognitiven Verhaltenstherapie zur Durchbrechung von Angst- und Vermeidungsverhalten

10.2.3 Chronifizierungsprophylaxe

Die Prophylaxe ist die beste Maßnahme gegen eine Chronifizierung:
- Information über die Harmlosigkeit der Rückenschmerzen (85 % sind unspezifisch)
- Information über die gute Prognose der Rückenschmerzen zu Beginn der Behandlung (60–70 % schmerzfrei nach 6 Wochen, 80–90 % schmerzfrei nach 12 Wochen)
- Beibehaltung normaler Aktivität
- Frühzeitige Bewegungsschulung, mögliche Weichteilverletzungen werden durch Bewegung beschleunigt
- Frühzeitige Einbeziehung von Rehabilitationseinrichtungen mit aktivierender Therapie
- Frühzeitiges Zurückkehren an den Arbeitsplatz
- Psychosomatische Fachdiagnostik nach 6 Wochen Arbeitsunfähigkeit und Chronifizierungszeichen

10.2.4 Risikofaktoren für chronischen Rückenschmerz

Risikofaktoren für das Auftreten chronischer Rückenschmerzen (sog. »yellow flags«) sind:

- **Biologische Faktoren:**
  - Höheres Alter
  - Degenerative Prozesse
  - (Mikro-)Traumen
  - Vorangegangene Operationen
- **Psychische Faktoren:**
  - Psychosoziale Überforderung/Traumatisierungen
  - Emotionale Beeinträchtigungen (Depression, Angst)
  - Passive Grundeinstellung
  - Arbeitsunfähigkeit >4 Monate
  - Vermeidungsverhalten oder übertriebene Durchhaltestrategie
  - Inadäquate Krankheitsmodellvorstellungen
  - Operante Faktoren (sog. »Krankheitsgewinnaspekte«)
- **Berufliche Faktoren:**
  - Schwerarbeit (Tragen, Heben schwerer Lasten)
  - Monotone Körperhaltung
  - Vibrationsexposition
  - Geringe berufliche Qualifikation
  - Geringe Arbeitsplatzzufriedenheit
- **Lebensstil:**
  - Rauchen
  - Übergewicht
  - Geringe körperliche Kondition
- **Iatrogene Faktoren:**
  - Mangelhafte Respektierung der bio psycho sozialen Dimension

10.2.5 Pathophysiologie

Rückenschmerzen können durch eine Vielzahl somatischer, insbesondere vertebraler, aber auch extravertebraler Erkrankungen verursacht werden. Auf der Grundlage somatisch bedingter Rückenschmerzen oder auch ohne ein primär somatisches Korrelat können sich unter Beteiligung psychischer und sozialer Mechanismen chronifizierte Rückenschmerzen entwickeln, die dann maßgeblich das Beschwerdebild bestimmen.

Bedeutendste *somatische* Ursache von Rückenschmerzen stellt dabei die *degenerative Wirbelsäulenerkrankung* dar. Anhaltend starke axiale

Druckbelastungen durch den aufrechten Gang und verlangsamter Stoffaustausch im Zwischenwirbelabschnitt durch mangelnde Bewegung sind für das frühzeitige Auftreten degenerativer Veränderungen der Bandscheiben beim Menschen im Wesentlichen verantwortlich. Zur Bandscheibendegeneration gehören Quelldruckverlust, Rissbildungen und Zermürbungserscheinungen, die insgesamt eine Segmentlockerung hervorrufen.

Im Rahmen degenerativer Wirbelsäulenveränderungen kann es zu intradiskalen Massenverschiebungen im Zwischenwirbelabschnitt mit Sequesterbildung kommen. Mechanische Bedrängung und entzündliche Prozesse können zu einem wechselnden Irritationszustand der Nozizeptoren in der Nervenwurzel, in Wirbelgelenkkapseln und Bändern mit entsprechender reflektorischer Reaktion in den Muskeln führen.

Hieraus resultiert die Initiierung eines Circulus vitiosus mit konsekutiver Erhöhung des Muskeltonus der Rückenmuskulatur; dies wiederum führt zur Verstärkung des Schmerzes.

10.2.6   Schmerzsyndrome

- **Radikulärer Schmerz**
- **Myofasziale Schmerzsyndrome:**
  - Reflektorischer Muskelschmerz bzw. Verspannung durch Fehlstatik, Überlastung
  - Hartspann durch kontinuierliche Fehlbewegung oder Stereotypien
- **Spondylogene Schmerzsyndrome:** Spondylarthrose oder Veränderung der Wirbelbogengelenke, entzündlich-rheumatische WS-Erkrankungen (z. B. M. Bechterew), Spondylitiden bei Enteropathien (z. B. M. Rei-

ter, M. Behçet) mit gestörten Bewegungsfunktionen
- **Diskogene Beschwerden** (Protrusion, Prolaps): 20–30 % der Bandscheibenvorfälle verursachen überhaupt keine Schmerzen. Die Schmerzen bei Bandscheibenschäden beruhen wahrscheinlich auf einem immunologisch-entzündlichen Prozess (Autoimmunreaktion) und weniger auf einer direkten Kompression des Nervs bzw. der Nervenwurzel
- **Psychogene Verspannung**, z. B. bei den meisten Zervikalsyndromen
- **Maligne** und **metabolische Knochenerkrankungen**, z. B. M. Paget

10.2.7   Klinik

❏ Tab. 10.1 zeigt Klinik und Ursachen von Rückenschmerzen auf. Die klinische Einteilung der Rückenschmerzen erfolgt nach der Symptomatik:
- **Radikulär** (mechanisch neuropathisch), d. h. Schmerzausstrahlung entlang eines Dermatoms
- **Lokal** (nozizeptiv oder neuropathisch), nicht radikulär, d. h. ohne Ausstrahlung
- **Pseudoradikulär**, d. h. Schmerzausstrahlung, die sich nicht an das Versorgungsgebiet eines Nerven hält (s. unten)

Lumbago mit Leitsymptom

- Nicht radikuläre Schmerzen ausgehend vom Bewegungssegment, schlecht lokalisierbar, tiefsitzend, dumpfer Schmerzcharakter
  - Differenzialdiagnose: Ischiosakralgelenk- oder Hüftgelenkveränderungen (übertragener Schmerz)

❏ **Tab. 10.1** Anamnestische Hinweise zur Einteilung von Rückenschmerzen (Mod. nach Cegla u. Gottschalk 2008)

Schmerzursache	Radikulär	Pseudoradikulär
Schmerzbeginn	Plötzlich	Langsam schleichend
Schmerzqualität	Stechend	Dumpf drückend
Ausstrahlung	Entlang eines Dermatoms	Ohne Dermatombezug
Auslöser	Bewegung, Pressen, Husten	Sitzen, Stehen

- Radikulärer Schmerz (2 von 4 Symptomen müssen positiv sein):
  - Stärkere Schmerzen im Bein, einschließlich Gesäß, als im Rücken
  - Sensibilitätsstörungen im betroffenen Dermatom (bei >90 % sind L5 und S1 betroffen)
  - Paresen der entsprechenden Kennmuskulatur
  - Schmerzintensitätszunahme bei Provokation (Lasègue-Zeichen <60° positiv, Husten und Pressen)

Durch einen Bandscheibenprolaps kommt es zur mechanischen Kompression oder Dehnung der entsprechenden Nervenwurzel. Nur eine zusätzliche Schwellung und Entzündung verursacht die Schmerzen.

10.2.8 Diagnostik

Die wichtigsten therapeutisch und prognostisch relevanten Ziele der Diagnostik von Rückenschmerzen bestehen in:

- Differenzierung *unspezifischer und unkomplizierter* Rückenschmerzen (◘ Abb. 10.1, Punkt A) von solchen mit *radikulären* Symptomen (◘ Abb. 10.1, Punkt B); Patienten mit *alarmierenden Symptomen* (»red flags«) bedürfen sofortiger fachärztlicher Betreuung (◘ Abb. 10.1, Punkt C)
- Beachtung der *Risikofaktoren für eine Chronifizierung* (»yellow flags«, s. oben) von Rückenschmerzen

Anamnese

- Auslöser, Zeitpunkt des Auftretens, Dauer, Lokalisation und Ausstrahlung der Schmerzen
- Bei Verdacht auf chronifizierte Rückenschmerzen auch psychische und soziale Faktoren.

Klinische/orientierende neurologische Untersuchung

- Reflexstatus (Muskeleigenreflexe, Fremdreflexe, Dehnungszeichen)
- Motorik (Inspektion der Muskulatur auf Atrophien, Faszikulationen, Kontrakturen; Muskeltonus; Kraftprüfung)
- Sensibilität
- Vegetative Funktionen (Blasen-/Mastdarmfunktion, Hauttemperatur und -durchblutung)

Laboruntersuchung

- BSG, CRP, Blutbild, AP, Serumkalzium und -phosphat, Urinstatus (zum Ausschluss anderer Krankheiten)

Bildgebende Verfahren

Beispielsweise CT, MRT oder Skelettszintigraphie *nur dann,*

- wenn eine radikuläre Symptomatik vorliegt oder eine Stenose vermutet wird,
- wenn Hinweise auf schwere Grunderkrankungen, z. B. ein Tumorleiden, weitere Diagnostik erfordern,
- wenn fachärztlich unklare oder therapieresistente Befunde vorhanden sind, die eine weitere Abklärung erforderlich machen.

Periduralanästhesie

- **Bei nozizeptiver Schmerzursache** (z. B. LWS-Knochenmetastase) kommt es unter der analgetischen Wirkung der Periduralanästhesie zur fast kompletten Schmerzfreiheit. Nach Abklingen der Periduralanästhesie **sofortiges Wiederauftreten** der Schmerzen mit unveränderter Schmerzsymptomatik.
- Bei **muskuloskelettaler Schmerzursache** kommt es unter der Periduralanästhesie ebenfalls zu einer fast völligen Schmerzfreiheit. Nach Abklingen der Periduralanästhesie treten die Schmerzen oft in ihrer Symptomatik verändert und viele Stunden bis Tage später wieder auf. Selten bleibt die Schmerzreduktion auch bestehen (therapeutische Periduralanästhesie).
- Bei **chronifiziertem Rückenschmerz** kommt es trotz suffizienter Periduralanästhesie nicht zu einer Beinflussung der Schmerzen. Es wird deutlich, dass hier invasive Therapieansätze an der Wirbelsäule oder gar Operationen scheitern werden und insofern kontraindiziert sind.

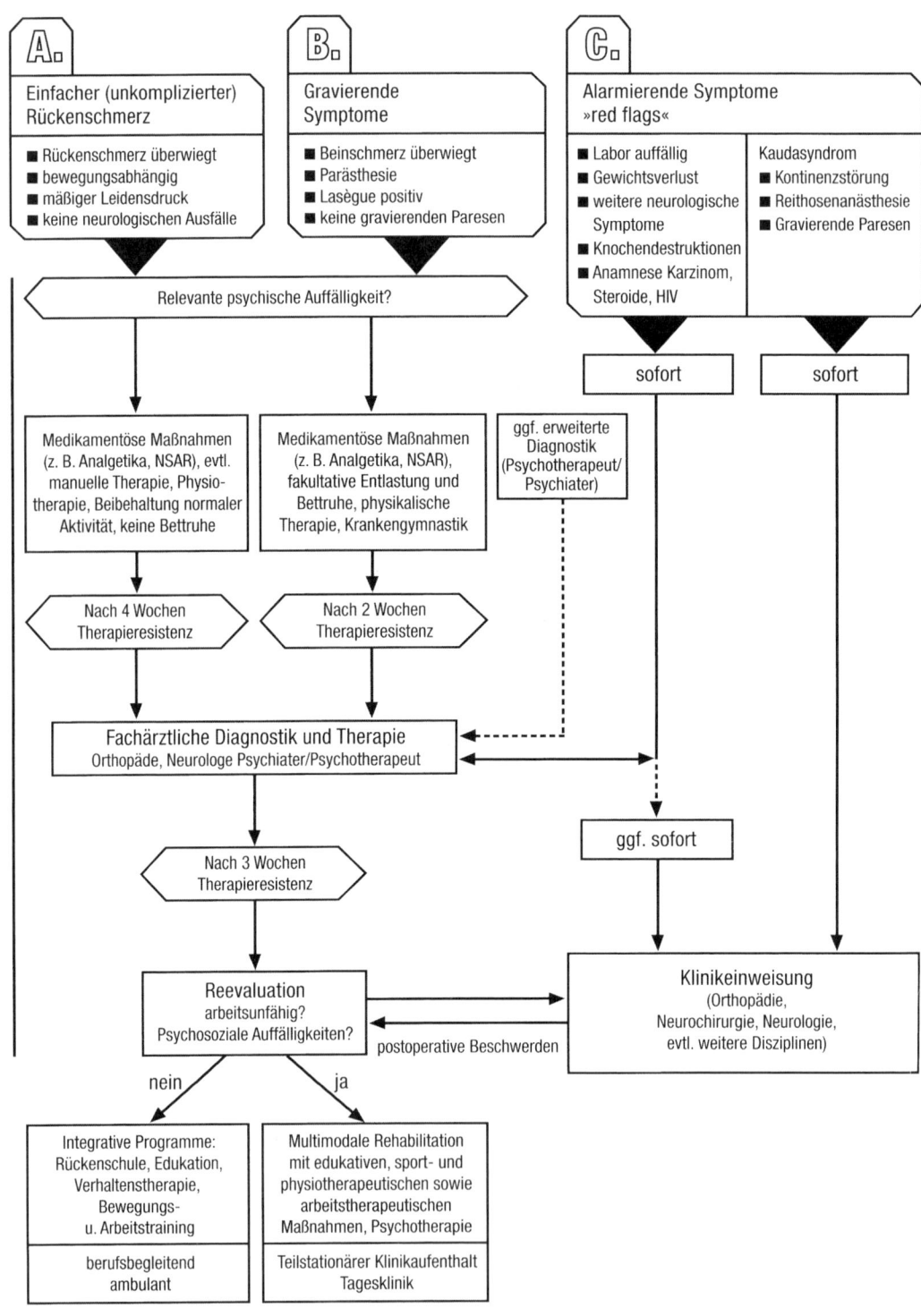

Abb. 10.1 Synopsis zur Diagnostik und Therapie von Rückenschmerzen

10.2.9 Therapie

Akute/subakute nicht radikuläre Symptomatik (bis 12 Wochen)

- *Beratung* und Hinweis auf die Harmlosigkeit der Erkrankung; Aufklärung über möglichst rasche Wiederaufnahme der alltäglichen Aktivitäten und Wiederaufnahme oder Neubeginn von sportlicher Betätigung. Bettruhe nicht gerechtfertigt; ggf. auch psychologische Diagnostik, z. B. BDI (Beck-Depressionsinventar)
- *Mobilisierung* und rasche Rückkehr zu normalen alltäglichen Tätigkeiten (maximal 2 Tage Entlastung)
- **Anmerkung:** bei radikulären Schmerzsyndromen: primär kurzfristige Entlastung
- *Medikamentöse, kurzfristige Schmerztherapie* mit Paracetamol oder NSAR, evtl. für wenige Tage ein zentrales Muskelrelaxans
- *Physiotherapie:* Rückenschule, GRIP (Göttinger Rücken-Intensiv-Programm), ggf. manuelle Therapie
    - Frühmobilisierung – Weg von der Passivität, hin zur Bewegung
    - Erlernen wirbelsäulenschonender Lagerungs- und Positionsänderungen
    - Patienten mit akuten Rückenschmerzen ohne radikuläre Symptomatik scheinen innerhalb der ersten 4–6 Wochen von der manuellen Therapie zu profitieren
- Zurückhaltung bei invasiven/operativen Maßnahmen wie therapeutische Lokalanästhesie (TLA), z. B. Quaddeln, Infiltration von Triggerpunkten, Muskeln, Gelenken etc. (Effektivität ist statistisch nicht gesichert)
- Eventuell therapeutische/diagnostische Periduralanästhesie

Akute radikuläre Symptomatik (akute Wurzelirritation oder Kompression)

> Stufenbett mit entlastender Lagerung (90° gebeugte Hüft- und Kniegelenke) mit gutem schmerzlinderndem Effekt und kurzfristiger Entlastung. Dauer maximal 7 Tage!

- Vorübergehende Wärmeapplikation in der Anfangsphase mittels Heizkissen, Fangopackungen, Wärmflasche (seltener lokale Kälteapplikation)
- Medikamentöse Schmerztherapie mit NSAR, zentral wirksamen Muskelrelaxanzien und schwach wirksamen Opioiden
- Periduralanästhesie (Blockaden mit LA und Steroiden)
- Intensive Physiotherapie (axiale Traktion bzw. entspannende Lagerung für die Lendenwirbelsäule – Effektivität nicht einheitlich beurteilt), Haltungsschule, Erlernen wirbelsäulenschonender Lagerungs- und Positionsänderungen

Chronische Symptomatik (>12 Wochen)

- Medikamentöse Schmerztherapie mit NSAR nur kurzfristig, Antidepressiva, z. B. TZA, und evtl. zurückhaltend Opioiden (WHO-Stufe II, ggf. III)
- Psychotherapie in Form von kognitiver Verhaltenstherapie, Schmerz- und Stressbewältigung
- Kombination der Psychotherapie mit Ausdauer- und Krafttraining der Muskulatur, z. B. im GRIP (multimodale Therapiekonzepte mit 4-wöchiger Intensivbehandlung in Kleingruppen im Rahmen einer Tagesklinikaufnahme)
- Nicht wirksam: Akupunktur, Injektionen aller Art, Radiofrequenzbehandlung, Laser- und Magnetfeldtherapie, SCS

Operationsindikation

- Cauda-equina-Kompressionssyndrom mit Blasen- und Mastdarmlähmung
- Akute Ausfallerscheinungen funktionell wichtiger Muskeln
- Weiterführende Diagnostik vor Operation: CT, EMG und Myelographie

Muskuloskelettale Schmerzen

11.1   Fibromyalgiesyndrom (FMS)

Die Darstellung basiert im Wesentlichen auf der S3-Leitlinie der DIVS (Deutsche Interdisziplinäre Vereinigung für Schmerztherapie) »Definition, Pathophysiologie, Diagnostik und Therapie des Fibromyalgiesyndroms«, veröffentlicht 2008 im AWMF-Leitlinienregister. Dort ist das FMS auf 185 Seiten mit 675 zitierten Arbeiten erfüllend abgehandelt, es existiert auch eine hilfreiche Patientenversion mit 9 Seiten Umfang.

Definition

> Chronische Schmerzen in mehreren Körperregionen (»chronic widespread pain«, CWP) sind ein häufiges Phänomen in der Allgemeinbevölkerung. Die Schmerzen sind meist mit anderen körperbezogenen Beschwerden assoziiert.

- Prävalenz CWP in der erwachsenen Bevölkerung 10 %, Verhältnis Frauen zu Männer = 2:1
- Prävalenz FMS (nach Kriterien des American College of Rheumatology) in der erwachsenen Bevölkerung 1–2 %, Verhältnis Frauen zu Männer = 4 : 1 bis 6 : 1
- Altersgipfel 24–50 Jahre, Erkrankungsbeginn um das 35. Lebensjahr
- Kontinuum von CWP zu FMS in der Anzahl der Symptome, der Zunahme der affektiven Störungen und funktionellen Beeinträchtigung
- Die Unterscheidung von »primärem« und »sekundärem« FMS ist obsolet. Anstelle »Fibromyalgie« wird der Terminus Fibromyalgiesyndrom bevorzugt, da es sich um einen Symptomenkomplex handelt

Pathophysiologie

Die pathophysiologischen Mechanismen sind bislang nicht eindeutig geklärt, diskutiert werden:
- Störung der zentralen Schmerzverarbeitung mit reduzierter Schmerzschwelle, dadurch zentrales Hypersensitivitätssyndrom; evtl. Dysfunktion der zentralen deszendierenden hemmenden Bahnen
- Störung neuroendokriner Regelkreise mit reduzierten Konzentrationen an Serotonin (im Serum) und basalem Kortisol (im 24-h-Urin);

pathologische Kortisolsekretion nach Stimulation
- Dysfunktion der Hypothalamus-Hypophysen-Schilddrüsen-Achse und des autonomen Nervensystems
- Erhöhte proinflammatorische und verminderte antiinflammatorische systemische Zytokinprofile sind beim FMS beschrieben
- Erhöhte Konzentration z. B. von Substanz P (im Liquor), Met-Enkephalin, Dynorphin A

Diagnose

> Die Diagnose erfolgt symptombasiert, der Nachweis von Tenderpoints ( Abb. 11.1) ist fakultativ und für die Diagnose nicht notwendig. Druckschmerzhaftigkeit an den Kontrollpunkten schließt die Diagnose FMS nicht aus.

Symptombasierte Diagnose

- Chronische Schmerzen in mehreren Körperregionen *und*
- Steifigkeit *und*
- Schwellungsgefühl der Hände oder Füße oder des Gesichts *und*
- Müdigkeit *und*
- Schlafstörungen

ACR-Kriterien

- *Chronische Schmerzen an mehreren Körperregionen:* Dauer >3 Monate an verschiedenen Körperregionen ober- und unterhalb der Taille; »chronic widespread pain« (CWP) *und*
- *Druckschmerzhaftigkeit* von 11 der 18 definierten Tenderpoints ( Abb. 11.1; Druck bei Untersuchung ca. 4 kg/cm²)
- Eventuell **Überprüfung der Kontrolltriggerpunkte:**
  - Stirnmitte, 2 cm oberhalb des Orbitarandes
  - Klavikula, Übergang laterales/mittleres Drittel
  - Unterarmmitte zwischen Radius und Ulna dorsal, 5 cm proximal des Handgelenks
  - Daumennagel
  - Thenarmitte
  - M. biceps femoris (Mitte des Oberschenkels)
  - Tuber calcanei (plantar, Mitte)

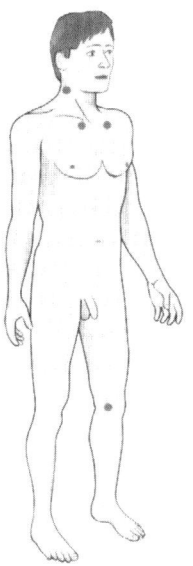 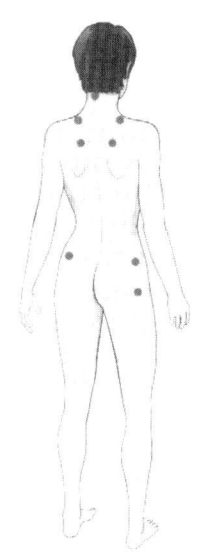 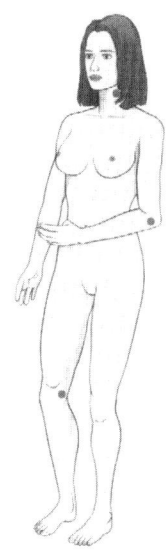

Abb. 11.1 Lokalisation der Tenderpoints. (Mod. nach Brune et al. 2001)

Anamnese der Nebensymptome

- Körperliche Müdigkeit bzw. vermehrte Erschöpfbarkeit
- Kognitive Störungen (z. B. Konzentrations- und Merkfähigkeitsstörungen)
- Morgensteifigkeit >15 min
- Schwellungsgefühl der Hände/Füße und des Gesichts
- Ein- und Durchschlafstörungen bzw. nicht erholsamer Schlaf
- Ängstlichkeit
- Depressivität

Weiterführende Anamnese

- Körperliche und psychische Beeinträchtigungen im Alltag
- Ursachenüberzeugungen und Krankheitstheorie
- Psychosoziale Stressoren, inklusive biographische Belastungsfaktoren (z. B. kindlicher (sexueller) Missbrauch)
- Psychiatrische und/oder psychotherapeutische Therapieerfahrung

Weitere häufig assoziierte funktionelle Syndrome

- Beschwerden des Verdauungstrakts (z. B. Globusgefühl, dyspeptische Beschwerden und Stuhlunregelmäßigkeiten): Reizmagen und Reizdarm
- Miktionsbeschwerden (z. B. Schmerzen beim Wasserlassen, häufiges Wasserlassen): Reizblase
- Kopfschmerzen: Kopfschmerz vom Spannungstyp
- Gesichtsschmerzen, nächtliches Zähneknirschen: Myoarthropathie der Kiefergelenke
- Chronische Unterbauchschmerzen: »chronic pelvic pain« (Frau) bzw. Prostatodynie (Mann)
- Herzbezogene Beschwerden (z. B. Palpitationen, thorakales Druckgefühl): funktionelle Herz-Kreislauf-Beschwerden
- Atembezogene Beschwerden (z. B. Gefühl der Atemhemmung): funktionelle Atembeschwerden
- Ohrgeräusche, Geruchs- und Lärmüberempfindlichkeit, empfindliche Augen: Reizüberempfindlichkeit
- Vermehrtes Frieren oder Schwitzen, Kältegefühl der Extremitäten

Laboruntersuchung

- Blutsenkungsgeschwindigkeit, C-reaktives Protein, kleines Blutbild (z. B. Polymyalgia rheumatica, rheumatoide Arthritis)
- Kreatininkinase (z. B. Muskelerkrankungen)
- Kalzium (z. B. Hyperkalziämie)

- Thyreoidea-stimulierendes Hormon basal (z. B. Hypothyreose)
- Ohne klinische Hinweise ist eine routinemäßige Untersuchung auf mit entzündlich-rheumatischen Erkrankungen assoziierte Autoantikörper nicht sinnvoll
- In Abhängigkeit von der Anamnese und dem körperlichen Untersuchungsbefund können weitere Laboruntersuchungen sinnvoll sein

Weitere technische Diagnostik

Bei typischem Beschwerdekomplex und fehlendem klinischem Hinweis auf internistische, orthopädische oder neurologische Erkrankungen (Anamnese und klinische Untersuchung ohne Hinweis auf andere Erkrankungen als Ursachen von Schmerzen und Müdigkeit, unauffälliges Basislabor) wird empfohlen, keine weitere technische Diagnostik (weiterführendes Labor, Neurophysiologie, Bildgebung) durchzuführen.

Differenzialdiagnose

- **Allgemein:**
    - Arzneimittelnebenwirkungen
- **Internistisch-rheumatologisch:**
    - Entzündlich-rheumatische Erkrankungen
    - Chronisch entzündliche Muskelerkrankungen
    - Infektionen mit Auswirkung auf das Bewegungssystem (Borreliose)
    - Endokrinologische Erkrankungen
    - Osteoporose
    - Psoriasis mit Gelenkbeteiligung
    - Disseminierte Tumorerkrankungen (z. B. Plasmozytom)
    - Hämochromatose
- **Orthopädisch:**
    - Statisch-muskuläre Dysbalancen
    - Hypermobilität
    - Myofasziale Schmerzsyndrome
- **Neurologisch:**
    - Muskuläre fokale Dystonien
    - Multiple Sklerose
    - Entzündlich-degenerative neuromuskuläre Erkrankungen (Neuroborreliose)
    - M. Recklinghausen
- **Psychiatrisch-psychotherapeutisch:**
    - Depression

- Anhaltende somatoforme Störung
- PTBS (posttraumatische Belastungsstörung)

Therapie

Multimodale Therapie durch spezialisierte Zentren!

Basistherapie

Es wird empfohlen, dass bei Patienten mit relevanten Beeinträchtigungen von Alltagsfunktionen bei Diagnosestellung im Rahmen eines mehrere Therapieoptionen umfassenden Behandlungskonzepts folgende ambulante Behandlungen angeboten und/oder veranlasst werden:

- Patientenschulungsprogramme, kognitiv-verhaltenstherapeutische und operante Schmerztherapie
- An individuelles Leistungsvermögen angepasstes aerobes Ausdauertraining
- Amitriptylin
- Diagnostik und Behandlung komorbider körperlicher Erkrankungen und seelischer Störungen

Langzeitbetreuung

Es wird empfohlen, bei Patienten mit anhaltenden relevanten Beeinträchtigungen von Alltagsfunktionen 6 Monate nach Ende einer (teil-)stationären multimodalen Therapie die im Folgenden genannten Behandlungsoptionen zu überprüfen. Bei einer Langzeitbetreuung nach den Prinzipien der psychosomatischen Grundversorgung sind Selbstverantwortung und Eigenaktivität der Betroffenen zu stärken. Es wird empfohlen, mit den Patienten ein individualisiertes Behandlungsprogramm durch gemeinsame Entscheidungsfindung zu erstellen. Folgende Behandlungsoptionen können mit dem Patienten erwogen werden:

- Keine weitere spezifische Behandlung
- Selbstmanagement: Aerobes Ausdauertraining, Funktionstraining, Entspannung, Stressbewältigung
- Ambulante Fortführung multimodaler Therapien
- Zeitlich befristet: (teil-)stationäre multimodale Intervall- bzw. Boostertherapie
- Zeitlich befristet kann erwogen werden: Duloxetin oder Fluoxetin bzw. Paroxetin oder Pregabalin oder Tramadol/Paracetamol

Keine Evidenz für die Wirksamkeit von:

- NSAR, Paracetamol, Metamizol, Neuroleptika, Myotonolytika, Ketamin, Lidocain, Kortikosteroide, Calcitonin
- Andere schwach oder stark wirksame Opioide außer Tramadol bzw. Tramadol/Paracetamol
- Invasive Schmerztherapie: PDA, Sympathikusblockaden
- Hyperbare Oxygenierung
- Massage als Monotherapie, Tenderpoint-Injektionen, TENS, Elektrokrampftherapie
- Akupunktur als Monotherapie

11.2 Rheumatische Schmerzen (rheumatoide Arthritis und Arthrose)

Definition rheumatischer Erkrankungen

- Erkrankungen des Bindegewebes und schmerzhafte Störungen des Bewegungsapparats, die zur Ausbildung chronischer Symptome und damit zu chronischen Schmerzen führen

- Am häufigsten sind die **Arthrose** und die **rheumatoide Arthritis** (RA; Synonym: chronische Polyarthritis)

Prävalenz

Schätzungsweise ca. 1 % der Bevölkerung, d. h. auf 100.000 Einwohner kommen 1000 Personen mit rheumatischen Beschwerden.

Klinik

❏ Tab. 11.1 gibt einen Überblick über die Klinik der Arthrose und der rheumatoiden Arthritis.

Therapie der Arthrose
Nichtmedikamentöse Maßnahmen

- Patientenschulung
- Ergotherapie
- Eispackungen, Eismassagen
- Physiotherapie mit Kräftigung der gelenkstabilisierenden Muskulatur

Medikamente

- Paracetamol 2–4 g/Tag
- Bei nicht ausreichender Wirksamkeit: NSAR (❏ Tab. 11.2)

❏ **Tab. 11.1** Arthrose und rheumatoide Arthritis

	Arthrose	Rheumatoide Arthritis
Pathophysiologie	Degenerativ	Entzündlich
Alter Erstmanifestation	>50 Jahre	30–45 Jahre
Morgensteifigkeit	<30 min	>60 min
Auftreten	Belastungsschmerz, »Anlaufschmerz«	Ruheschmerz, Besserung bei Bewegung
Gelenke	Monarthrose	Symmetrisch, >3 Gelenke geschwollen
Lokalisation	Lokalisiert	Generalisiert
Schmerzcharakter	Bohrend, stechend	Dumpf, brennend
Tagesrhythmik	Eher abends	Eher morgens
Klinische Untersuchung	Krepitation bei aktiver Bewegung, keine Überwärmung des Gelenks	Ulnardeviation, Rheumaknoten, schmerzhafte Schwellung der proximalen Interphalangealgelenke, Metakarpophalangeal- oder Handgelenke, Schwanenhalsdeformität
Blutuntersuchung	BSG<40 mm/h	Hohe Senkung, CRP erhöht, ANA erhöht
Rheumafaktor	Niedriger Titer	Hoher Titer
Radiologie	Osteophyten, schmaler Gelenkspalt	Erosionen, Entmineralisierung
Gelenkpunktat	Klare Gelenkflüssigkeit	

- Opioide; Vorteile: fehlende Organtoxizität, Nachteile: Effektivität einer Langzeittherapie nicht nachgewiesen, opioidbedingte NW
- Intraartikuläre Glukokortikoidinjektion: gute akute Wirkung, fehlende Evidenz bei Langzeittherapie; maximal 2–3 Gelenkinjektionen pro Gelenk pro Jahr empfohlen
- Intraartikuläre Hyaluroninjektion: Wirkmechanismus ungeklärt, aber Effektivität bezüglich Schmerzreduktion gegenüber Plazebo und NSAR belegt
- Topische Applikation von NSAR-haltiger Salbe: Therapieversuch gerechtfertigt, NNT von 3,1

Nebenwirkungen aller NSAR

- **Magen und Darm:** Übelkeit, Erbrechen, Völlegefühl, Magen-Darm-Geschwüre; die Häufigkeit der Magen-Darm-Störungen nimmt bei Anwendung höherer Dosen und bei Kombination von verschiedenen Antiphlogistika zu
- **Allergische und pseudoallergische Reaktionen:** Pruritus, Exantheme, Ödeme, Stevens-Johnson-Syndrom, Bronchospasmus, allergischer Schock und Schockfragmente
▼

- **Haut und Schleimhaut:** Steigerung der Lichtempfindlichkeit, Mundschleimhautentzündung, Haarausfall, Störung des Nagelwachstums
- **Zentrales Nervensystem:** Kopfschmerzen, Schwindel, Müdigkeit, Sehstörungen, Konzentrationsschwäche, Verwirrtheit
- **Blut:** Leukozytopenie, Agranulozytose, aplastische Anämie, Panzytopenie, Thrombozytopenie, reversible Hemmung (im Gegensatz zu ASS!) der Thrombozytenaggregation
- **Leber:** Transaminasenerhöhung (meist passager), cholestatische Hepatose
- **Niere:** Kreatininanstieg, Nierenversagen, Hämaturie, Blasenbeschwerden
- **Herz und Kreislauf:** Herzklopfen, Unterschenkelödeme, Blutdruckanstieg
- **Weitere** unerwünschte Arzneimittelwirkungen:
  - Strumawachstum (v. a. bei Pyrazolonen)
  - Ohrensausen und Schwerhörigkeit (nur bei Salicylaten)
- **Arzneimittelinteraktionen:** besonders mit oralen Antikoagulanzien, Antihypertensiva, Methotrexat und Lithium

◻ **Tab. 11.2** Häufig verwendete NSAR in der Rheumaschmerztherapie

Substanz	Tageshöchstdosis [mg]	Mittlere Tagesdosis oral [mg]	Eliminations-HWZ [h]	Besonderheit
Ketoprofen	300	150–300	1,5–2,5	–
Diclofenac	150	100–150	1-3	Gelegentlich Transaminasenerhöhung, selten Hepatitis bzw. Cholestase, präferenzielle COX-2-Inhibition
Ibuprofen	2400	1200–2400	2–4	Relativ geringe antiphlogistische Potenz
Dexibuprofen	1200	800	2–4	Soll weniger GI-NW als das Racemat verursachen
Indometacin	150	50–150	4–11	ZNS-Nebenwirkungen häufiger
Naproxen	1250	500–1000	12–15	–
Meloxicam	15	7,5–15	15–20	Partiell selektive COX-2-Inhibition, lange HWZ
Piroxicam	20	10–20	50	Lange HWZ

◻ Tab. 11.3 Basistherapeutika: Dosierung und Überwachung häufig verwendeter Substanzen

Substanz	Wirkstärke	Dosierung	Wirkeintritt nach Monaten
Methotrexat MTX (meist verwendetes Basistherapeutikum, Tagestherapiekosten 30 Cent)	Stark	Applikation 1-mal pro Woche oral oder parenteral (i.m., i.v.), Dosis individuell (initial 7,5–15 mg, Dauerdosis 7,5–25 mg)	1–2

Anmerkungen
Im 1. Monat 1-mal pro Woche, ab dem 2. Monat 1-mal 14-tägig, ab dem 4. Monat 1-mal pro Monat klinische Kontrolle inklusive Befragung nach Husten/Dyspnoe und Blutbild (inklusive Thrombozyten, Differenzialblutbild), Leberwerte, Kreatinin/Urinstatus
Gängige Kombination: MTX, SSZ, HCQ (**O'Dell-Schema**)

Nebenwirkungen
Dermatitis, Stomatitis, Haarausfall; Kopfschmerzen, Übelkeit, Diarrhö; Transaminasenanstieg, Leberzirrhose; Eosinophilie, Zytopenien, Makrozytose; Pneumonitis; vermehrte Infektanfälligkeit; Fieber; vermehrte Rheumaknotenbildung; Teratogenität, Abort.
Nebenwirkungen sind z. T. durch Folinsäuregabe vermeidbar

Sulfazalazin SSZ	Mittelstark	Woche 1: 1-mal 500 mg, Woche 2: 2-mal 500 mg, Woche 3: 3-mal 500 mg	2–3

Anmerkungen
In den ersten 3 Monaten 14-tägig, ab dem 4. Monat monatlich und ab dem 7. Monat 2-monatlich klinische Kontrolle und Blutbild (inklusive Thrombozyten, Differenzialblutbild), Leberwerte, Kreatinin/Urinstatus

Indikationen
Häufig eingesetzt als Monotherapie bei geringer Aktivität oder in Kombination

(Hydroxy-)Chloroquin HCQ	Schwach	2-mal 200 mg p.o.	4–6

Nebenwirkungen
Nausea, Appetitlosigkeit, Diarrhö (insgesamt am häufigsten); Störungen von Akkommodation und Farbensehen, Einlagerungen in die Kornea oder Retina (selten!); Kopfschmerzen, Schwindel, Schlafstörungen; Neuropathie, Myopathie (selten)

Infliximab (Remicade)		3 mg/kgKG als Infusion alle 4–8 Wochen, ggf. Kombination mit MTX	1–2 Wochen

Wirkmechanismus
Chimärer monoklonaler TNFα-Antikörper

Anmerkungen
Vor Therapie Ausschluss einer aktiven Tuberkulose, Kombination mit MTX der Monotherapie mit MTX überlegen

Adalimumab (Humira)		40 mg jede 2. Woche s.c. mit Pen oder Fertigspritze	1–2 Wochen

Wirkmechanismus
Erster humanisierter monoklonaler TNFα-Antikörper

Etanercept (Enbrel)		25 mg s.c. 2-mal pro Woche	1–2 Wochen

Wirkmechanismus
Lösliches TNFα-Rezeptorfusionsprotein

Anakinra (Kineret)		100 mg/Tag s.c. über Fertigspritze	1–2

Wirkmechanismus
Humaner monoklonaler Interleukin-1-Rezeptorantagonist, neutralisiert die inflammatorische IL1-Aktivität

Therapie der rheumatoiden Arthritis

Die generellen Behandlungsmöglichkeiten der rheumatoiden Arthritis werden parallel eingesetzt:

- **Basistherapie** mit krankheitsmodulierenden Therapeutika (DMARD = »disease modifying antirheumatic drugs«)
- Basistherapeutika: so früh wie möglich einsetzen, entsprechend der Krankheitsaktivität (◘ Tab. 11.3)
- **Glukokortikoide**: rascher Wirkeintritt, der die verzögerte Wirkung der DMARD überbrücken kann. Erhaltungstherapie mit Low-dose-Prednisolon (5–7,5 mg/Tag)
- Analgetische Therapie mit **NSAR** (◘ Tab. 11.2) und **Nicht-NSAR**
- Orthopädische Maßnahmen (konservative Maßnahmen und rheumachirurgische Interventionen)
- Physikalische Therapie, Ergotherapie
- Psychosoziale Betreuung

> **❗ Cave**
> Eine ausschließlich medikamentöse Therapie der rheumatoiden Arthritis ist ungünstig, allerdings spielt die medikamentöse Therapie mit ihren verschiedenen Facetten die zentrale Rolle.

Literatur

Morton 2000

Arzneimittelkommission der deutschen Ärzteschaft (2004) Aus der UAW-Datenbank. Kardiovaskuläre Nebenwirkungen sind ein Klasseneffekt aller Coxibe: Konsequenzen für die künftige Verordnung. Dtsch Arztebl 101: A 3365 (Heft 491)

Auberger HG, Niesel HC (1990) Praktische Lokalanästhesie – Regionale Schmerztherapie, 5. Aufl. Thieme, Stuttgart

AWMF (2008) Interdisziplinäre S3-Leitlinie »Definition, Pathophysiologie, Diagnostik und Therapie des Fibromyalgiesyndroms. Der Schmerz 22 (Themenheft)

Baron R et al. (1998) Schmerzsyndrome mit kausaler Beteiligung des Sympathikus. Anaesthesist 47: 4–23

Baron R, Koppert W, Strumpf M, Willweber A (2011) Praktische Schmerztherapie, 2. Aufl. Heidelberg: Springer

Basler HD (2011) Akutschmerztherapie in Pädiatrie und Geriatrie – Schmerzmessung: Welche Schmerzskala bei welchen Patienten? Anästhesiol Intensivmed Notfallmed Schmerztherap 46: 334–341

Basler HD et al. (2006) Beurteilung von Schmerz bei Demenz (BESD). Der Schmerz 6: 519–526

Basse L, Raskov HH, Jakobsen DH et al. (2002) Accelerated postoperative recovery programme after colonic resection improves physical performance, pulmonary function and body composition. Br J Surg 89: 446–453

Beattie WS, Badner NH, Choi P (2001) Epidural analgesia reduces postoperative myocardial infarction: a meta-analysis. Anesth Analg 93: 853–858

Berufsverband Deutscher Anästhesisten und Berufsverband der Deutschen Chirurgen (1993) Vereinbarung zur Organisation der postoperativen Schmerztherapie. Anästh Intensivmed 34: 28–32

Bombardier C et al. for the VIGOR Study Group (2000) Comparison of upper gastrointestinal toxicity of rofecoxib and naproxen in patients with rheumatoid arthritis. New Engl J Med 343: 1520–1528

Bonica JJ (1990) Management of pain. Lea & Febiger, Philadelphia

Brandes JL (2005) Practical use of topiramate for migraine prevention. Headache Suppl 1: S66–S73 (Review)

Brandes JL et al. (2004) Topiramate for migraine prevention: a randomized controlled trial. JAMA 291 (8): 965–973

Bremerich DH, Neidhart G, Roth B, Kessler P, Behne M (2001) Postoperative Schmerztherapie im Kindesalter. Anästhesist 50(2):102–12

Brodner G, Mertes N, Buerkle H et al. (2000) Acute pain management: analysis, implications and consequences after prospective experience with 6349 surgical patients. Eur J Anaesth 17: 566–575

Brodner G, Van Aken H, Hertle L et al. (2001) Multimodal perioperative management – combining thoracic epidural analgesia, forced mobilization, and oral nutrition – reduces hormonal and metabolic stress and improves convalescence after major urologic surgery. Anesth Analg 92: 1594–1600

Brune K, Beyer A, Schäfer M (Hrsg) (2001) Schmerz – Pathophysiologie – Pharmakologie – Therapie. Springer, Heidelberg

Brune K, Hinz B (1998) Zum aktuellen Stand der Zyklooxygenase-Forschung. Dtsch Ärztebl 95 A, 343–346

Bundesregierung (1998) 10. Verordnung zur Veränderung betäubungsmittelrechtlicher Vorschriften. Bundesgesetzblatt Teil I Nr. 4, Bonn

Bürkle H, Gogarten W, Van Aken H (2003) Injizierbare Nicht-Opioid-Analgetika in der Anästhesie. Anästhesiol Intensivmed 44: 311–322

Büttner W, Finke W, Hilleke M, Reckert S, Vsianska L, Brambrink A (1998) Development of an observational scale for assessment of postoperative pain in infants. Anasthesiol Intensivmed Notfallmed Schmerzther 33: 353–361

Capdevila X, Barthelet Y, Biboulet P et al. (1999) Effects of postoperative analgesic technique on the surgical outcome and duration of rehabilitation after major knee surgery. Anesthesiology 91: 8–15

Carli F Mayo N, Klubien K et al. (2002) Epidural analgesia enhances functional exercise capacity and health-related quality of life after colonic surgery. Anesthesiology 97: 540–549

Cegla T, Gottschalk A (2008) Memorix AINS Schmerztherapie. Stuttgart: Thieme

Deutsche Interdisziplinäre Vereinigung für Schmerztherapie (DIVS) (1999) Leitlinien zur Tumorschmerztherapie. Tumordiag Ther 20: 105–129

Deutsche Interdisziplinäre Vereinigung für Schmerztherapie (2009) Behandlung akuter postoperativer und posttraumatischer Schmerzen. S3-Leitlinie 2009. AWMF-Register Nr. 041/001. www.awmf.org

Diener HC (1997) Kopf- und Gesichtsschmerzen. Diagnose und Behandlung in der Praxis. Thieme, Stuttgart

Diener HC (2006) Migräne Taschenatlas spezial. Thieme, Stuttgart

Diener HC, Limmroth V (2005) Migräne-Therapie. Internist 46 1087–1095

Dosch P (Hrsg) (1986) Lehrbuch der Neuraltherapie nach Huneke, 12. Aufl. Haug, Heidelberg

Fachinformation Almogran 12,5 mg. Allmirall , Ismaning

Fachinformation Naramig. Firma SchwarzPharma, Monheim

Fachinformation Topamax Migräne. Janssen-Cilag, Neuss

Ferrari MD, Roon KI, Lipton RB, Goadsby PJ (2001) Oral triptans (serotonin 5-HT(1B/1D) agonists) in acute migraine treatment: a meta-analysis of 53 trials. Lancet 358 (9294): 1668–75

Feuerstein TJ (1997) Antidepressiva zur Therapie chronischer Schmerzen. Metaanalyse. Schmerz 11: 213–226

Finnerup NB, Sindrup SH, Jensen TS (2010) The evidence for pharmacological treatment of neuropathic pain. Pain 150(3): 573–81

Freye E (1999) Opioide in der Medizin. Springer, Heidelberg

Gerbershagen HU (1996) Das Mainzer Stadien-Konzept des Schmerzes. Eine Standortbestimmung. In: Klinger D et al. (Hrsg.) Antidepressiva und Analgetika. Aarachne, Wien, S 71–95

Göbel H (2004) Die Kopfschmerzen. Springer, Heidelberg

Göbel H (2005) Therapie des schweren Migräneanfalls: praktische Tipps. MMW Fortschr Med 147: 24–26

Gogarten W, Van Aken H, Büttner J et al. (2003) Rückenmarks-nahe Regionalanästhesien und Thromboemboliepro-phylaxe/antithrombotische Medikation. Anaesthesiol Intensivmed 44: 218–230

Gottschalk A (2011) Neue, wenig invasive Analgesie-Verfahren. Anästh Intensivmed 52: 405–414

Gröning R, Müller R (2005) Transdermalpflaster. Deutsch Ärztebl 8: 51–57

Hamza MA et al. (1999) Effect of the Duration of Electrical Stimulation on the Analgesic Response in Patients with Low Back Pain. Anesthesiology 91: 1622

Handwerker HO (1999) Einführung in die Pathophysiologie des Schmerzes. Springer, Heidelberg

Hankemeier U, Schüle-Hein K, Krizanits F (Hrsg.) (2001) Tumorschmerztherapie. Springer, Heidelberg

Hicks CL, von Baeyer CL, Spafford PA, van Korlaar I, Goode-nough B (2001) The Faces Pain Scale-Revised: toward a common metric in pediatric pain measurement. Pain 93: 173–183

Hildebrandt J, Pfingsten M (1996) Langzeit-Schmerztherapie. Chirurg 67: 681–687

Hinz B, Brune K (1999) Spezifische COX-2-Inhibitoren: Perspektiven der Therapie mit neuen analgetischen und antiinflammatorischen Wirkstoffen. Wien Klin Wochenschr 111: 103–112

Hugger A, Göbel H, Schilgen M (2005) Gesichts- und Kopfschmerzen aus interdisziplinärer Sicht. Evidenz zur Pathophysiologie, Diagnostik und Therapie. Springer, Heidelberg

Husebø S, Klaschik E (Hrsg) (2000) Palliativmedizin. Springer, Heidelberg

International Agranulocytosis and Aplastic Anemia Study (1986) Risk of granulocytosis and aplastic anemia. A first report of their relation to drug use with special reference of analgetics. J Am Med Assoc 256: 1749–1757

IASP PAIN (2010) Clinical Updates – Pharmacological Management of Neuropathic Pain, Vol XVIII, Issue 9

HIS; Headache Classification Committee of the International Headache Society (2004) The international classification of headache disorders, 2nd edition. Cephalalgia 24 (Suppl 1): 1–160

Jage J (1995) Medikamente gegen Krebsschmerz. Chapman & Hall, Weinheim

Jage J (1997) Schmerz nach Operation. Wissenschaftliche Verlagsgesellschaft, Stuttgart

Jage J (2004) Essentials der postoperativen Schmerztherapie. Ein Leitfaden für chirurgische Fächer. Thieme, Stuttgart

Jage J et al. (2005) Postoperative Schmerztherapie – eine interdisziplinäre Notwendigkeit. Dtsch Ärztebl 102: A 361–366

Jage J, Hartje H (1997) Postoperative Schmerztherapie. Anaesthesist 46: 65–77]

Jage J, Heid F, Roth W, Kunde M (2002) Postoperative Schmerztherapie vor dem Hintergrund der DRGs. Anästh Intensivmed 43: 262–278

Jage J, Heid F (2006) Anästhesie und Analgesie bei Suchtpatienten. Anästh 55: 611–628

Jöhr M (1998) Postoperative Schmerztherapie bei Kindern. Anaesthesist 47: 889

Junker U, Freynhagen R (2008) Hoch differenzierte Opioidtherapie. Dt Ärztebl 8: 344–346

Kammerbauer N, Becke K (2011) Akutschmerztherapie in Pädiatrie und Geriatrie – Akutschmerztherapie bei Kindern. Anästhesiol Intensivmed Notfallmed Schmerztherap 46: 344–352

Koppert W (2011) Akutschmerztherapie in Pädiatrie und Geriatrie – Schmerzerfassung und Therapiemöglichkeiten. Anästhesiol Intensivmed Notfallmed Schmerzther 46: 332–333

Korff M von, Ormel J, Keefe FJ, Dworkin SF (1992) Grading the severity of chronic pain. Pain 50(2): 133–149

Kotani N et al. (2001) Preoperative Intradermal Acupuncture Reduces Postoperative Pain, Nausea and Vomiting, Analgesic Requirement, and Sympathoadrenal Responses. Anesthesiology 95: 349–56

Kozek-Langenecker et al. (2005) Lokoregionalanästhesien unter gerinnungshemmender Medikation. Anaesthesist 54: 476–484

Kutzer K (1991) Recht auf Schmerzbehandlung. Schmerz 5: 53–55

Latasch L, Zimmermann M, Eberhardt B, Jurna I (1997) Aufhebung einer Morphium-induzierten Obstipation durch orales Naloxon. Anaesthesist 46: 191–194

Maag R, Baron R (2005) Pregabalin in der Therapie neuropathischer Schmerzen. Arzneimitteltherapie 23: 242–246

Macintyre PE (2001) Safety and efficacy of patient-controlled analgesia. Br J Anaesth 87: 36–46

Maier C et al. (2010) Qualität der Schmerztherapie in deutschen Krankenhäuser. Dt Ärztebl 607–614

Martin J, Heymann A, Bäsell K et al. (2010) Analgesie, Sedierung und Delirmanagement in der Intensivmedizin. S3-Leitlinie. Anästh Intensivmed 51: 622–631

Meier C (1996) Ganglionäre lokale Opioid-Analgesie (GLOA) Ein neues Therapieverfahren bei persistierenden neuropathischen Schmerzen. Thieme, Stuttgart

Meier C, Gleim M (1998) Diagnose und Therapie des sympathisch unterhaltenen Schmerzes. Schmerz 12. 282–303

Meissner W, Ullrich K, Zwacka S, Schreiber T, Reinhart K (2001) Qualitätsmanagement am Beispiel der postoperativen Schmerztherapie. Anaesthesist 50(9): 661–70

Meissner W, Weiss T, Trippe RH, Hecht H, Krapp C, Miltner WH (2004) Acupuncture decreases somatosensory evoked potential amplitudes to noxious stimuli in anesthetized volunteers. Anesth Analg 98(1): 141–7

Melzack R, Wall PD (1965) Pain mechanisms: new theory. Science 150: 971–979

Meppelmann B et al. (1996) Ultrastructural three-dimensional reconstruction of group III and group IV sensory nerve endings in the knee joint capsule of the cat: evidence for multiple receptive sites. J Comp Neurol 292: 103–116

Morton NS (1999) Prevention and control of pain in children. Br J Anaesth 83(1): 118–29

Neugebauer AM, Wiebalck A, Stehr-Zirngibl S (Hrsg.) (2003) Akutschmerztherapie – ein Curriculum für Chirurgen. Unimed, Bremen

Niesel HC (Hrsg) (1994) Regionalanästhesie – Lokalanästhesie – Regionale Schmerztherapie. Thieme, Stuttgart

Pfingsten, Hildebrandt (Hrsg.) (1998) Chronischer Rückenschmerz – Wege aus dem Dilemma. Huber, Bern

Pioch E (2005) Schmerzdokumentation in der Praxis. Springer,
Heidelberg

Philippi-Höhne C (2010) Perioperative Schmerztherapie bei
Kindern. Refresher Course. Aktuelles Wissen für Anäs-
thesisten. Deutsche Akademie für Anästhesiologische
Fortbildung (DAAF); S. 265–276

Phillips DM (2000) JCAHO pain management standards are
unveiled. JAMA 284: 428–429

Pogatzki-Zahn EM, Zahn PK (2010) Nicht-Opioid-Analgetika
für die postoperative Analgesie – Update 2010. Refresher
Course. Aktuelles Wissen für Anästhesisten. Deutsche
Akademie für Anästhesiologische Fortbildung (DAAF);
S. 277–294

Pogatzki-Zahn E (2011)Therapie und Prävention postoperativer Schmerzen bei chronischen Schmerzpatienten.
Anästh Intensivmed 52: 388–404

Pothmann R (2000) Chronische Schmerzen im Kindesalter.
Diagnose und Therapie. Hippokrates, Stuttgart

Pothmann R (2003) Kopfschmerz – Die effektive Therapie in
drei Stufen. Pädiat Hautnah 7: 331–334

Reichl S, Pagatzki-Zahn EM (2009) Konzepte zur perioperativen Schmerztherapie. Anaesthesist 58: 914–930

Reinhold P (2006) Vortrag Postoperative Schmerztherapie im
Kindesalter. DGSS-Tagung, Deutscher Schmerzkongress,
Bremen

Rizzoli P, Loder EW (2011) Tolerance to the beneficial effects
of prophylactic migraine drugs: a systematic review of
causes and mechanisms. Headache 51(8):1323–35

Rogers A, Walker N, Schug S et al. (2000) Reduction of postoperative mortality and morbidity with epidural or spinal
anaesthesia: results from overview of randomised trials.
B Med J 321: 1493–1497

Rowbotham et al. (1998) Gabapentin for the treatment of
postherpetic neuralgia. A randomised controlled trial.
JAMA 280: 1837–1842

Sandkühler J (2001) Schmerzgedächtnis. Entstehung, Vermeidung und Löschung. Dtsch Arztebl 98 (42): A 2725–2730

Sandkühler J, Benrath J (2005) Das Nozizeptive System von
Früh- und Neugeborenen. In: Zernikow B (Hrsg.) Schmerztherapie bei Kindern, 3. Aufl. Heidelberg: Springer

Sartor H, Thoden U (1997) Antikonvulsiva zur Therapie chronischer Schmerzen. Metaanalyse. Schmerz 11: 411–417

Schäfer M, Stein CH (1997) Schmerz in der postoperativen
Phase, medizinische und ökonomische Aspekte. Anaesthesist 46: 120–123

Schechter NL (1989) The undertreatment of pain in children:
An overview. Pediatr Clin North Am 36: 781–795

Scholz OB (1994) Schmerzmessung und Dokumentation.
Krager, Basel

Schuler M et al. (2002) Probleme bei der Erkennung von
Schmerzen in der Geriatrie. Schmerz 16: 171–178

Schuler MS, Becker S, Kaspar R, Nikolaus T, Kruse A, Basler
HD (2007) Psychometric properties of the German »Pain
Assessment in Advanced Dementia Scale« (PAINAD-G)
in nursing home residents. J Am Med Dir Assoc 8(6):
388–95

Semek D et al. (2001) Medikamentöse Schmerztherapie von
Skelettmetastasen im Überblick. Klinikarzt 30: 34

Sielenkämper AW, Van Aken H (2003) Thoracic epidural anes-
thesia: more than just anesthesia/analgesia. Anesthesiology 99: 523–525

Silverstein FE et al. (2000) Gastrointestinal toxicity with
celecoxib vs nonsteroidal anti-inflammatory drugs for
osteoarthritis and rheumatoid arthritis: The CLASS Study:
A randomized controlled trial JAMA 284:1247–1255

Simanski C, Neugebauer E (2003) Postoperative Schmerztherapie. Chirurg 74: 254–275

Stamer U, Masios N, Stüber F et al. (2002) Postoperative
Schmerztherapie in Deutschland. Ergebnisse einer Umfrage. Anaesthesist 51: 248–257

Stamer U, Masios N, Stüber F et al. (2002) Postoperative
Schmerztherapie in Deutschland. Ergebnisse einer Umfrage. Anaesthesist 51: 248–257

Standl T, Schulte am Esch J, Treede RD, Schäfer M, Barden-
heuer HJ (Hrsg) (2010) Schmerztherapie, 2. Aufl. Stuttgart: Thieme

Stein C (1993) Periphere Opioidrezeptoren und ihre Bedeutung für die postoperative Schmerztherapie. Schmerz
7: 4–7

Sun Y, Gan TJ, Dubose JW, Habib AS (2008) Acupuncture and
related techniques for postoperative pain: a systematic
review of randomized controlled trials. Br J Anaesth.
101(2): 151–60

Treede RD, Jensen TS, Campbell N et al. (2008) Neuropathic
Pain. Neurology 70: 1630–1635

Uhlenbruck W (1994) Rechtspflicht des Arztes zu ausreichender Schmerztherapie. In: Lehmann KA (Hrsg.) Der postoperative Schmerz. Springer, Heidelberg, S. 213–222

Ulsenheimer K (1997) Ethisch-juristische Aspekte der perioperativen Patientenversorgung. Anaesthesist 46 (Suppl.
1): S 114–119

Vane JR (1971) Inhibition of prostaglandine synthesis as a
mechanism of action for aspirin-like drugs. Nature New
Biol 231: 232–237

Waldvogel HH (1996) Analgetika, Antinoziceptiva, Adjuvanzien. Springer, Heidelberg

Wall PD, Melzack R (eds.) (1999) Textbook of pain, 4th edn.
Churchill Livingstone, Edingburgh

Weber-Strumpf A, Zenz M, Tryba M (1995) Leitlinien zur Therapie chronischer Schmerzen mit Opioiden. Anästhesist
44: 719–723

Wehling M, Burkhardt H (2011) Arzneitherapie für Ältere, 2.
Aufl. Heidelberg: Springer

Weißauer W (1993) Juristische Aspekte der postoperativen
Schmerzbehandlung. Anästh Intensivmed 34: 361–366

WHO (1996) Therapie tumorbedingter Schmerzen. Kilian,
Marburg

WHO (1998) Cancer Pain Relief and Palliative Care in Children.
WHO, Geneva

Wiebalck A, Vandermeulen E, Van Aken H, Vandermeersch
E (1995) Konzept zur Verbesserung der postoperativen
Schmerzbehandlung. Anaesthesist 44: 831–842

Wörz R (2001) Differenzierte medikamentöse Schmerztherapie. Urban-Fischer in Elsevier, München

Wulf H, Neugebauer H, Maier C (1997) Die Behandlung akuter postoperativer und posttraumatischer Schmerzen. Thieme, Stuttgart

Zech DF, Grond S, Lynch J, Hertel D, Lehmann KA (1995) Validation of World Health Organization Guidelines for cancer pain relief: a 10-year prospective study. Pain 63(1): 65–76

Zenz M, Jurna I (2001) Lehrbuch der Schmerztherapie, 2. Aufl. Wissenschaftliche Verlagsgesellschaft, Stuttgart

Zernikow B (Hrsg.) (2005) Schmerztherapie bei Kindern, 3. Aufl. Springer, Heidelberg

Zerssen D (1976) Die Beschwerde-Liste. Manual. Beltz, Weinheim

Zügel N, Bruer C, Breitschaft K, Angster R (2002) Einfluss der thorakalen Epiduralanalgesie auf die frühe postoperative Phase nach Eingriffen am Gastrointestinaltrakt. Chirurg 73: 262–268

Hilfreiche Internetadressen

- **Pharmakotherapie**

www.dosing.de; Internetauftritt der Abt. Klinische Pharmakologie & Pharmakoepidemiologie, des Universitätsklinikums Heidelberg zur Errechnung der Dosisanpassung bei Niereninsuffizienz

- **Fachgesellschaften**

www.dgss.org (Dt. Gesellschaft zum Studium des Schmerzes)

www.stk-ev.de (Dt. Gesellschaft für Schmerztherapie)

www.dv-osteologie.org (Dachverband Osteologie)

www.igost.de (Interdisziplinären Gesellschaft für orthopädische/unfallchirurgische und allgemeine Schmerztherapie)

www.dgn.org (Dt. Gesellschaft für Neurologie)

www.dgnc.de (Dt. Gesellschaft für Neurochirurgie)

www.divs.info (Dt. Interdisziplinäre Vereinigung für Schmerztherapie)

www.dgrh.de/ (Dt. Gesellschaft für Rheumatologie)

www.dgooc.de (Dt. Gesellschaft für Orthopädie und orthopädische Chirurgie)

www.dgai.de (Dt. Gesellschaft für Anästhesiologie und Intensivmedizin)

www.bv-schmerz.de (Berufsverband der Ärzte und Psychologischen Psychotherapeuten in der Schmerz- und Palliativmedizin in Deutschland)

www.dgp.de (Dt. Gesellschaft für Palliativmedizin)

www.schmerzhilfe.de (Dt. Schmerzhilfe)

www.dhpv.de (Dt. Hospiz- und Palliativ-Verband)

www.krebshilfe.de (Dt. Krebshilfe)

www.eigenes-leben-ev.de (»Eigenes Leben« Hilfen für Kinder mit Schmerzen oder lebensverkürzenden Erkrankungen)

www.iasp-pain.org (International Association for the Study of Pain)

www.efic.org (European Federation of IASP chapters)

www.oesg.at (Österreichische Schmerzgesellschaft)

www.pain.ch (Schweizerische Gesellschaft zum Studium dcs Schmerzes)

www.esraeurope.org (Europäische Gesellschaft für Regionalanästhesie)

www.ak-regional.die-narkose.de (Arbeitskreis Regionalanästhesie der Dt. Gesellschaft für Anästhesiologie und Intensivmedizin)

- **Therapieleitlinien**

www.breakthroughcancerpain.org

www.backpaineurope.org

www.postoppain.org (PROSPECT: procedure specific postoperative pain management)

www.awmf.org (Arbeitsgemeinschaft Wissenschaftlichen Medizinischen Fachgesellschaften)

Insgesamt 109 Leitlinien mit dem Stichwort »Schmerz« abrufbar jeweils mit Kurzfassung, Langfassung und Patienteninformation

- ■ **Epidurale Rückenmarkstimulation zur Therapie chronischer Schmerzen**

Registrierungsnummer: 041-002, Entwicklungsstufe: S3

- ■ **Nackenschmerzen**

Registrierungsnummer: 053-007, Entwicklungsstufe: S3

- ■ **Ohrenschmerzen**

Registrierungsnummer: 053-009, Entwicklungsstufe: S3

- ■ **Halsschmerzen**

Registrierungsnummer: 053-010, Entwicklungsstufe: S3

- ■ **Analgesie, Sedierung und Delirmanagement in der Intensivmedizin**

Registrierungsnummer: 001-012, Entwicklungsstufe: S3

- ■ **Posttraumatische Belastungsstörung**

Registrierungsnummer: 051-010, Entwicklungsstufe: S3

- ■ **Definition, Pathophysiologie, Diagnostik und Therapie des Fibromyalgiesyndroms**

Registrierungsnummer: 041-004, Entwicklungsstufe: S3

▪▪ **Langzeitanwendung von Opioiden bei nicht tumorbedingten Schmerzen (LONTS)**
Registrierungsnummer: 041-003, Entwicklungsstufe: S3

▪▪ **Behandlung akuter perioperativer und posttraumatischer Schmerzen**
Registrierungsnummer: 041-001, Entwicklungsstufe: S3

▪▪ **Chronischer Unterbauchschmerz der Frau**
Registrierungsnummer: 016-001, Entwicklungsstufe: S2k

▪▪ **Brennen beim Wasserlassen**
Registrierungsnummer: 053-001, Entwicklungsstufe: S3

▪▪ **Prophylaxe, Diagnostik und Therapie der Osteoporose bei Frauen ab der Menopause, bei Männern ab dem 60. Lebensjahr**
Registrierungsnummer: 034-003, Entwicklungsstufe: S3

▪▪ **Diagnostik und Therapie des Karpaltunnelsyndroms**
Registrierungsnummer: 005-003, Entwicklungsstufe: S3

▪▪ **Nationale Versorgungsleitlinie Kreuzschmerz**
Registrierungsnummer: nvl-007, Entwicklungsstufe: S3

▪▪ **Therapie idiopathischer Kopfschmerzen im Kindes- und Jugendalter**
Registrierungsnummer: 062-004, Entwicklungsstufe: S2

▪▪ **Behandlung der Migräne und idiopathischer Kopfschmerzsyndrome in der Schwangerschaft und Stillzeit**
Registrierungsnummer: 062-005, Entwicklungsstufe: S2

▪▪ **Die Begutachtung von idiopathischen und symptomatischen Kopfschmerzen**
Registrierungsnummer: 062-007, Entwicklungsstufe: S2

▪▪ **Radionuklidtherapie bei schmerzhaften Knochenmetastasen**
Registrierungsnummer: 031-029, Entwicklungsstufe: S1

▪▪ **Anhaltender idiopathischer Gesichtsschmerz**
Registrierungsnummer: 030-032, Entwicklungsstufe: S1

▪▪ **Clusterkopfschmerz und trigeminoautonome Kopfschmerzen**
Registrierungsnummer: 030-036, Entwicklungsstufe: S1

▪▪ **Therapie des episodischen und chronischen Spannungskopfschmerzes und anderer chronischer täglicher Kopfschmerzen**
Registrierungsnummer: 030-077, Entwicklungsstufe: S1

▪▪ **Diagnostik neuropathische Schmerzen**
Registrierungsnummer: 030-132, Entwicklungsstufe: S1

▪▪ **Kopfschmerz bei Medikamentenübergebrauch**
Registrierungsnummer: 030-131, Entwicklungsstufe: S1

▪▪ **Diagnostik und apparative Zusatzuntersuchungen bei Kopfschmerzen**
Registrierungsnummer: 030-110, Entwicklungsstufe: S1

▪▪ **Therapie neuropathischer Schmerzen**
Registrierungsnummer: 030-114, Entwicklungsstufe: S1

▪▪ **Diagnostik und Therapie komplexer regionaler Schmerzsyndrome (CRPS)**
Registrierungsnummer: 030-116, Entwicklungsstufe: S1

▪▪ **Rückenmarknahe Regionalanästhesien und Thromboembolieprophylaxe / antithrombotische Medikation**
Registrierungsnummer: 001-005, Entwicklungsstufe: S1

- ▪▪ Diagnostik und Therapie der peripheren arteriellen Verschlusskrankheit (PAVK)

Registrierungsnummer: 065-003, Entwicklungsstufe: S3

- ▪▪ Neuritis nervi optici

Registrierungsnummer: 045-010, Entwicklungsstufe: S1

- ▪▪ Juvenile idiopathische Arthritis

Registrierungsnummer: 027-020, Entwicklungsstufe: S2

- ▪ In Vorbereitung, d. h. bei der AWMF angemeldete Leitlinien
- ▪▪ Intrathekale Medikamentenapplikation zur Therapie chronischer Schmerzen

Registernummer 001–019

- ▪▪ Therapie idiopathischer Kopfschmerzen im Kindes- und Jugendalter

Registernummer 062–004

- ▪▪ Behandlung der Migräne und idiopathischer Kopfschmerzsyndrome in der Schwangerschaft und Stillzeit

Registernummer 062–005

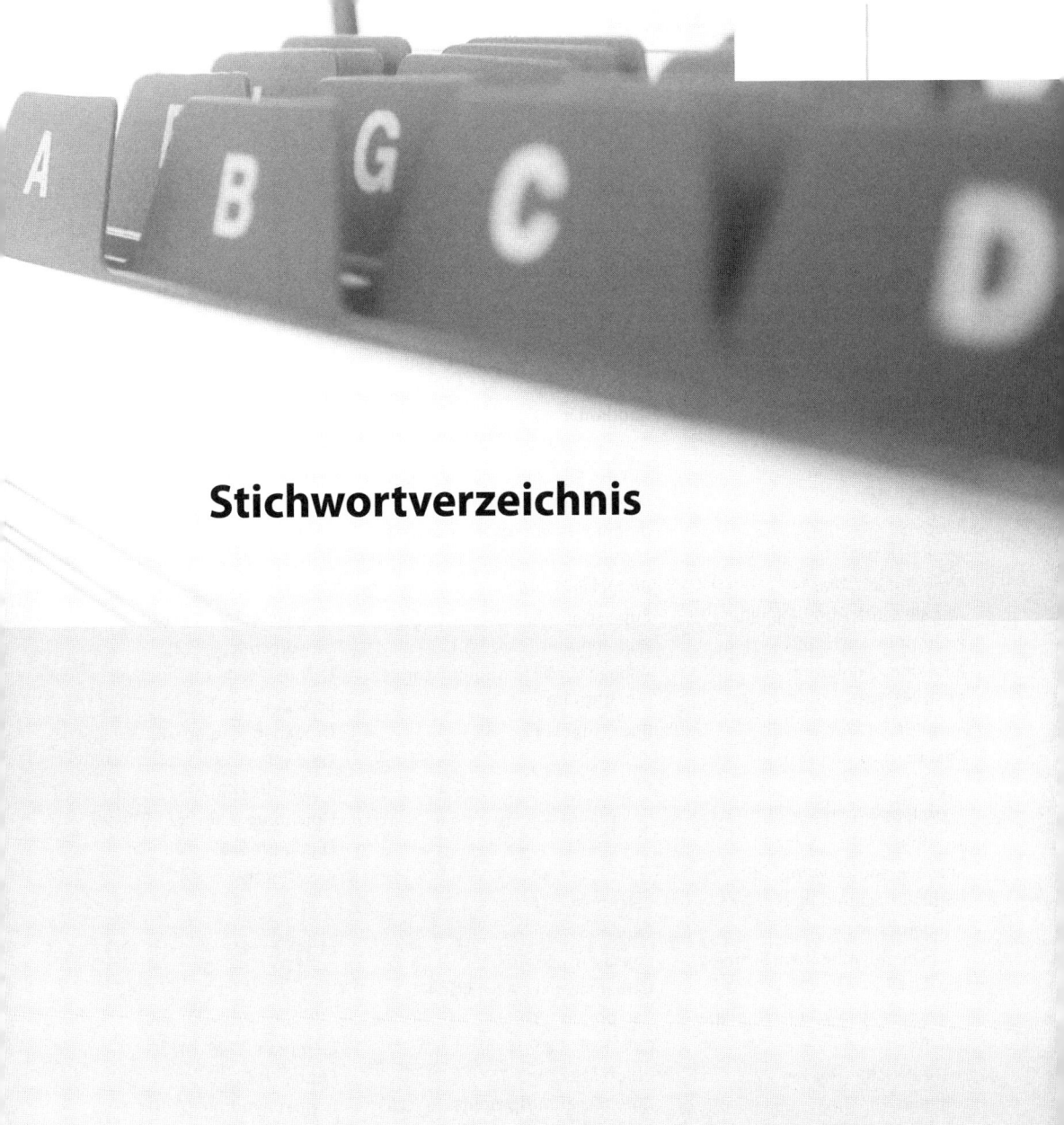

Stichwortverzeichnis